Mit ADHS vom Kindergarten in die Schule

Birte Gebhardt

Mit ADHS vom Kindergarten in die Schule

Wie Eltern den Übergang erleben

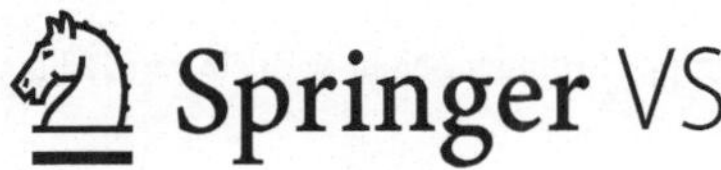 Springer VS

Birte Gebhardt
Hamburg, Deutschland

Die Arbeit wurde an der Universität Bielefeld unter dem Titel „Belastungswahrneh-mung und Bewältigungsansätze bei Eltern von Kindern mit ADHS-Symptomatik – eine qualitative Längsschnittstudie am Übergang vom Kindergarten in die Grundschule" als Dissertation angenommen. Es wurden geringfügige redaktionelle Veränderungen vorgenommen.

ISBN 978-3-658-11487-9   ISBN 978-3-658-11488-6 (eBook)
DOI 10.1007/978-3-658-11488-6

Die Deutsche Nationalbibliothek verzeichnet diese Publikation in der Deutschen Nationalbi-bliografie; detaillierte bibliografische Daten sind im Internet über http://dnb.d-nb.de abrufbar.

Springer VS
© Springer Fachmedien Wiesbaden 2016

Gedruckt auf säurefreiem und chlorfrei gebleichtem Papier

Springer Fachmedien Wiesbaden ist Teil der Fachverlagsgruppe Springer Science+Business Media
(www.springer.com)

Danksagung

Mein besonderer Dank gilt zu allererst den Eltern, die mir in ausführlichen Interviews sehr offen Einblick in die herausfordernde Situation mit ihrem Kind gegeben haben. Ohne sie wäre diese Arbeit nicht möglich gewesen.

Für die fachliche Betreuung danke ich meiner Doktormutter Prof. Dr. Petra Kolip, die mich zu dieser Arbeit ermutig hat und die im Laufe der Jahre jederzeit eine sehr konstruktive Ansprechpartnerin für konzeptionelle und inhaltliche Fragen war.

Weiterhin geht mein Dank an die Mitglieder meiner Analysegruppe Sassan Gholiagha, Sebastian Kestler-Joosten und Diana Müller. Die Phasen gemeinsamer Analyse von Interviewtexten haben wesentlich dazu beigetragen, den Spass und die Faszination wissenschaftlichen Arbeitens wieder stärker in den Vordergrund zu rücken.

Die entscheidende Unterstützung in der anstrengenden Abschlussphase erhielt ich von meiner Schwester Katrin Althoetmar. Ihr möchte ich vor allem dafür danken, dass sie mich immer wieder in der Relevanz meiner Arbeit bestärkt und durch ihre neutrale Außenperspektive und redaktionelle Expertise meinen Blick auf die Kernerkenntnisse zurückgelenkt hat.

Ich danke auch meinen Eltern und Schwiegereltern, die mir durch vielfältige alltagspraktische Hilfen und vor allem die Betreuung unserer Kinder den Rücken freigehalten und sich in der Endphase flexibel und intensiv in das Schlusskorrektorat eingebracht haben.

Die Beendigung dieser Arbeit wurde unter anderem erst möglich durch die Flexibilität meines Arbeitgebers. Mein Dank gilt hier Herrn Thomas Altgeld, Geschäftsführer der Landesvereinigung für Gesundheit und Akademie für Sozialmedizin Niedersachsen e. V.

Die wichtigste Unterstützung erfuhr ich von meinem Mann Andreas. Über Phasen, in denen ich selbst erwog, das Vorhaben zugunsten familiärer Anforderungen aufzugeben, trug er mich mit seinem unerschütterlichen Vertrauen in meine Kompetenzen und hohe Unterstützung im häuslichen Alltag.

Gewidmet ist diese Arbeit meinen wundervollen Kindern Kristin und Niklas.

Inhalt

Abbildungsverzeichnis

Tabellenverzeichnis

1 Einführung

ADHS[1] ist eine der am häufigsten diagnostizierten psychischen Störungen im Kindesalter und ein extrem kontrovers diskutiertes Thema: Handelt es sich dabei um eine genetisch bedingte Erkrankung? Oder doch um eine Modediagnose, die eigentlich Ausdruck familiärer oder gesellschaftlicher Problemlagen ist? Wird ADHS viel zu häufig oder immer noch zu selten diagnostiziert? Sind Psychostimulanzien eine sinnvolle Behandlungsoption oder dienen sie nur zum „Ruhigstellen" anstrengender Kinder? Die Dichte der fachlichen und medialen Debatten ist seit Jahren sehr hoch und die vor allem medizinisch orientierte Forschung zu Ursachen, Epidemiologie, Diagnostik und Therapien intensiv. Dennoch ließen sich diese Fragen bislang nicht abschließend klären.

Betroffene Eltern stehen im Kontext von ADHS nicht selten am Pranger, wenn es um Fragen nach Ursachen und Schuld geht. Häufig wird ihnen die Verantwortung für die Symptomatik ihrer Kinder zugewiesen. Das soziale Umfeld zweifelt mitunter die Diagnose oder das Krankheitsbild ADHS als solches an und spätestens die Aufnahme einer medikamentösen Behandlung führt häufig zur Frage, ob nicht doch eher Defizite der elterlichen Erziehung ursächlich für die Verhaltensauffälligkeiten sind. Umgekehrt kritisiert die Umwelt aber auch das Unterlassen einer Behandlung, wenn das Verhalten des betroffenen Kindes zum Beispiel zu Störungen im Schulalltag führt.

Als Versorgenden eines kranken, anstrengenden oder „normabweichenden" Kindes wird Eltern bislang jedoch vergleichsweise geringfügige Aufmerksamkeit geschenkt. Trotz der zentralen Rolle, die Eltern im Kontext von ADHS einnehmen, gibt es nur wenige Studien, die dezidiert untersuchen, wie Eltern selbst eine (mögliche) ADHS-Symptomatik ihres Kindes erleben, einordnen und bewältigen. Dies ist bemerkenswert, denn Eltern von Kindern mit einer ADHS-Symptomatik müssen mit den Anstrengungen leben, die das Verhalten ihrer Kinder im Alltag

---

1   In dieser Arbeit wird für die Aufmerksamkeitsdefizit-/Hyperaktivitätsstörung die Schreibweise „ADHS" – statt „AD(H)S" – verwendet, da sich diese Schreibweise in der Fachliteratur etabliert hat. Zudem bringt der Begriff „AD(H)S" zwar deutlicher zum Ausdruck, dass es Ausprägungen mit und ohne Hyperaktivität (H) gibt, da die Klassifizierung und Definition von Subtypen jedoch insgesamt umstritten ist (vgl. Abschnitt 2.2) scheint ein übergreifender Begriff angemessener.

mit sich bringt, und mit Ausgrenzungen aufgrund der Auffälligkeiten ihrer Kinder im sozialen Kontext umgehen. Sie müssen definieren, ob das Verhalten ihres Kindes als krankhaft oder besonders einzustufen ist und schwierige Entscheidungen über Diagnostik und gegebenenfalls über eine medikamentöse Behandlung ihrer Kinder treffen.

Dieser Thematik widmet sich die vorliegende Studie. Sie beleuchtet, welche Belastungen ADHS für die Eltern mit sich bringt, wie sie selbst die Auffälligkeiten ihrer Kinder deuten oder definieren und welche Bewältigungsmuster sie mit welchem Erfolg einsetzen. Auf der Grundlage einer empirischen Längsschnittstudie werden die Belastungen und Bewältigungsmuster exemplarisch an der Phase des Übergangs vom Kindergarten zur Schule analysiert. Dieser Zeitraum wurde gewählt, weil viele Eltern gerade die Situation in Kindergarten und Schule als problematisch bewerten und vor allem Entwicklungen im Kontext des Schulbeginns häufig in den Beginn einer medikamentösen Behandlung münden.

Die ADHS-Symptomatik scheint somit in vielen Fällen erst am Übergang in die Schule zu einem bedeutsamen und behandlungsbedürftigen Problem zu werden. Dies bestätigen unter anderem die Ergebnisse einer vorausgehenden quantitativen Untersuchung der Autorin dieser Arbeit im Auftrag der Gmünder Ersatzkasse[2], in deren Rahmen bundesweit Eltern zu ihren Erfahrungen mit ADHS befragt wurden (Gebhardt et al. 2008). Die vorliegende Studie wurde als vertiefende qualitative Untersuchung konzipiert, um genauer zu klären, wie Eltern die Übergangsphase vom Kindergarten in die Schule im Kontext der ADHS-Symptomatik ihrer Kinder erleben.

Die öffentliche Diskussion und zum Teil auch die wissenschaftlichen Diskurse werfen immer wieder die Frage auf, ob Eltern die ADHS-Symptomatik möglicherweise durch Erziehungsfehler selbst verschuldet haben. Umgekehrt finden jedoch die Belastungen und Bewältigungsleistungen der Eltern sehr wenig Beachtung. Genau aus diesem Grund besteht das Kerninteresse der vorliegenden Arbeit darin, die Eltern nicht als potenziell Verantwortliche, sondern primär als Betroffene und Versorgende in den Blick zu nehmen.

1.1 Aufbau der Arbeit

Die vorliegende Arbeit gliedert sich in sieben Hauptabschnitte. *Teil 1* erläutert einführend die hohe Relevanz des Themenfeldes ADHS insgesamt und schildert

---

2   Nach Beendigung der Studie fusionierte die Gmünder Ersatzkasse (GEK) mit der BARMER Ersatzkasse und firmiert jetzt als BARMER GEK.

die Entwicklung der spezifischen Forschungsfragen zur elterlichen Bewältigungsarbeit von ADHS am Übergang vom Kindergarten in die Schule.

Teil 2 bietet einen Überblick über Grundlagen zu ADHS und den Stand der Forschung. Er stellt die historische Begriffsentwicklung und aktuelle Klassifizierungen dar, beschreibt Symptomatik und epidemiologische Daten, kontrastiert verschiedene Kausalitätskonzepte und präsentiert Diagnoseleitlinien sowie Behandlungsoptionen. Abschließend wird der Forschungsstand zur elterlichen Wahrnehmung und Bewältigung von ADHS zusammengefasst.

Nach diesen einleitenden Abschnitten erläutert *Teil 3* die im Rahmen der Untersuchung genutzte Methodik. Die Ausführungen begründen die Entscheidung für eine qualitative Längsschnittuntersuchung und beschreiben die Erhebung mittels Leitfadeninterviews sowie die Auswertung auf Basis eines integrativen rekonstruktiv-hermeneutischen Verfahrens.

Teil 4 stellt die theoretischen Perspektiven dar, aus deren Blickwinkel die Bewältigung von ADHS in dieser Arbeit betrachtet wird. Dazu gehören zum einen theoretische Ansätze zur Stress-, Krankheits- und Stigmabewältigung. Da die Studie insbesondere die Veränderungen von Belastungen und Bewältigungsansätzen analysiert, wird zum anderen für die längsschnittliche Analyse von Krankheitsbewältigungsphasen und für die Bewältigung des Übergangs vom Kindergarten in die Schule das Transitionskonzept vorgestellt.

Den Schwerpunkt der Arbeit bildet *Teil 5* mit der Präsentation der empirischen Auswertungsergebnisse. Hier erfolgt eine umfassende Analyse und Interpretation der subjektiven Erfahrungen der befragten Mütter und Väter. Diese folgt den zeitlichen Phasen von der frühkindlichen Entwicklung über die Kindergartenzeit und vorschulische Phase bis zu den ersten Monaten nach der Einschulung. Herausgearbeitet werden Belastungen und Bewältigungsansätze der Eltern im familiären und sozialen Setting, in Kindergarten und Schule sowie im Kontext von Diagnostik und Behandlung.

Teil 6 führt Empirie und Theorie zusammen. Hierzu werden zunächst die empirischen Ergebnisse in einen theoretischen Rahmen eingeordnet, um so abzuleiten, welche allgemeinen Orientierungen und Gesetzmäßigkeiten in den beobachteten Belastungen und Bewältigungsmustern zum Ausdruck kommen. Am Ende von Teil 6 erfolgt eine Ableitung von Beiträgen der empirischen Erkenntnisse zu einer theoretischen Fortentwicklung.

Die Arbeit schließt in *Teil 7* mit einer Schlussbetrachtung, welche die Kernergebnisse zusammenfasst und in den Forschungsstand einordnet. Dieser letzte Abschnitt zeigt außerdem Ansatzpunkte für zukünftige Forschungsvorhaben auf, diskutiert die Gesamtrelevanz der Ergebnisse und leitet Implikationen für die Praxis ab.

1.2 Relevanz des Themas

Die folgenden Abschnitte begründen die Relevanz des Themas der vorliegenden
Arbeit vor dem Hintergrund, dass ADHS eines der am häufigsten diagnostizierten kinderpsychiatrischen Störungsbilder ist, Erklärungsmuster für das Entstehen
der Symptomatik aber weiterhin kontrovers diskutiert werden. Verweise auf
bestehende Studien verdeutlichen die hohe Relevanz des Schulbeginns im Kontext von ADHS und den ausbaufähigen Erkenntnisstand zur Situation betroffener
Eltern.

Steigende Bedeutung psychischer Erkrankungen bei Kindern

Die allgemeinen Lebensbedingungen von Kindern und Jugendlichen haben sich
vor allem seit Ende des Zweiten Weltkriegs durch Wirtschaftswachstum, Verbesserungen der Hygienestandards und den Ausbau von Bildungs- und sozialen
Sicherungssystemen deutlich verbessert. Dies schlägt sich unter anderem in einer
stark gesunkenen Säuglingssterblichkeit und einer seit dem Zweiten Weltkrieg
um ca. 12 Jahre gestiegenen Lebenserwartung nieder (Sachverständigenrat zur
Begutachtung der Entwicklung im Gesundheitswesen 2009). Trotz dieser Erfolge
besteht immer noch deutlicher Handlungsbedarf im Bereich der Lebensbedingungen und der gesundheitlichen Lage von Kindern und Jugendlichen. Aktuell
wächst jedes fünfte Kind in Deutschland „mit erheblichen, vor allem psychosozialen Belastungen und gravierenden Defiziten an materiellen und sozialen Ressourcen auf" (ebd., 45).
   Insgesamt ist zwar eine Abnahme der früher dominierenden akuten infektiö-
sen Erkrankungen zu verzeichnen, die Bedeutung psychischer Auffälligkeiten
und Erkrankungen hat jedoch deutlich zugenommen. Die Zunahme psychischer
Störungen sowie chronischer gesundheitlicher Beeinträchtigungen in der Bevöl-
kerung wird mit dem Begriff der „Neuen Morbidität" umschrieben (Reinhardt
und Petermann 2010; Ravens-Sieberer et al. 2007).
   Hinweise auf psychische Auffälligkeiten finden sich nach Aussage aktueller
bundesweiter Erhebungen bei 10-20 % aller Kinder und Jugendlichen. Weitere
knapp 10 % gelten als „wahrscheinliche" Fälle, wobei Kinder aus Familien mit
niedrigem sozioökonomischem Status durchschnittlich deutlich häufiger betroffen sind (Ravens-Sieberer et al. 2007). Ergebnisse der international angelegten
HBSC-Studie (Health Behaviour in School-aged Children) zeigen für Deutsch-

land, dass etwa jedes siebte 11- bis 15-jährige Kind Hinweise auf psychische Auffälligkeiten zeigt (Ravens-Sieberer et al. 2012)[3].

Psychische Auffälligkeiten, zu denen auch das Erkrankungsbild ADHS zählt, bilden also ein bedeutsames Problemfeld im Bereich der Kinder- und Jugendgesundheit. Vor diesem Hintergrund sind Analysen über das Auftreten psychischer Auffälligkeiten bei Kindern und Jugendlichen, Formen ihrer Beeinträchtigung, ihre Versorgungssituation sowie positive und negative Einflussfaktoren auf ihre Entwicklung von besonderer Bedeutung im Kontext von Public-Health-Forschung.

ADHS als eines der am häufigsten diagnostizierten kinderpsychiatrischen Störungsbilder

ADHS stellt in Deutschland aktuell eines der am häufigsten diagnostizierten kinder- und jugendpsychiatrischen Störungsbilder dar (Döpfner et al. 2013a). Bundesweit repräsentative Daten der KiGGS-Studie zur Gesundheit von Kindern und Jugendlichen zeigen eine Prävalenz von 4,8 %, wobei weitere 4,9 % als Verdachtsfälle gelten (Schlack et al. 2007). Jungen sind deutlich häufiger als Mädchen betroffen (vgl. detailliert Kapitel 2.4).

Die wissenschaftliche und die öffentliche Aufmerksamkeit für ADHS haben in den letzten Jahren deutlich zugenommen. Gründe liegen zum einen in der hohen und steigenden Prävalenz und zum anderen in der starken Zunahme der Verschreibungszahlen ADHS-spezifischer Medikamente. Der Sachverständigenrat zur Begutachtung der Entwicklung im Gesundheitswesen hob bereits in einem Sondergutachten 2009 die hohe Relevanz der ADHS-Symptomatik hervor (Sachverständigenrat zur Begutachtung der Entwicklung im Gesundheitswesen 2009)[4]. In ihrem aktuellen Gutachten konstatieren die Sachverständigen, dass es 2011 in Deutschland 750.000 Menschen mit einer ADHS-Diagnose gab (Sachverständigenrat zur Begutachtung der Entwicklung im Gesundheitswesen 2014). Zudem wurde festgestellt, dass bei einem hohen Anteil der Betroffenen die Symptomatik (in abgeschwächter Form) im Erwachsenenalter fortbesteht (Döpfner und Banaschewski 2013).

---

3   Laut einer Trendanalyse der deutschen HBSC-Daten für 2002-2010 hat sich das Gesundheitsniveau der Schülerinnen und Schüler im Zeitverlauf insgesamt jedoch tendenziell verbessert (Ottova et al. 2012).

4   Hierbei nimmt der Sachverständigenrat unter anderem ausführlich Bezug auf die Ergebnisse von Gebhardt und Glaeske (2008).

ADHS stellt somit eine sehr häufige Symptomatik dar, die mit wesentlichen und zum Teil dauerhaften Beeinträchtigungen von Kindern, Jugendlichen und auch Erwachsenen verbunden ist und die für das soziale Umfeld eine erhebliche Problematik birgt. „Angesichts des hohen individuellen und sozialen Leidensdrucks, aber auch seines Charakters als chronische, behandlungsbedürftige psychische Störung besitzt ADHS eine erhebliche gesundheitspolitische Bedeutung." (Schlack et al. 2007, 828).

Ursachen und Behandlung von ADHS als Gegenstand kontroverser Debatten

Es ist nach wie vor Gegenstand kontroverser Debatten zu ADHS in Wissenschaft und Öffentlichkeit, ab welchem Ausmaß der Symptome von einer Störung zu sprechen ist, welche Ursachen der Symptomatik zu Grunde liegen und welche Behandlung für welches Kind anzuraten ist. Hierbei stehen sich Vertreterinnen[5] biomedizinisch-genetischer (z. B. Döpfner et al. 2013a), entwicklungspsychologischer (z. B. Leuzinger-Bohleber 2006) und systemisch-konstruktiver Modelle (z. B. Liebsch 2010) weitgehend unversöhnlich gegenüber.

Es gilt mittlerweile als gesichert, dass es sich insgesamt um ein multikausales Geschehen handelt, in dem genetische, neurobiologische und psychosoziale Faktoren bei der Entstehung von ADHS zusammenwirken. Die verschiedenen Faktoren werden jedoch sehr unterschiedlich gewichtet (vgl. hierzu Döpfner et al. 2013a; Leuzinger-Bohleber 2006; Hüther und Bonney 2012; Amft 2006; detailliertere Darstellung in Kapitel 2.5).

Umstritten ist nicht zuletzt auch die medikamentöse Behandlung von ADHS. Vor dem Hintergrund exponentiell gestiegener Verordnungsmengen bei ADHS-spezifischen Präparaten geht es dabei insbesondere um die Frage, welche Bedeutung Psychopharmaka in der Therapie haben sollten (vgl. zur medikamentösen Behandlung Kapitel 2.7.).

Festzuhalten ist, dass die Diagnostik und Behandlung von ADHS eine sehr kontroverse Thematik darstellt und vor allem die medikamentöse Behandlung einen hohen Kostenfaktor für das Gesundheitswesen bedeutet. Dies unterstreicht neben der hohen Prävalenz und dem Leidensdruck noch einmal die Public-Health-Relevanz des Themenfeldes.

---

5   Im Rahmen dieser Arbeit werden weibliche, männliche und neutrale Formen im Wechsel verwendet, um Genderaspekten gerecht zu werden und gleichzeitig eine hohe Lesbarkeit zu gewährleisten.

Hohe Relevanz des Schulbeginns im Kontext von ADHS

ADHS-Symptome treten bei vielen Betroffenen schon im frühen Kindesalter zu Tage (Gimpel und Kuhn 2000). Viele Untersuchungen unterstreichen jedoch, dass die ADHS-Symptomatik häufig erst am Übergang in die Schule zu einem bedeutsamen und behandlungsbedürftigen Problem wird. „Die Schule ist der Ort, an dem ihnen ihre Symptome die meisten Schwierigkeiten einbringen werden und der für sie und ihre Eltern zur Hauptquelle für Belastungen und Probleme werden wird." (Barkley 2005, 151). Auch im Rahmen des Kinder- und Jugendgesundheitssurveys zeigte sich, dass die Prävalenz mit zunehmendem Alter der Kinder und vor allem mit dem Schuleintritt ansteigt (Schlack et al. 2007).

Dass die Schule aus Sicht vieler Eltern ein problematisches Setting für Kinder mit ADHS darstellt, bestätigten – wie eingangs dargestellt – auch die Ergebnisse der GEK-Studie (Gebhardt et al. 2008). Mehr als 90 % der befragten Eltern gaben in diesem Lebensbereich deutliche bzw. massive Probleme an. Mit dem Schuleintritt erhöht sich aus Sicht der Eltern der Problemdruck deutlich, und die Häufigkeit medikamentöser Behandlungen steigt an. Die befragten Eltern bewerteten ihren Informationsstand zu geeigneten Schulen als zu gering und gaben hohen Unterstützungsbedarf durch Lehrerinnen und Erzieher sowie Hilfe bei der Hausaufgabenbetreuung sowie bei der Wahl einer geeigneten Schule bzw. Einrichtung zur anschließenden Kinderbetreuung an.

Ausbaufähiger Erkenntnisstand zur Situation betroffener Eltern

Die Forschung zur elterlichen Bewältigung von gesundheitlichen Problemen ihrer Kinder zeigt generell einen deutlichen Schwerpunkt in der Untersuchung (nachweislich) körperlicher Erkrankungen. So gibt es eine Vielzahl von Einzelarbeiten zum Erleben von Krebserkrankungen, Diabetes, Asthma u. ä.[6]. Auch aktuelle Übersichtswerke zu psychosozialen Belastungen bei chronischen Erkrankungen von Kindern und Jugendlichen konzentrieren sich auf körperliche Erkrankungen (vgl. Lohaus und Heinrichs 2013). Im Kontext psychischer Erkrankungen werden aktuell stärker die Belastungen und Bewältigungsprozesse von Kindern psychisch

---

6   Vgl. zur Übersicht z. B. Teubert und Pinquart (2013), Seiffge-Krenke (2013), Pinquart (2013). Die Metaanalyse von Teubert und Pinquart (2013), die 450 Studien zu Auswirkungen verschiedener chronischer Erkrankungen (z. B. Mukoviszidose, Asthma, Krebs) vergleicht, kommt zu dem Ergebnis, dass die Belastungsprofile sehr heterogen sind und sich mit Unsicherheit verbundene Krankheitsmerkmale stärker auf die psychische Gesundheit der Eltern auswirken.

kranker Eltern in den Blick genommen als umgekehrt (für den deutschen Raum vgl. Wiegand-Grefe et al. 2012; Wiegand-Grefe et al. 2011).

Zum Thema ADHS liegen zwar insgesamt zahlreiche wissenschaftliche Untersuchungen vor, hierbei handelt es sich jedoch insbesondere um Analysen zu verursachenden Faktoren, Epidemiologie, Diagnostik und den Wirkungen unterschiedlicher Therapien und Trainings (vgl. zur Übersicht Döpfner et al. 2013a; Steinhausen et al. 2010; Sonuga-Barke 2013). Auch zum Zusammenhang von ADHS und Schule existiert umfangreiche Literatur, allerdings vorrangig in Form von Ratgebern und Trainingsprogrammen (z. B. Döpfner et al. 2011; Born und Oehler 2011; Hengst et al. 2011)[7]. Dem konkreten Erleben betroffener Eltern, ihren Belastungen und Bewältigungsansätzen wurde bislang jedoch trotz ihrer zentralen Rolle vergleichsweise geringfügige Aufmerksamkeit geschenkt[8]. „Man weiß wenig darüber, wie sie auf die Idee kommen, dass ihr Kind eine ADHS haben könnte, und auch der Weg von der Entscheidung für eine diagnostische Abklärung bis hin zu einer gegebenenfalls daran anschließenden Intervention ist bislang nicht eingehend untersucht worden. Auch darüber, wie Eltern *vor* dem Aufkommen eines ADHS-Verdachts mit den Schwierigkeiten ihrer Kinder umgegangen sind und ob sich deren Handeln nach erfolgter Diagnosestellung ändert, liegen lediglich fragmentarische Erkenntnisse vor." (Becker 2014, 37, Hervorhebung im Original) Bisherige Studienresultate stellt genauer Kapitel 2.8 dar.

Fazit

Insgesamt ist somit festzuhalten, dass die in der vorliegenden Arbeit untersuchte Fragestellung hohe Public-Health-Relevanz aufweist:

- Das Störungsbild ADHS ist eines der am häufigsten diagnostizieren psychiatrischen Störungsbilder im Kindesalter, welches hohen Leidensdruck für Betroffene und ihr Umfeld mit sich bringt und hohe Kosten im Gesundheitswesen verursacht. Ursachen und geeignete Umgangs- bzw. Behandlungswege werden weiterhin kontrovers diskutiert.

---

7 Laut DuPaul und Power (2008) hat sich die Forschung zum Themenbereich ADHS und Schule lange Zeit zu sehr auf die Ermittlung der richtigen Lehr- und Fördermethoden konzentriert, die aber meist eher unter „Laborbedingungen" getestet wurden. Dies berücksichtige zu wenig, dass die Wirkung solcher Maßnahmen stark von der „adherence" (Befolgung) abhänge, die wiederum sehr durch das Engagement von Eltern und Lehrern sowie deren Beziehungen untereinander beeinflusst werde.

8 Razum und Brzoska (2009) verweisen zudem darauf, dass die Forschung zur Krankheitsbewältigung die besondere Situation von Migration bislang wenig berücksichtigt hat.

- Der Schulbeginn ist ein sehr relevanter Einflussfaktor für die Entwicklung von Symptomatik und Behandlung von ADHS.
- Die Situation betroffener Eltern, die von ihnen erlebten Belastungen und die genutzten Bewältigungsmuster wurden bisher nur wenig und vor allem nicht in einer längsschnittlichen, prozessorientierten Perspektive untersucht.

1.3 Entwicklung und Spezifizierung der Forschungsfrage

Die dem Dissertationsvorhaben vorausgegangene quantitative Studie der Autorin hat die Belastungen von Eltern durch die ADHS-Symptomatik verdeutlicht (Gebhardt et al. 2008). Die Studie lieferte Hinweise darauf, dass zum Zeitpunkt des Schulanfangs besondere Belastungen auftreten und Veränderungen im Umgang mit der Symptomatik zu beobachten sind. Wesentliches Ziel dieser Arbeit ist daher, die Situation von Eltern im Umgang mit ADHS vertiefend im Rahmen einer qualitativen Untersuchung in den Blick zu nehmen und hier insbesondere die Veränderungen am Übergang vom Kindergarten in die Schule zu untersuchen. Insbesondere soll analysiert werden, welche Belastungen und Probleme die Eltern in verschiedenen Settings und Phasen wahrnehmen und welche Bewältigungsansätze sie in welchen Phasen nutzen.

Die übergeordnete Fragestellung lautet somit:

„Welche Belastungswahrnehmungen und Bewältigungsansätze zeigen sich bei Eltern von Kindern mit einer ADHS-Diagnose in der Zeit des Übergangs vom Kindergarten in die Schule und welche Veränderungen sind im Zeitverlauf zu beobachten?"

Um dies zu ermitteln, wurden im Rahmen der Ersterhebung zum Ende der Kindergartenzeit folgende Teilfragestellungen untersucht:

- Wie gestaltet sich der familiäre Alltag mit dem von ADHS betroffenen Kind und wie hat sich dies in den letzten Jahren entwickelt?
- Wie gestaltet sich die Situation von Eltern und Kind im Setting Kindergarten und welche Rolle spielt dabei die ADHS-Symptomatik?
- Wie antizipieren die Eltern den bevorstehenden Schulbeginn?
- Welche Belastungen nehmen die Eltern insgesamt in der Kindergartenphase und der Zeit vor Schulbeginn wahr und welche Bewältigungsansätze nutzen sie?

Die Folgeerhebung nach Schulanfang konzentrierte sich auf folgende Fragen:

- Welche Entwicklungen sind in der Zeit zwischen den zwei Interviewzeitpunkten erfolgt?
- Wie gestaltet sich die familiäre Situation und welche Entwicklungen sind hier seit dem Schulanfang zu verzeichnen?
- Wie gestaltet sich die aktuelle Situation von Eltern und Kind im Setting Schule?
- Welche Bewältigungsansätze verfolgen die Eltern, und haben sie diese im Zeitablauf verändert?
- Inwiefern decken sich die Erwartungen der Eltern an den Schulanfang mit der erlebten Realität?

Insgesamt legen die Analysen ein besonderes Augenmerk darauf, welche Belastungen und Bewältigungsansätze in unterschiedlichen Settings (Familie, Kindergarten, Schule, soziales Umfeld, Diagnostik/Behandlung) zu erkennen sind, inwiefern sich Kontinuitäten und Veränderungen im Zeitverlauf zeigen und ob sich unterschiedliche Muster bzw. Typen von Belastungswahrnehmung und Bewältigung herauskristallisieren.

2 ADHS – Grundlagen und Forschungsstand

ADHS ist noch immer eine in der Fachwelt und Öffentlichkeit umstrittene Diagnose, auch wenn mittlerweile eine Vielzahl unterschiedlicher Studien zu Ätiologie, Epidemiologie und Behandlungsoptionen existiert. Die folgenden Ausführungen skizzieren zunächst die historische Begriffsentwicklung und geben dann eine Übersicht über aktuelle Klassifikationssysteme. Es folgt die Beschreibung von Symptomen und Komorbiditäten, epidemiologischen Studiendaten sowie unterschiedlichen Konzepten zur Kausalität von ADHS. Den Abschluss bildet eine Vorstellung diagnostischer Verfahren und Leitlinien sowie medikamentöser und nicht-medikamentöser Behandlungsformen.

2.1 Historische Begriffsentwicklung

Der Begriff der Aufmerksamkeitsdefizit-/Hyperaktivitätsstörung (ADHS) gilt als aktuelle diagnostische Bezeichnung für Symptomatiken, die sich in den drei Hauptsymptomen niedriger Daueraufmerksamkeit, körperlicher Unruhe/Hyperaktivität und Impulsivität äußern (Döpfner et al. 2013a; Bundeszentrale für Gesundheitliche Aufklärung 2013). Diese Symptomatik ist in ihren Grundzügen bereits seit dem Ende des 18. Jahrhunderts immer wieder Gegenstand wissenschaftlicher und gesellschaftlicher Debatten gewesen und hat im Verlauf der letzten 200 Jahre *vielfache begriffliche und konzeptuelle Veränderungen durchlaufen* (Antshel et al. 2014; Staufenberg 2011). Insgesamt zeigt sich dabei laut Seidler (2004) eine Entwicklung von einer organpathologischen Betrachtung über eine stärker pädagogisierende Perspektive zu neurobiologischen Erklärungsmodellen. Die folgenden Eckpunkte der historischen Entwicklung dokumentieren, wie die Symptomatik im Zeitverlauf vor dem Hintergrund sich wandelnder Wissenschaftskonzepte und Erkenntnisse immer wieder neu eingeordnet wurde (für eine vertiefende Betrachtung der historischen Entwicklung vgl. Rothenberger und Neumärker 2005; Foerster 1987; Seidler 2004; Staufenberg 2011).

Laut einer historischen Analyse medizinischer Literatur von Foerster (1987) befasst sich diese bereits seit Ende des 18. Jahrhunderts intensiv mit dem „nervösen Kind". Zwischen 1760 und 1840 war in der frühen deutschen Pädiatrie – zunächst primär bezogen auf Säuglinge – von „unruhigen Kindern" die Rede. Der Psychiater Griesinger postulierte 1845 in einem Lehrbuch für Ärzte und Studierende ein grundsätzliches Verständnis aller psychischen Krankheiten als Erkrankungen des Gehirns und definierte kindliche Unruhe als Zeichen einer gestörten Reizreaktion des Gehirns (Griesinger 1845). Zeitgleich veröffentlichte Heinrich Hoffmann sein bis heute in der breiten Öffentlichkeit und Fachliteratur häufig zitiertes Werk „Der Struwwelpeter", dessen Darstellungen des „Zappelphilipp" und des „Hans-guck-in-die-Luft" als frühe Symptombeschreibungen von ADHS interpretiert werden (Hoffmann 2007)[9]. Seidler, der in einer historischen Analyse die Entwicklung vom Beginn des 18. Jahrhunderts bis heute nachvollzieht, betont jedoch in seinen Ausführungen, dass Hoffmann damit eher Beispiele für „unartiges" kindliches Verhalten im Kontext der bürgerlichen Familie illustrieren wollte, dieses jedoch nicht mit einer Krankheit gleichsetzte (Seidler 2004, 207f).

In der Zeit des aufkommenden Imperialismus, in der verstärkt soldatische Tugenden eingefordert wurden, nahm – so Seidler – das Interesse an der Behandlung „nervöser" Verhaltensweisen von Kindern zu, die zum Beispiel der Philosoph und Pädagoge Strümpell in seinem Werk *Die Pädagogische Pathologie oder die Lehre von den Fehlern der Kinder* als „konstitutionellen Charakterfehler" definierte (Strümpell 1890). Der Neurologe Beard hatte 1869 für diese Phänomene die Bezeichnung „Neurasthenie" entwickelt und sie als „predominantly American societal illness" beschrieben, die durch neue belastende Faktoren wie Dampfkraft, Tagespresse und Telegrafie hervorgerufen würde. Anfang des zwanzigsten Jahrhunderts gewannen pädagogische Konzepte stärker an Bedeutung und die Symptomatik wurde als Folge von Reizüberflutung und falscher Erziehung gedeutet. Dies fand seinen Höhepunkt in der NS-Zeit, in der die Unruhe als neurotische Unart definiert wurde, die unter anderem durch die Mitgliedschaft in der Hitlerjugend ausgetrieben werden sollte. Die Debatten um die Ursachen der schwer erziehbaren Kinder verliefen „entlang der Kontroverse um die Rolle von Vererbung und Konstitution versus Erziehung und Umwelt" (Staufenberg 2011, 49).

In der ersten Hälfte des zwanzigsten Jahrhunderts erfolgte eine zunehmende Hinwendung zu einem biologisch-organischen Kausalitätskonzept. Hierzu trugen zwei Ereignisse bei: Zum einen wurde im Kontext einer Enzephalitis-Epidemie festgestellt, dass überlebende Kinder Unruhesymptome zeigten, woraus man schloss, dass die Ursache eine Hirnschädigung („minimal brain damage") sein müsse. Zum anderen führte ein Zufallsbefund 1937 zur Entdeckung des Wirk-

---

9   Nachdruck der Frankfurter Originalausgabe.

stoffs Benzedrin®, dessen unerwartete Wirkung bei hyperaktiven Kindern Ärzte die Symptomatik wieder stärker als Hirnfunktionsstörung betrachten („Hyperkinetisches Syndrom") ließ. Hirnschädigungen konnten jedoch bei verhaltensauffälligen Kindern nicht nachgewiesen werden, so dass die Symptome zunehmend als Dysfunktion bezeichnet wurden. „Je nach Standort wurde ab Mitte der 60er-Jahre postuliert, bei ADHS handele es sich um eine Hirnschädigung, um genetisch im Kind angelegte Eigenschaften, um die Aktualisierung früherer Beziehungserfahrungen oder lediglich um unangemessene Forderungen einer veränderten Umwelt an das Kind." (Seidler 2004, 242).

Aufmerksamkeitsdefizite wurden erst in den 1970er Jahren als Kernsymptome mit aufgegriffen. Das Diagnostic and statistical manual III (American Psychiatric Association 1980) definierte erstmals die Attention Deficit Disorder mit oder ohne Hyperaktivität (vgl. Staufenberg 2011).

Insgesamt wurde das Phänomen des hyperaktiven und aufmerksamkeitsgestörten Kindes „entlang seinem theoretischen Deutungsweg zur Neuropathie, zur Psychopathie, zur Neurasthenie, zum Kinderfehler, zum Hirnschaden, (…) zweierlei Neurosekonzepten unterworfen, als Krankheit, Störung und Behinderung bezeichnet und endet vorläufig bei den Genen und der Neurotransmitter-Chemie" (Seidler 2004, 243). Die historische Betrachtung zeigt somit, dass die Definition von ADHS vielfältigen Einflüssen unterliegt und im Zeitverlauf von verschiedenen Akteursgruppen immer wieder neue Abgrenzungsversuche unternommen wurden.

2.2 Aktuelle Klassifizierung

Aktuell erfolgt die Klassifizierung von ADHS in Deutschland primär nach der *International Classification of Diseases* der WHO (ICD 10_GM, Weltgesundheitsorganisation 2014; Dilling et al. 2011). Einige deutsche Fachgesellschaften und vor allem große Bereiche der Forschung legen auch das amerikanische *Diagnostic and statistical manual* (DSM) (American Psychiatric Association 2013) zugrunde. Die Klassifizierungssysteme entsprechen sich in weiten Teilen und beschreiben grundsätzlich vergleichbare Diagnosekriterien. Eine Diagnose wird nur dann vergeben, wenn Symptome in den Bereichen Impulsivität, Aufmerksamkeitsdefizite und Hyperaktivität über einen Zeitraum von mindestens sechs Monaten, in mehr als einem Bereich (z. B. Schule und Zuhause) und in einem deutlichen, mit dem normalen Entwicklungsstand nicht zu vereinbarenden Maß aufgetreten sind (Döpfner et al. 2013a).

Unterschiede bestanden vor der letzten Aktualisierung von DSM-IV zu DSM-5[10] im Jahr 2013 vor allem in der für verschiedene Subtypen erforderlichen Anzahl von Symptomen bzw. ihrer Kombination. Hier setzen die ICD-10-Kriterien grundsätzlich Symptome in allen drei Bereichen der Impulsivität, Aufmerksamkeit und Hyperaktivität voraus und unterscheiden zwischen einer „einfachen Aufmerksamkeits- und Hyperaktivitätsstörung" (F90.0) und einer „Hyperkinetischen Störung des Sozialverhaltens" (F90.1), wenn zusätzlich eine entsprechende Störung auftritt (Weltgesundheitsorganisation 2014). Dagegen ist im DSM-System eine Diagnose auch möglich, wenn Symptome nur in einem Symptombereich auftreten. Die DSM-Systematik unterscheidet drei Subtypen bzw. *specifiers*[11] von ADHS für deren Diagnose jeweils mindestens sechs der für den jeweiligen Typ beschriebenen Symptome vorliegen müssen[12]:

- vorherrschend unaufmerksamer Typ,
- vorherrschend hyperaktiv-impulsiver Typ,
- Mischtyp einer Aufmerksamkeitsdefizit-Hyperaktivitätsstörung.

In der aktuellen Version des DSM-5 sind weitere wesentliche Unterschiede zwischen der ICD- und DSM-Klassifizierung entstanden. Vor allem kam es im DSM-5 zu einer *Erhöhung der Altersgrenze für die Erstmanifestation* von Symptomen (American Psychiatric Association 2013). Während hier bislang kein großer Unterschied zwischen den Klassifikationssystemen bestand – nach ICD-10 mussten erste Symptome vor dem siebten Lebensjahr aufgetreten sein, nach DSM-IV bis zum Alter von 7 Jahren – wurde diese Altersgrenze im DSM-5 auf 12 Jahre angehoben[13].

Eine weitere wichtige Neuerung des DSM-5 liegt darin, dass sich Autismus und ADHS nicht mehr ausschließen, während Autismus in der ICD-10 als Ausschlussdiagnose gilt[14].

---

10   Für die fünfte Version des DSM verwendete die American Psychiatric Association erstmals die arabische Nummerierung.

11   Die noch in DSM-IV beschriebenen Subtypen wurden in DSM-5 durch sogenannte „specifiers" ersetzt, die den ehemaligen Subtypen entsprechen.

12   Für eine Diagnose im Erwachsenenalter sind fünf Symptome ausreichend.

13   Die Formulierung wurde von „symptoms that caused impairment were present before age 7 years" in "several inattentive or hyperactive-impulsive symptoms were present prior to age 12 years" (American Psychiatric Association 2013, 60) geändert und damit deutlich gelockert.

14   Zudem wird ADHS im DSM-5 jetzt als Entwicklungsstörung des zentralen Nervensystems definiert, während es im ICD unter die Kategorie „Psychische und Verhaltensstörungen" fällt.

Vor allem die Anhebung der Altersbegrenzung für Erstsymptome schürt Befürchtungen, dass dies zu einer Zunahme der Prävalenz führt (vgl. Ghanizadeh 2013 oder Deutsche Gesellschaft für Psychiatrie und Psychotherapie, Psychosomatik und Nervenheilkunde 2013). Eine neue Version der ICD ist für 2014 geplant und eine Orientierung am DSM-5 ist zu erwarten (Deutsche Gesellschaft für Psychiatrie und Psychotherapie, Psychosomatik und Nervenheilkunde 2013)[15]. Insgesamt ist nach Wankerl et al. (2014) festzuhalten, dass alle aktuellen Klassifizierungen „nach DSM-IV bzw. DSM-5 und ICD-10 atheoretisch definiert sind und ADHS lediglich auf einer deskriptiv-phänomenologischen Ebene betrachtet wird" (Wankerl et al. 2014, 22). Da die Ursachen trotz intensiver Forschung weiterhin ungeklärt sind (vgl. Kapitel 2.5), können auch die Klassifizierungen nur beschreibenden, aber keinen tatsächlich definierenden Charakter annehmen.

2.3 Symptomatik

Als Kernsymptomatik der Aufmerksamkeitsdefizit-/Hyperaktivitätsstörung gelten wie oben dargestellt gemäß DSM-5 bzw. ICD-10 Formen von

- Hyperaktivität,
- verminderter Aufmerksamkeitsfähigkeit sowie
- geringer Impulskontrolle (vgl. Döpfner et al. 2013a; Wankerl et al. 2014; Lehmkuhl et al. 2009)

Da diese Verhaltensweisen bzw. Symptome grundsätzlich bei allen Kindern in unterschiedlicher Ausprägung auftreten und die Grenzen zwischen normalem und auffälligem Verhalten fließend sind, müssen diese für eine ADHS-Diagnose als deutlich ausgeprägt eingestuft werden.

Als Aufmerksamkeitsprobleme beschreibt die ICD-10 unterschiedliche Symptomkriterien, die von Flüchtigkeitsfehlern bei Schularbeiten, über mangelnde Reaktion auf Ansprache von außen bis zu einer leichten Ablenkbarkeit durch äußere Reize reichen. Die Symptome lassen sich nach Tröster (2009a) in Schwierigkeiten im Bereich der selektiven Aufmerksamkeit, wie zum Beispiel die Unterscheidung von wichtigen und weniger wichtigen Aufgaben, als auch der dauerhaften Aufmerksamkeit, wie häufiges Wechseln bzw. Abbrechen von Tätigkeiten unterteilen.

---

15 Die aktuelle Veröffentlichung von Wankerl et al. (2014) bezieht sich z. B. schon auf die Erstmanifestation bis zum 12. Lebensjahr gemäß DSM-5.

Auffälligkeiten im Bereich der Impulsivität werden in der medizinisch-psychologischen Fachliteratur in motivationale (z. B. Schwierigkeiten mit dem Aufschub von Bedürfnisbefriedigung) und kognitive Impulsivität (z. B. Schwierigkeiten mit der Handlungsplanung) unterteilt. Die ICD-10 führt hier Beispiele wie ein häufiges Herausplatzen mit Antworten, bevor die Frage zu Ende gestellt ist, Störungen von Gesprächen oder Spielen anderer und übermäßiges Reden auf.

Als hyperaktives Verhalten führt die ICD-10 unter anderem Zappeln mit Händen und Füßen, Herumlaufen oder exzessives Klettern sowie Schwierigkeiten mit ruhigen Freizeitbeschäftigungen auf. Der Bewegungsdrang von Kindern mit ADHS wird häufig als wenig kontrolliert und ungeschickt beschrieben (Tröster 2009a).

Als häufige – allerdings nicht diagnoserelevante – sekundäre Symptome bzw. Komorbiditäten gelten zum Beispiel geringe Frustrationstoleranz, Lese- und Rechtschreibschwierigkeiten, Aggressivität, oppositionelles Verhalten, Schlafprobleme und soziale Isolation (Goodman et al. 2007). Aussagen zur Häufigkeit von Komorbiditäten zeigen sehr große Varianz, laut Steinhausen (2010b) sind bis zu 85% von mindestens einer Begleitstörung betroffen und ca. 60% von mehreren. Dies führt dazu, dass viele Kritiker die Aussagekraft der Diagnose ADHS anzweifeln: „Je mehr Untersuchungen zur Komorbidität durchgeführt werden, desto mehr verschwindet die ADHS als eigenständige nosologische Entität." (Haubl und Liebsch 2009b, 131).

Die Symptomatik präsentiert sich insgesamt sehr heterogen. Unterschiedliche Ausprägungsformen sind besonders in Abhängigkeit von Alter und Geschlecht zu verzeichnen[16]. Im Kindesalter und bei Jungen stehen hypermotorische Verhaltensweisen im Vordergrund. Im Jugendalter und generell bei Mädchen überwiegen Schwierigkeiten mit dauerhafter Aufmerksamkeit. Als typisch wird auch bezeichnet, dass die Symptomatik vor allem in Situationen auftritt, in denen eine längere Aufmerksamkeit gefordert ist, wie zum Beispiel im Unterricht, andererseits teilweise aber gar nicht, wenn die Kinder nur mit einer Person konfrontiert sind oder das Kind einer Lieblingsbeschäftigung nachgeht (Döpfner et al. 2013a).

Im Kontext des Kindergartens führt die Symptomatik häufig dazu, dass die Kinder nur schwer an Gruppenaktionen teilnehmen können, ständig in Bewegung sind, leicht wütend werden und nur schwer zu beruhigen sind. Teilweise zeigen sie aggressive Verhaltensweisen gegenüber anderen Kindern und Erziehern. Im schulischen Alltag haben die Kinder Schwierigkeiten, sich auf die Aufgaben zu konzentrieren, stören den Unterricht, und die Bearbeitung der Hausaufgaben

---

16   Döpfner weist allerdings darauf hin, dass es bislang – vermutlich auf Grund des häufigeren Auftretens bei Jungen – kaum Studien zum Verlauf bei Mädchen gibt (Döpfner et al. 2013a).

bereitet oftmals große Probleme (Bundeszentrale für Gesundheitliche Aufklärung 2013).

Während früher angenommen wurde, dass sich die Symptomatik im Zeitverlauf verliere, zeigen neuere Studien, dass sie bei vielen bis ins Erwachsenenalter andauert. Die Persistenzrate wird auf mindestens ein bis zwei Drittel geschätzt (Krause und Krause 2014; Döpfner et al. 2013a)[17]. Allerdings verändert sich häufig die Symptomatik, wobei die Hyperaktivität weniger dominant wird, Aufmerksamkeitsprobleme hingegen stärker ins Gewicht fallen (Wolraich et al. 2005).

2.4 Epidemiologische Daten

Die epidemiologischen Studiendaten zur Prävalenz von ADHS weisen insgesamt eine *große Varianz* auf. Diese ist zu einem großen Teil auf eine fehlende Standardisierung von Diagnostik und Falldefinition zurückzuführen (Russell et al. 2014; Polanczyk et al. 2014). Vor allem in Abhängigkeit von dem zugrunde gelegten Klassifikationssystem (ICD vs. DSM) unterscheiden sich die Angaben zur Prävalenz und Inzidenz von ADHS deutlich. Die weiter gefassten Diagnosekriterien des DSM-IV führen durchgängig zu höher ausfallenden Prävalenzraten, was vor allem beim Vergleich von Studien sowie in Bezug auf Angaben zur Prävalenz und Inzidenz in verschiedenen Ländern zu beachten ist[18].

Bei identischen Diagnosekriterien fallen die ADHS-Prävalenzen international relativ vergleichbar aus. Das DSM-5 weist kulturübergreifend eine Prävalenz von ca. 5% im Kindesalter und etwa 2,5% bei Erwachsenen aus (American Psychiatric Association 2013, 61). Die Rate bei Kindern im Vorschulalter wird auf ca. 2% geschätzt (Wichstrøm et al. 2012; DuPaul et al. 2001). Bei Jungen/Männern wird ADHS nach Aussage der meisten Studien deutlich häufiger diagnostiziert als bei Mädchen/Frauen[19]. Die Studienergebnisse zu geschlechtsspezifischen Raten schwanken jedoch stark (Skogli et al. 2013). Laut Angaben des DSM-5 liegt das Verhältnis in der Gesamtbevölkerung bei 2:1, im Erwachsenenalter bei 1,6:1 (American Psychiatric Association 2013, 63). Laut Skogli liegt das Verhältnis in bevölkerungsbasierten Studien bei 3:1, in klinischen Studien

---

17   Allerdings gibt es auch hier vielfältige Diskussionen über definitorische und methodische Fragen (vgl. Krause und Krause 2014, 11f).

18   Für eine detaillierte Übersichtstabelle der festgestellten Varianz vgl. Polanczyk et al. 2014, 438. Wie sich dies nach Einführung des DSM-5 und der geplanten Aktualisierung der ICD entwickeln wird, bleibt abzuwarten.

19   Steinhausen (2010a) verweist aber z. B. auch auf zwei Studien, die keine signifikanten Unterschiede nachwiesen.

zwischen 5:1 und 9:1 (Skogli et al. 2013). Die Gründe für diese Geschlechterdifferenz sind bislang noch unzureichend erforscht. Die am meisten vertretene Hypothese geht davon aus, dass ADHS bei Mädchen auf Grund der unterschiedlichen Expression der Symptomatik und stärker internalisierenden Verhaltensweisen unterdiagnostiziert ist (Skogli et al. 2013; Swanson et al. 2013)[20]. Insgesamt gibt es hierzu jedoch bislang unzureichende Erkenntnisse.[21]

In Deutschland sind ADHS und „Störungen des Sozialverhaltens" derzeit die am häufigsten diagnostizierten psychischen Störungen im Kindesalter (Döpfner et al. 2013a). Der Kinder- und Jugendgesundheitssurvey (KiGGS) lieferte aktuelle bundesweite Daten (Schlack et al. 2007)[22]. Die Untersuchung ergab für ADHS über alle Alters- und Geschlechtsgruppen hinweg eine Lebenszeitprävalenz von 4,8%, weitere 4,9% wurden als Verdachtsfälle eingestuft. Bei Jungen wurde ADHS um den Faktor 4,3 häufiger diagnostiziert als bei Mädchen. Die Prävalenz zeigte beim Übergang vom Vorschulalter ins Grundschulalter einen deutlichen Anstieg von 1,5% auf 5,3%, bei Jungen sogar von 2,4% auf 8,7%. Laut Gawrilow et al. (2013) ist dieser Anstieg „vermutlich darauf zurückzuführen (…), dass ADHS-typische Schwierigkeiten vor allem im schulischen Bereich Probleme auslösen bzw. verursachen" (ebd., 189)[23]. Insgesamt waren die höchsten Prävalenzwerte in der Altersgruppe von 11 bis 13 Jahren zu verzeichnen (Schlack et al. 2007, 830).

Die Ergebnisse zeigten auch eine Abhängigkeit der Prävalenzraten einer diagnostizierten ADHS vom sozioökonomischen Status (SES) der Eltern. So er-

---

20   Laut Bilz et al. (2013) wurden externalisierende Symptomatiken bislang generell häufiger erforscht. Sie vermutet als Ursache hierfür, dass internalisierende Verhaltensweisen als weniger störend empfunden und daher seltener zum Gegenstand von Forschungsvorhaben werden. Im Rahmen des WHO-Jugendgesundheitssurveys „Health Behaviour in School-aged Children" wurden insgesamt emotionale Probleme häufiger bei Mädchen, Verhaltensprobleme etwas häufiger bei Jungen festgestellt (ebd.). Als andere Ursache wird eine im Tierversuch festgestellte geringere Dichte von Dopaminrezeptoren beim männlichen Geschlecht vermutet (Krause und Krause 2014, 10).

21   Babitsch et al. (2012) weisen darauf hin, dass es generell in der Gesundheitsforschung in der Vergangenheit zwar viele Bemühungen gab, die Geschlechterperspektive in Forschung und Praxis einzubeziehen, Untersuchungen zu geschlechtsspezifischen Zusammenhängen und Verzerrungen jedoch ausbaufähig sind und eine geschlechtssensible Gesundheitsforschung stärker verankert werden sollte.

22   Im Rahmen der Erhebung wurden zwischen 2003 und 2006 Eltern von insgesamt zirka 15.000 Jungen und Mädchen im Alter von 3 bis 17 Jahren zu gesundheitlichen Themen befragt, unter anderem auch zum Auftreten von ADHS. Zusätzlich wurden anhand des Strengths and Difficulties Questionnaire Hinweise auf Verhaltensauffälligkeiten wie z. B. Hyperaktivität erhoben.

23   Gawrilow hebt in ihrer Analyse hervor, dass im Kontext einer Diagnostik von ADHS im Vorschulalter noch viele Fragen offen seien und hier ein erhöhter Forschungsbedarf bestehe (Gawrilow et al. 2013).

hielten 6,4% der Kinder mit niedrigem SES diese Diagnose, gegenüber 3,2% in der Gruppe mit hohem SES[24].

Kontrovers diskutiert wird, ob ADHS generell über- oder unterdiagnostiziert ist und ob es über die letzten Jahrzehnte zu einer Zunahme von ADHS gekommen ist. Während viele Studien von einem deutlichen Prävalenzanstieg ausgehen (z. B. Akinbami et al. 2011), ergibt die Meta-Regressionsanalyse von Polanczyk mit einer Korrektur für unterschiedliche Methodik (Polanczyk et al. 2014) keinen Beleg für eine reale Zunahme über die letzten 30 Jahre. Für Deutschland zeigt die Metaanalyse von Barkmann und Schulte-Markwort, dass die vorliegenden Daten keine robusten Aussagen über eine Zunahme von emotionalen und Verhaltensstörungen seit den 1950er Jahren zulassen (Barkmann und Schulte-Markwort 2012).

2.5 Kausalitätskonzepte

Ursachen und Risikofaktoren für die Entwicklung einer ADHS-Symptomatik sind – wie die historische Betrachtung bereits verdeutlicht hat – viel diskutiert und bis heute nicht abschließend geklärt. Als überwiegende Forschungsmeinung gilt derzeit, dass es sich insgesamt um ein multikausales Geschehen handelt, in dem genetische, neurobiologische und psychosoziale Faktoren bei der Entstehung von ADHS zusammenwirken (Hüther und Bonney 2012; Döpfner et al. 2013a). Vertreter unterschiedlicher Kausalitätskonzepte bewerten die Bedeutung der einzelnen Faktoren und ihre gegenseitige Beeinflussung jedoch sehr unterschiedlich. Insgesamt zeigen sich im Streit um die Ursachen von ADHS folgende Konzepte:

- biomedizinisch-genetisches Konzept (z. B. Döpfner et al. 2013a; Döpfner und Banaschewski 2013; Lehmkuhl et al. 2013),
- entwicklungspsychologisches Modell (z. B. Hüther und Bonney 2012; Leuzinger-Bohleber 2006; Staufenberg 2011),
- systemisch-konstruktive Perspektive (z. B. Liebsch 2010; Roggensack 2006).

Das *biomedizinisch-genetische Konzept* ist maßgeblich für aktuelle medizinische Diagnoseverfahren und Behandlungsleitlinien. Nach diesem Modell beeinflussen genetische Disposition, ungünstige Bedingungen in Familie und Schule sowie (eventuell) Reaktionen auf Nahrungsmittel und Hirnschädigungen in einem komplexen Zusammenwirken das Auftreten und die Ausprägung einer ADHS-

---

24 Döpfner et al. (2013a) weisen jedoch auf uneinheitliche Befunde zum Einfluss des sozioökonomischen Status hin (vgl. Kapitel 2.5).

Symptomatik. Genetischen Faktoren wird jedoch ein höherer Stellenwert zugewiesen: „Genetische Faktoren beeinflussen am stärksten die Entwicklung der Störung. Die Bedeutung von erworbenen Hirnstörungen ist deutlich geringer, die von Nahrungsmitteln fraglich. Psychosoziale Faktoren können die Ausprägung der Symptomatik, die Entwicklung komorbider Störungen und den Verlauf der Symptomatik im Sinne eines Vulnerabilitäts-Stress-Modells (…) beeinflussen." (Döpfner und Banaschewski 2013, 275f).

Entwicklungspsychologische Modelle stellen psychosoziale Bedingungen und Umweltfaktoren in den Vordergrund und kritisieren die Fokussierung auf die determinierende, ursächliche Wirkung genetischer Faktoren. Sie gehen zwar davon aus, dass genetische Faktoren und neurobiologische Befunde wie zum Beispiel Störungen im Neurotransmitterstoffwechsel eine Rolle spielen, die Ursächlichkeit der Wirkfaktoren aber ungeklärt ist: „Die Frage nach dem Huhn und dem Ei bleibt weiterhin offen. Vereinfacht zugespitzt: Sind diese Auffälligkeiten vorwiegend einer genetischen Veranlagung zuzuschreiben oder sind sie schon das Produkt früher und frühester Umwelteinflüsse?" (Leuzinger-Bohleber et al. 2008, 623). Der Hirnforscher Gerald Hüther betont, wie „(ver)formbar" (Hüther und Bonney 2012, 26) das kindliche Gehirn ist und wie hoch der Einfluss früher Bindungserfahrungen, Erziehung und Sozialisation auf dessen Strukturierung sei: „Die Erfahrungen in den ersten Lebensjahren, die Beziehungen, das Erleben von Emotionen, aber auch Erlebnisse wie Stress, Vernachlässigung oder Gewalt beeinflussen das Gehirn und eben auch die Ausreifung des dopaminergen Systems (…)" (Hüther und Bonney 2012, 158). Vertreter der entwicklungpsychologischen Perspektive betonen die Bedeutung von (auch bereits vorgeburtlichen oder frühkindlichen) Störungen der Eltern-Kind-Beziehung, mangelnder Zuwendung, fehlender elterlicher Grenzziehung und Traumatisierungen (Leuzinger-Bohleber et al. 2008; Günter 2014)[25].

Vertreter einer *systemisch-konstruktiven Perspektive* wenden sich grundsätzlich gegen eine Definition auffälliger kindlicher Verhaltensweisen als Krankheitsbild. Sie sehen ADHS als eine Konstruktion einer monodisziplinären Gesundheitsforschung an, welche die Komplexität des Geschehens und gesellschaftliche Rahmenbedingungen ausblende (Roggensack 2006). Wird das auffällige Verhalten systemisch betrachtet, kann dieses auch als funktionaler und sinnvoller Indikator für Störungen auf intrapsychischer, familiärer oder schulischer Ebene

---

25   Im Rahmen der Frankfurter Präventionsstudie ermittelten Leuzinger-Bohleber und KollegInnen
      verschiedene Subtypen je nach Verursachung der ADHS-Symptomatik, wie z. B. „hirnorganische Probleme", „Ausdruck akuter Trauer oder Depression", „frühinfantile Traumata" oder
      „Reaktion auf problematische Pädagogik bei hochbegabten, kreativen Kindern" (Leuzinger-
      Bohleber et al. 2008, 622).

verstanden werden. „‚Auffälligkeiten' jeglicher Art beschreiben keinen ‚Un-Sinn' und sind nicht ‚sinn-los' (...)" (ebd., 228). Laut Amft (2006) ist die ADHS-Problematik Ausdruck einer mangelnden Passung zwischen Kind und Umwelt. „So sind beispielsweise schulische Unter- oder Überforderung häufig nur Ausdruck eines ‚Misfits'. In diesem Fall ist der Schüler weder krank noch gestört, sondern benötigt einen Unterricht, der seinem Entwicklungs- und Leistungsstand angepasst ist." (Amft 2006, 73). Liebsch (2010) geht davon aus, dass vielfältige Praktiken des alltäglichen Handelns dazu führen, dass eine Teilgruppe von Kindern als „Störer" (ebd., 185) eingeordnet werden kann und ADHS daher als ein neues „Kriterium sozialer Zugehörigkeit" (ebd., 188) zu verstehen ist.

Im Folgenden werden wesentliche aktuelle Befunde zu den in den Kausalitätsmodellen aufgeführten Einflussfaktoren dargestellt[26].

Hinweise auf eine genetische Verursachung der ADHS-Symptomatik liefern zum Beispiel Zwillings- und Adoptionsstudien (vgl. Döpfner und Banaschewski 2013; Banaschewski 2010; Thapar et al. 1999). Adoptionsstudien zeigen, dass biologische Eltern häufiger selbst von ADHS betroffen sind als Adoptiveltern und dass biologische Geschwister höhere Übereinstimmungen zeigen als Halbgeschwister[27]. Dies belegt laut Banaschewski (2010), dass „die familiäre Häufung für ADHS nicht durch Erziehungsfaktoren, sondern durch genetische Ursachen zu erklären ist". Er betont die hohe Bedeutung genetischer Faktoren, weist aber auch darauf hin, dass die Schätzungen zur Erblichkeit in Zwillingsstudien stark von den Beurteilenden und den Messverfahren abhängen und „ungeeignet [sind], den Effekt von Wechselwirkungen zwischen genetischer Disposition und Umwelteinflüssen abzuschätzen" (ebd., 115). Hüther und Bonney (2012) gehen davon aus, dass es bereits vorgeburtlich zu deutlichen Prägungen kommt, so dass schon bei der Geburt nicht mehr exakt zwischen genetischen Bedingungen und sozialen Prägungen unterschieden werden könne. Molekulargenetische Untersuchungen liefern Hinweise darauf, dass es zu einem komplexen Zusammenwirken sogenannter „Kandidatengene" mit Umweltrisiken kommt. Die Befunde sind

---

26 Hierzu ist anzumerken, dass insgesamt deutlich mehr Studien zu bio-medizinischen Wirkfaktoren vorliegen als zu sozialen Einflussgrößen, was nach Ansicht der Verfasserin auf unterschiedliche Förderbedingungen und Forschungstraditionen zurückzuführen ist. Ähnliches ist im Bereich der Wirkungsforschung verschiedener Therapieformen im Vergleich z. B. zu verhältnisbezogenen Maßnahmen zu konstatieren (vgl. Abschnitt 2.7).

27 Allerdings stellt Thapar et al. (1999) fest, dass nur wenige Adoptionsstudien durchgeführt wurden und diese zudem methodische Schwächen aufwiesen. Auch bei Zwillingsstudien sei es zu irritierenden Befunden gekommen, weil zwar hohe Übereinstimmung (Konkordanz) zwischen eineiigen Zwillingen, teilweise aber gar keine oder negative Konkordanz bei zweieiigen Zwillingen gefunden worden sei. Erwartbar wäre hingegen eine positive, wenngleich geringere Konkordanz als bei eineiigen Zwillingen gewesen.

bislang jedoch inkonsistent (vgl. auch Bundesärztekammer 2005). Auch im DSM-5 heißt es: „The heritability of ADHD is substantial. While specific genes have been correlated with ADHD, they are neither necessary nor sufficient causal factors" (American Psychiatric Association 2013, 62).

Verschiedene Studien zu möglichen Schädigungen des Zentralen Nervensystems deuten darauf hin, dass geringes Geburtsgewicht, virale Infektionen während der Schwangerschaft sowie pränatales Rauchen, Alkoholkonsum und ein erhöhter Bleigehalt im Körper das Risiko für ADHS erhöhen, allerdings erklären auch diese Faktoren nur einen sehr kleinen Teil der Varianz. Das Zusammenwirken von genetischen und Umweltfaktoren wird in sogenannten epigenetischen Ansätzen weiter untersucht (Döpfner et al. 2013a; Steinhausen 2010a).

Studien zum Einfluss allergischer Reaktionen auf Farb- und Konservierungsstoffe, Feingold und Phosphate ergaben kein klares Bild und deuten darauf hin, dass diese selten von zentraler Bedeutung sind (Döpfner et al. 2013a). Allerdings zeigt sich in einzelnen Studien, dass die Nahrungsergänzung mit freien Fettsäuren und die Vermeidung künstlicher Farbstoffe einen statistisch signifikanten Effekt zeigt, wobei der klinische Wert der Ergebnisse noch unklar ist (Sonuga-Barke 2013).

Neurophysiologische und neuroanatomische Untersuchungen liefern mittels bildgebender Verfahren Belege für Hirnvolumenveränderungen insbesondere in Bereichen, die für den Dopamin-Stoffwechsel zuständig sind (Döpfner et al. 2013a). Ungeachtet der Tatsache, dass die Dopamin-Defizit-Hypothese sehr dominant in der Diskussion um ADHS ist, konnte laut Hüther und Bonney (2012) ein Dopamindefizit bei Kindern mit ADHS bislang nicht zweifelsfrei nachgewiesen werden. Er vertritt demgegenüber die Annahme, dass bei Kindern mit ADHS eher eine sehr stark impulsgesteuerte Dopaminfreisetzung stattfindet[28].

Befunde zum Zusammenhang mit dem sozioökonomischen Status konnten zwar in einigen Studien nachgewiesen werden[29], sind jedoch insgesamt uneinheitlich (Döpfner et al. 2013a).

Zahlreiche Studien zeigen Zusammenhänge mit Störungen der Eltern-Kind-Beziehung, allerdings beziehen sich viele auf kindliche Entwicklungsstörungen im Allgemeinen und nicht dezidiert auf ADHS (vgl. für eine Übersicht Heilig 2013; spezifisch zu ADHS z. B. DuPaul et al. 2001). In den übergreifenden Stu-

---

28   Daraus würde sich die paradoxe (beruhigende) Wirkung der stimulierenden Medikation erklären: Indem die Substanzen durch die orale Gabe in niedriger Dosierung langsam „anfluten", könnten sie eine ansonsten impulsgesteuerte, übermäßige Dopaminausschüttung unterbinden (Hüther und Bonney 2012, 75).

29   Im Rahmen der KiGGS-Studie zeigten z. B. Hölling et al. (Hölling et al.) eine Prävalenz von 6,4% in Familien mit niedrigem sozioökonomischen Status, gegenüber 3.2% in Familien mit hohem sozioökonomischem Status.

dien zeigen sich unter anderem inkonsistentes und gleichzeitig strenges Erziehungsverhalten, Störungen in der frühen Eltern-Kind-Bindung, psychische Erkrankungen der Eltern, die Qualität der Mutter-Kind-Interaktion und dauerhafte
Deprivation als Risikofaktoren (Heilig 2013). Häufig konnten zwar Zusammenhänge mit einzelnen Faktoren familiärer Bedingungen wie zum Beispiel unvoll-
ständigen Familien, überbelegten Wohnungen und einer psychischen Störung der
Mutter nachgewiesen werden, diese korrelierten allerdings „stärker mit aggressiven und dissozialen Verhaltensauffälligkeiten" als mit ADHS (Döpfner et al.
2013a, 16). Eine Schwierigkeit besteht insgesamt darin nachzuweisen, ob diese
psychosozialen Risikofaktoren die kindlichen Auffälligkeiten verursachen oder
aus diesen bzw. den durch sie hervorgerufenen Stressbelastungen resultieren.
Döpfner et al. (2013a) weisen in diesem Zusammenhang darauf hin, dass Studien
zur Stimulanzienbehandlung gezeigt haben, dass die medikamentöse Behandlung
die – zu Beginn häufig negative – Mutter-Kind-Beziehung positiv beeinflusse
und diese insofern wahrscheinlich eher eine Reaktion auf die ADHS-
Symptomatik darstelle.

Insgesamt ist interessant, dass der (medizinische) Fachdiskurs sehr deutlich
und einhellig das Konzept einer biologisch-genetischen Verursachung von ADHS
vertritt, in der öffentlichen Medienpräsentation hingegen Berichte dominieren,
die sozialpsychologische und gesellschaftliche Bedingungen in den Vordergrund
stellen (vgl. Hoffmann und Schmelcher 2012; Blech 2012). Betroffene Eltern
sind somit mit sehr kontroversen Erklärungsmodellen konfrontiert, was die individuelle Orientierung – wie die Interviewanalysen zeigen werden – erschwert.

2.6 Diagnoseverfahren und -leitlinien

Zur Diagnose und Behandlung (vgl. auch Kapitel 2.7) von ADHS liegen Leitlinien der Deutschen Gesellschaft für Kinder- und Jugendpsychiatrie sowie der
Arbeitsgemeinschaft ADHS der Kinder- und Jugendärzte e. V. vor[30]. Diese beschreiben ein diagnostisches Vorgehen, das sich aus folgenden Bereichen zu-
sammensetzt:

- Differenzialdiagnostik (zum Ausschluss anderer Erkrankungen),

---

30 Die Leitlinien sind derzeit in Bearbeitung. Eine gemeinsame fachgruppenübergreifende Leitlinie zu ADHS bei Kindern, Jugendlichen und Erwachsenen soll Ende 2014 fertig gestellt werden (vgl. http://www.awmf.org/leitlinien/detail/anmeldung/1/ll/028-045.html).

- Exploration (Gespräche mit Eltern und ggf. den Kindern selbst[31] zur Abklärung von Symptomhäufigkeit und -intensität),
- Fragebogenverfahren[32],
- testpsychologische Untersuchungen[33],
- organische Diagnostik (Ausschlussverfahren),
- Verhaltensbeobachtungen (diese sollen auch außerhalb der Untersuchungssituation, z. B. in der Schule oder durch Videoaufnahmen erfolgen),
- Verlaufskontrolle (zur Abklärung der Dauerhaftigkeit des Auftretens).

Primäre Anlaufstelle für die Diagnostik sind auf Grund ihrer Vertrautheit mit dem Kind und seinem familiären Umfeld Haus- und Kinderärzte (vgl. Arbeitsgemeinschaft ADHS der Kinder- und Jugendärzte e.V. 2007). Diese sollen aber für differentialdiagnostische Maßnahmen mit Neuropädiatern, Sozialpädiatrischen Zentren, Kinder- und Jugendpsychiatern, Kinder- und Jugendlichenpsychotherapeuten oder klinischen Psychologen kooperieren.

Die Diagnostik von ADHS ist analog zur Ursachendebatte Gegenstand kontroverser Diskussionen. Riedesser (2006) kritisiert die Diagnostik als „unzulässige Vereinfachung komplexer psychischer und sozialer Probleme", die zu einer „auf Medikation ausgerichtete[n] Sichtweise des Problems, „Stigmatisierung des Kindes" und „Behinderung eines differenzierten Forschungsprozesses" führe (ebd., 111). Leuzinger-Bohleber betont, dass „ein Aufmerksamkeitsdefizit und Hyperaktivität als *Symptome* verstanden werden, die vielleicht sogar als *Syndrom* zusammengefasst werden können, aber kein einheitliches diagnostisches Bild und schon gar keine Krankheit darstellen" (Leuzinger-Bohleber et al. 2007, 359f, Hervorhebungen im Original). Auch Döpfner hebt hervor, dass Schwierigkeiten bei der Differentialdiagnostik durch uneindeutige Grenzen zu altersgemäßem Verhalten, Überschneidungen mit aggressiven Störungen und evtl. fehlgedeutete Symptome, die zum Beispiel auf nicht bemerkte Hörstörungen zurückzuführen sind, bestehen (Döpfner et al. 2013a). Eine leitliniengerechte Diagnostik ist zu-

---

31   Kinder werden bislang noch wenig in Entscheidungen einbezogen. Haubl und Liebsch kritisieren, dass Vertreter aller unterschiedlichen Positionen zu ADHS es versäumen „den betroffenen Kindern und Jugendlichen eine eigene Stimme zu geben" und damit gegen die Kinderrechtskonvention der Vereinten Nationen verstoßen (Haubl und Liebsch 2010, 8).

32   Häufig eingesetzte Verfahren sind derzeit die Conners-Skalen (Conners 2008) sowie der Strenghts and Difficulties Questionnaire (Goodman 1997). Die Conners-Skalen wurden 2013 für den deutschsprachigen Raum adaptiert. Für eine detaillierte Beschreibung und Einschätzung vgl. Petermann 2014. Eine aktuelle Untersuchung von Schmidt et al. (Schmidt et al. eingereicht/persononly) hat gezeigt, dass dieses Verfahren auch robust gegenüber kulturellen Unterschieden ist.

33   Da aktuell keine ADHS-spezifischen Verfahren verfügbar sind, werden häufig Intelligenz-, Leistungs- und Entwicklungsdiagnostik eingesetzt (Döpfner et al. 2013a).

dem mit hohem Aufwand verbunden, der in der ärztlichen Praxis nicht immer umsetzbar scheint, worauf unter anderem eine aktuelle Untersuchung zum Umgang mit psychischen Erkrankungen in der kinderärztlichen Praxis hinweist (Janiak-Baluch et al. 2014). Diese kommt zu dem Schluss, dass Kinderärzte zwar eine sehr wesentliche Anlaufstelle für betroffene Eltern darstellen, die kinderärztlichen diagnostische und therapeutischen Kenntnisse jedoch vertieft werden sollten.

Insofern stellt Wittmann (2013) fest, dass die aktuellen Leitlinien zwar „eine valide Diagnosefindung zulassen, wenn sie entsprechend den Vorgaben durchgeführt werden. Fehlt es jedoch an den Ressourcen, die Vorgaben umzusetzen, steigt das Risiko von Fehldiagnosen und daraus resultierenden inadäquaten Interventionen" (ebd., 36)[34].

2.7 Optionen für Behandlung und Umgang mit ADHS

Erwartungsgemäß favorisieren Vertreter der verschiedenen Ursachenmodelle auch unterschiedliche Vorgehensweisen in der Behandlung. Während die ärztlichen Leitlinien hervorheben, dass „eine individuell bedarfsangepasste medikamentöse Therapie den größten positiven Effekt auf die Kernsymptome von ADHS hat" (Arbeitsgemeinschaft ADHS der Kinder- und Jugendärzte e.V. 2007, 9; vgl. auch Döpfner et al. 2013a) zum Beispiel Psychotherapie nur als ergänzendes therapeutisches Verfahren bei emotionalen Problemen versteht, halten Vertreter psychosozialer oder psychoanalytischer Modelle eine medikamentöse Behandlung (wenn überhaupt) nur als Übergangslösung in kritischen Situationen für angezeigt.

Als Standardtherapie für die Behandlung von ADHS, die auch die Leitlinien verschiedener ärztlicher Fachgesellschaften empfehlen, gilt derzeit ein *multimodales Verfahren*, das Maßnahmen aus folgenden drei Bereichen kombiniert (vgl. Arbeitsgemeinschaft ADHS der Kinder- und Jugendärzte e.V. 2007; Deutsche Gesellschaft für Kinder- und Jugendpsychiatrie und Psychotherapie 2007; Bundesärztekammer 2005); Bundeszentrale für Gesundheitliche Aufklärung 2013):

---

34 Die durch die Autorin mitverfasste GEK-Studie lieferte ebenfalls Hinweise auf Defizite im diagnostischen Prozess. So zeigte sich, dass in einem Viertel der Fälle zunächst eine andere Diagnose gestellt wurde (z. B. Wahrnehmungs- und Entwicklungsstörung), Lehrer und betroffene Kinder zu selten in die Diagnosefindung einbezogen wurden und Allgemeinmediziner und Kinderärzte teilweise nicht – wie empfohlen – weitere Fachspezialisten in die Diagnosestellung eingebunden hatten (Gebhardt und Glaeske 2008, 73ff).

- verhaltenstherapeutische Maßnahmen bzw. Trainingsprogramme,
- medikamentöse Behandlung,
- Pädagogische und weitere Hilfen.

Dabei sollen das betroffene Kind, die Eltern sowie Angehörige und andere Bezugspersonen einbezogen werden; die Zusammenarbeit mit Kindergarten oder Schule wird als wesentlich erachtet (vgl. Bundeszentrale für Gesundheitliche Aufklärung 2013).

Die Leitlinie der Deutschen Gesellschaft für Kinder- und Jugendpsychiatrie und Psychotherapie (Deutsche Gesellschaft für Kinder- und Jugendpsychiatrie und Psychotherapie 2007) empfiehlt für die Behandlung von ADHS folgende Maßnahmen:

- Aufklärung und Beratung (Psychoedukation) der Eltern, des Kindes/Jugendlichen (ab Schulalter) und des Erziehers bzw. Klassenlehrers,
- Verhaltenstherapie des Kindes/Jugendlichen (ab dem Schulalter – jedoch nicht als isolierte Maßnahme),
- Elterntraining (auch in Gruppen) und Interventionen in der Familie (einschließlich Familientherapie),
- Interventionen in Kindergarten/Schule einschließlich Platzierungs-Interventionen (Wechsel der Gruppe/Klasse oder Schule) sowie Beratung/Aufklärung der Lehrer oder Erzieher,
- Pharmakotherapie,
- diätetische Behandlungen und Neurofeedback[35].

Bei komorbiden Störungen können ergänzend eingesetzt werden:

- soziales Kompetenztraining,
- Mototherapie und Ergotherapie,
- Übungsbehandlungen bei Teilleistungsschwächen,
- Einzel- und/oder Gruppenpsychotherapie (auf tiefenpsychologischer, nondirektiver oder verhaltenstherapeutischer Basis).

Als entbehrliche und in ihrer Wirksamkeit nicht (ausreichend) belegte Maßnahmen ordnet diese Leitlinie zum Beispiel Psychomotorik, Ergotherapie, Homöopathie und tiefenpsychologische Therapie ein.

---

35 Diese Maßnahmen werden als möglicherweise hilfreich, aber durch weitere Studien zu belegen, eingestuft.

Die folgenden Abschnitte beschreiben die wesentlichen nicht-medikamentösen und medikamentösen Behandlungsoptionen und präsentieren Kernerkenntnisse der aktuellen Studienlage zur Evidenz der Wirksamkeit.

Nicht-medikamentöse Behandlung

Beratung und Psychoedukation zielen zunächst darauf ab, Betroffenen, Eltern und dem sozialen Umfeld umfangreiches Wissen zur Symptomatik, dem möglichem Verlauf und Behandlungsmöglichkeiten zu vermitteln. Diese Maßnahmen sollten am Anfang jeder Behandlung stehen und sind laut Döpfner et al. (2013a) die Basis für alle weiteren Maßnahmen. Auch Elternratgeber bewerten dies als sehr wesentlich (Neuhaus 2012). Die Wirksamkeit psychoedukativer Maßnahmen ist bislang jedoch nicht hinreichend durch Studien evaluiert worden (Döpfner et al. 2013a).

Verhaltenstherapeutische Angebote bauen auf der Psychoedukation auf und können umfeld- oder kindzentriert erfolgen (vgl. Döpfner und Banaschewski 2013; Wittmann 2013). Die Wirksamkeit umfeldzentrierter, verhaltenstherapeutischer Maßnahmen ist insgesamt gut belegt (vgl. Pelham und Fabiano 2008; Pelham et al. 1998). Umfeldzentrierte Interventionen sind beispielweise Kommunikations- oder Verhaltenstrainings zur Verbesserung der Eltern-Kind-Interaktion. Kindergarten- bzw. schulzentriert erfolgen etwa Belohnungssysteme, Lehrerinstruktion und -supervision. Insbesondere im Rahmen der groß angelegten[36] amerikanischen MTA-Studie (Multimodal Treatment Study of Children with ADHD) aus dem Jahr 1999, die die Effekte verhaltenstherapeutischer, medikamentöser und kombinierter Maßnahmen verglich, zeigte sich eine hohe Wirksamkeit verhaltenstherapeutischer Maßnahmen (MTA Cooperative Group 2004). Oppositionelles und aggressives Verhalten sowie internale Störungen, soziale Kompetenzen und die Eltern-Kind-Beziehung besserten sich in der verhaltenstherapeutisch behandelten Untersuchungsgruppe in gleichem Maß wie in der medikamentös behandelten Gruppe. Bezogen auf die Kern-ADHS-Symptomatik zeigte sich zunächst die medikamentöse Behandlung der Verhaltenstherapie überlegen. Im Vergleich der Langzeitverläufe fanden sich hier jedoch keine Unterschiede zwischen beiden Maßnahmen (vgl. MTA Cooperative Group 2004).

Kindzentrierte Behandlungsformen umfassen unter anderem kognitives Training, Spieltraining (im Vorschulalter) sowie Selbstinstruktions- oder Selbstmanagementtraining (ab Schulalter). Selbstinstruktionstrainings zielen darauf ab,

---

36   Insgesamt wurden im Rahmen der Studie 579 Kinder mit ADHS zwischen 7 und 10 Jahren
      über 14 Monate behandelt.

für Problemsituationen eine höhere Selbstregulationsfähigkeit zu entwickeln und sich selbst besser kontrollieren zu können. Zwar konnte in Laborsituationen eine Wirksamkeit nachgewiesen werden, Probleme scheinen jedoch bei der Übertragung des Erlernten in alltägliche Lebenssituationen zu bestehen (Döpfner et al. 2013a, 25ff). Selbstmanagement-Methoden trainieren die Fähigkeit, in der Alltagsumgebung eigene Verhaltensauffälligkeiten durch Selbstbeobachtung zu bemerken und sich bei erfolgreicher Bewältigung schwieriger Situationen selbst positiv zu verstärken. Zur Wirksamkeit gibt es bislang wenige Studien. Diese lassen aber laut Döpfner et al. (2013b) vermuten, dass die Methode – vor allem in Kombination mit anderen Ansätzen wie zum Beispiel Fremdverstärkung – erfolgversprechend ist. Die Wirksamkeit von Spieltrainings wurde bislang ebenfalls nicht nachgewiesen. Auch der Stellenwert von Neurofeedback ist noch nicht geklärt. Dieses zielt darauf ab, mittels Feedbacktraining auf Basis einer Messung der Gehirnstromwellen die Aktivierungsregulation zu verbessern. Einzelne Studien zeigen zwar positive Effekte, aber heterogene Studienbefunde und methodische Mängel (z. B. kleine Studienteilnehmerzahlen) erschweren Döpfner et al. (2013a) zufolge eine abschließende Bewertung. Eine aktuelle Metaanalyse kommt zu der Aussage, dass neuropsychologische Verfahren möglicherweise für einzelne kognitive Problembereiche positive Effekte zeigen (Amonn et al. 2013).

Elterntraining und Interventionen in der Familie zielen insgesamt darauf, Reiz- und Kontingenzmanagement in konkreten familiären Problemsituationen zu trainieren. Das von Döpfner, Schürmann und Frölich entwickelte THOP (Therapieprogramm bei Kindern mit hyperkinetischem und oppositionellem Problemverhalten, Döpfner et al. 2013b) ist eine multimodale Therapie, die kind-, familien- und kindergarten- bzw. schulzentrierte Interventionen für Drei- bis Zwölfjährige umfasst. Den Schwerpunkt bildet ein Eltern-Kind-Programm, das Bestandteile zur Entwicklung eines Störungskonzepts, Förderung positiver Eltern-Kind-Interaktion sowie pädagogische Interventionen zur Verminderung impulsiven und oppositionellen Verhaltens umfasst. Dieses Verfahren wurde zunächst im Rahmen der Kölner Adaptiven Multimodalen Therapiestudie positiv evaluiert, und die Ergebnisse sind durch weitere Arbeitsgruppen bestätigt worden (Lehmkuhl und Döpfner 2006; Döpfner et al. 2013b).

Für das auf dem THOP basierende Präventionsprogramm für Expansives Problemverhalten (PEP), in dem Eltern und Erzieherinnen bzw. Erzieher Umgangsweisen für das expansive Verhalten der Kinder erlernen, konnten ebenfalls „ihre Wirksamkeit sowie die Stabilität der Effekte bestätigt" werden (Döpfner et al. 2013a, 23).

Psychodynamische Interventionen und psychoanalytische Psychotherapie werden im Gegensatz zu verhaltenstherapeutischen Ansätzen in den aktuellen

Leitlinien nicht empfohlen, da ihre Wirksamkeit als nicht evidenzbasiert beurteilt wird (vgl. Bundesärztekammer 2005; Deutsche Gesellschaft für Kinder- und Jugendpsychiatrie und Psychotherapie 2007). Vertreter dieser Richtungen betonen aber, dass diese Verfahren in der Praxis häufig eingesetzt werden, da viele Kinder mit ADHS-Diagnose von Therapeuten mit einer entsprechenden Ausrichtung behandelt würden. Zahlreiche Veröffentlichungen von Fallbeispielen würden zudem die Wirksamkeit dokumentieren (Staufenberg 2011, 22f). Die psychoanalytisch fundierte Frankfurter Präventionsstudie (vgl. Leuzinger-Bohleber et al. 2007; Leuzinger-Bohleber et al. 2008) konzentriert sich auf die Vermeidung bzw. Minderung von Affektregulationsstörungen im Kindergartenalter und umfasst Angebote wie Supervision für die Pädagogen, Elternarbeit und Therapieangebote für die Kinder. Eine repräsentative, prospektive Vergleichsstudie (n=1000) zeigte einen statistisch signifikanten Rückgang von Aggressivität[37] und Ängstlichkeit. Die Hyperaktivität nahm jedoch in der Interventions- und Vergleichsgruppe in gleichem Maß ab, vermutlich auf Grund der altersbezogenen Entwicklung. Ein Einfluss der Maßnahme auf die Konzentrationsfähigkeit kann nach Aussage der Autoren erst im Schulalter bewertet werden[38].

Zur Wirkungsweise der *Familientherapie* betonen Schweizer und von Schlippe (Schweitzer und von Schlippe 2012), dass sich der Forschungsstand zunehmend verbessert habe und verweisen darauf, dass eine Metaanalyse von Sydow (2006) den Erfolg systemischer Therapieansätze belege. Zudem würden Betroffene besser in der Therapie gehalten als bei anderen Ansätzen und diese wirkten nicht nur für den „Indexpatienten", sondern auch für die Familienmitglieder belastungsreduzierend (Schweitzer und von Schlippe 2012). Es liegen jedoch keine kontrollierten Studien zur spezifischen Wirkung auf ADHS vor.

Viel diskutiert wird seit langem auch die Wirksamkeit *diätetischer Behandlungen*. Hier kommt Sonuga-Barke (2013) in seiner Metaanalyse zu dem Ergebnis, dass es wenige Studien gebe, die statistisch signifikante Effekte nachweisen könnten. Die Wirksamkeit diätetischer Maßnahmen wie zum Beispiel Eliminationsdiäten ist nicht nachgewiesen. Auch für die Gabe von Magnesium oder Zink ließen sich nur sehr geringe Effekte nachweisen. Allein die Nahrungsergänzung mit freien Fettsäuren (Omega-3 und Omega-6) und die Vermeidung künstlicher Farbstoffe zeigten einen geringfügigen statistisch signifikanten Effekt, wobei der klinische Wert der Ergebnisse noch unklar sei.

---

37 Gemessen anhand der Döpfner-Skala (VBV).

38 Zur Wirksamkeit tiefenpsychologisch fundierter oder psychoanalytisch-interaktioneller Therapien bei Erwachsenen mit ADHS kommt Krause zu der Aussage, dass diese „von dauerhaft großem Nutzen" sein könnten, hierzu aber leider noch keine Vergleichstudien vorlägen (Krause und Krause 2014, 309).

Zu den häufig angewendeten Verfahren *Ergo-, Logo- und Mototherapie* existieren bislang keine kontrollierten Studien. Zur Wirksamkeit von Entspannungsverfahren gibt es einige Studien, diese weisen jedoch methodische Mängel auf. Untersuchungen zum Einsatz von Homöopathie zeigten bislng keine signifikanten Effekte (Döpfner et al. 2013a). Insgesamt liegen somit nur zu einem sehr kleinen Ausschnitt möglicher Therapieformen belastbare Studienergebnisse vor.

Medikamentöse Behandlung

Die medikamentöse Behandlung ist quasi der Kristallisationspunkt der Kontroversen um ADHS. Vertreter bio-genetischer Kausalitätsmodelle sehen ADHS als Erkrankung, die mit Psychostimulanzien erfolgreich behandelt werden kann und sollte, da deren Wirksamkeit als gut belegt gilt. Meist wird eine Kombination mit Psychoedukation und Verhaltenstherapie empfohlen, wenngleich es zur Frage, ob eine Kombination von Pharmako- und Verhaltenstherapie gegenüber einer reinen Pharmakotherapie überlegen ist, immer noch kontroverse Diskussionen gibt (Döpfner und Banaschewski 2013, 284f). Gegner der medikamentösen Behandlung stehen diesem Vorgehen angesichts abweichender Kausalitätskonzepte, aber auch auf Grund von Nebenwirkungen und unklaren Langzeiteffekten sehr kritisch gegenüber.

Eine *Indikation* für eine medikamentöse Behandlung liegt gemäß aktueller Leitlinien vor, wenn „mit (…) allgemeinen symptomatischen Maßnahmen nach einigen Monaten keine befriedigende Besserung erkennbar ist und eine deutliche Beeinträchtigung im Leistungs- und psychosozialen Bereich mit Leidensdruck bei Kindern/Jugendlichen und Eltern und Gefahr für die weitere Entwicklung des Kindes bestehen" (Arbeitsgemeinschaft ADHS der Kinder- und Jugendärzte e.V. 2007, 9)[39].

Für die medikamentöse Behandlung von ADHS kommen vorrangig *Präparate* aus der Gruppe der Psychostimulanzien zum Einsatz, die sich in die zwei Wirkstoffgruppen Methylphenidate und Amphetamine unterteilen lassen und die als sofort freisetzende und als retardierte Varianten erhältlich sind[40].

---

[39] Lange Zeit waren methylphenidathaltige Präparate nur im Alter von 6 bis 18 Jahren verschreibungsfähig. Seit April 2011 sind diese auch für Erwachsene zugelassen. Ein Beschluss des Gemeinsamen Bundesausschusses vom März 2013 beschreibt entsprechende Diagnosekriterien und Zuständigkeiten für die Verschreibung (Gemeinsamer Bundesausschuss 2013).

[40] Während sofort freisetzende Präparate in ein bis drei Tagesdosen verabreicht werden, hält die Wirkung von Retard-Präparaten bis zu acht Stunden an, so dass eine einmalige morgendliche Gabe ausreichend sein kann, was im Kontext des Kindergarten- oder Schulbesuchs relevant ist.

Der Wirkstoff Methylphenidat wurde in den 1940er Jahren synthetisiert und wird bereits seit den 1960ern als Ritalin® vermarktet. Er fördert die Freisetzung von Dopamin und hemmt gleichzeitig seine Wiederaufnahme aus dem synaptischen Spalt zwischen den Nervenzellen im Gehirn. Die dadurch entstehende Erhöhung des Dopaminspiegels führt anscheinend zur Reduktion ADHS-typischer Symptome. Amphetamine haben eine präsynaptische Wirkung und setzen Dopamin, Noradrenalin und Serotonin frei (Döpfner et al. 2013a). Seit 2005 ist in Deutschland zusätzlich auch das Nicht-Stimulanz Atomoxetin® für die Behandlung von ADHS zugelassen. Während die Verschreibung von Methylphenidat und Amphetaminen unter die Betäubungsmittelverschreibungsverordnung fällt, ist dies für Atomoxetin® nicht der Fall. Aktuell sind in Deutschland folgende Präparate zugelassen:

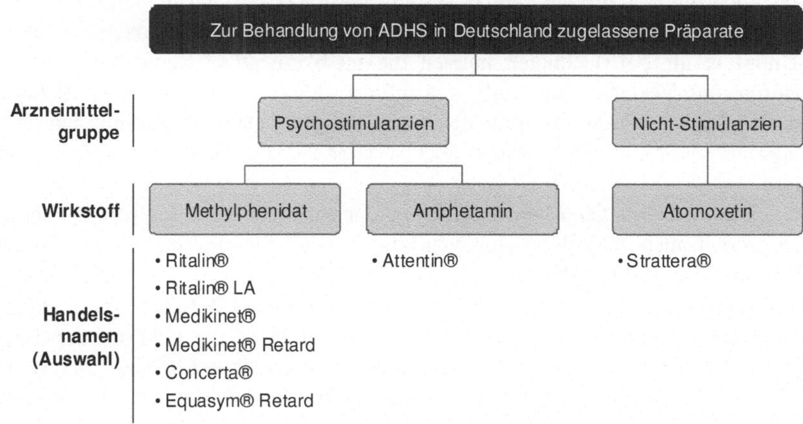

Abbildung 1: Zur Behandlung von ADHS in Deutschland zugelassene Präparate (Stand 2014, eigene Darstellung)

Der Barmer GEK Arzneimittel-Report 2013 zeigt, dass häufig auch Antipsychotika (Neuroleptika) verordnet werden „obwohl hierfür weder eine Indikation noch eine Leitlinienempfehlung vorhanden" ist (Glaeske und Schicktanz 2013, 159) und die Studienlage zu Wirksamkeit und Nebenwirkungen unzureichend ist.

Die *Verordnungsmengen* von Psychostimulanzien sind in Deutschland zwischen 1990 und 2009 extrem angestiegen: Die Tagesdosierungen (Defined Daily Dose, DDD) von gesetzlich Versicherten nahmen fast um das 200fache zu. Allein von 2000 bis 2009 stiegen hier die Verordnungszahlen von 13 auf 55 Millionen

DDD (Glaeske 2011). Insgesamt ist die Verordnungsmenge aller Präparate für die Indikation „ADHS" von 2010 bis 2012 um 3,25% auf 61,03 Mio. DDD gestiegen, die Kosten beliefen sich 2012 auf gut 90 Mio. Euro (Häussler et al. 2013). Seit 2009 hat sich das Verordnungsniveau von Psychostimulanzien stabilisiert, 2013 ist die Verordnungsmenge von Methylphenidat zum ersten Mal im Vergleich zum Vorjahr um 2% gesunken (Bundesinstitut für Arzneimittel und Medizinprodukte 2014). Gleichzeitig zeigen jedoch die Verordnungsmengen von Antidepressiva[41] und Antipsychotika für Kinder einen kontinuierlichen Anstieg (Glaeske und Schicktanz 2013). Umstritten ist die Frage, ob mit der lange Zeit zu beobachtenden Verordnungszunahme eine zuvor bestehende Unterversorgung ausgeglichen wurde oder ob es sich um eine Überversorgung handelt (Glaeske 2011).

Die bundesweit repräsentativen Ergebnisse des bundesweiten Kinder- und Jugendgesundheitssurveys zeigten, dass insgesamt 0,9% aller in die Studie eingeschlossenen Fälle eine Behandlung mit Stimulanzien (oder Atomoxetin) erhielten (Knopf et al. 2012). Jungen nutzten die medikamentöse Behandlung fünfmal häufiger als Mädchen, am häufigsten in den Altersgruppen von 6 bis 10 Jahren und 11 bis 13 Jahren. Die Prävalenzrate der Stimulanzienbehandlung lag damit niedriger als in den USA, war/ist aber vergleichbar mit anderen westlichen Ländern.

Die *Verträglichkeit* von Methylphenidat wird häufig als gut beschrieben, es hat jedoch auch zahlreiche Nebenwirkungen (vgl. für eine detaillierte Analyse Graham et al. 2011)[42]. Viele dieser Nebenwirkungen werden als vergleichsweise mild und vorübergehend eingestuft, es gibt jedoch auch Berichte von gravierenden Nebenwirkungen. Nach Ergebnissen der MTA-Studie (MTA Cooperative Group 2004) traten bei 11% der medikamentös behandelten Kinder stärkere, bei 3% starke Nebenwirkungen auf. Die häufigsten Nebenwirkungen sind Appetitverlust, Schlafstörungen, Kopf- und Bauchschmerzen sowie Puls- und Blutdrucksteigerungen. Auch Wachstumsverzögerungen treten regelmäßig auf, die endgültige Größe wird höchstwahrscheinlich jedoch nicht beeinflusst[43]. Motorische Tics „können sich in 5 bis 10% der Fälle unter Stimulanziengabe verschlechtern", teilweise kommt es aber auch zu einer Verbesserung dieser Symptomatik unter der Medikation (Döpfner et al. 2013a, 34).In seltenen Fällen kann es zu Stim-

---

41   Diese wurden deutlich häufiger bei Mädchen verordnet.

42   Die Autoren heben hervor, dass sich die meisten Studien auf ältere Kinder bzw. Jugendliche beziehen und für jüngere nur wenige Aussagen vorliegen, die jedoch auf stärkere emotionale Nebenwirkungen hindeuten (Graham et al. 2011, 18).

43   Meist gleichen diese sich im Zeitverlauf aus. Zur Wachstumsentwicklung zeigt als erste deutsche Studie von Böckmann (2012), dass Effekte am signifikantesten im ersten Jahr und bei höherer Dosierung auftreten.

mungsschwankungen, depressiven oder dysphorischen Verstimmungen, Nervosität und Halluzinationen kommen. Im Zusammenhang mit der Einnahme von Psychostimulanzien wurden vereinzelt auch plötzliche Todesfälle berichtet, die Zahlen sind jedoch so gering, dass sich statistisch signifikante Effekte nicht nachweisen lassen. Auch für eine erhöhte Suizidalität gibt es bislang keine Belege (Graham et al. 2011).

Zur Langzeitverträglichkeit von Methylphenidat liegen bislang wenige Studien vor, obwohl es bereits viele Jahrzehnte auf dem Markt ist (Glaeske 2011). Laut Döpfner et al. (2013a) ist dies unter anderem darauf zurückzuführen, dass zur Zeit der Einführung des Wirkstoffs noch andere Regularien galten als heutzutage. Die wenigen vorhandenen Untersuchungen deuten darauf hin, dass die Medikation die Hirnentwicklung strukturell und funktionell beeinflusst. Die Datenlage ist jedoch heterogen und es mangelt an Studien mit ausreichend großen Fallzahlen. Nach Auswertungen der KAMT-Studie (Döpfner et al. 2013b, 523ff) und der MTA-Studie (MTA Cooperative Group 2004) zeigen sich im Langzeitverlauf keine signifikanten Unterschiede in der Wirksamkeit von medikamentöser oder verhaltenstherapeutischer Therapie (Döpfner et al. 2013a). Häufig werden weder medikamentöse noch psychotherapeutische Behandlung langfristig fortgesetzt[44].

Viel diskutiert ist auch die Frage, ob die Gabe von Methylphenidat Einfluss auf eine mögliche spätere Delinquenz oder Substanzabhängigkeit der Betroffenen hat. Hierzu formuliert Glaeske, dass die Nachbeobachtung der MTA-Studie gezeigt habe, dass „mehr Kinder und Jugendliche mit ADHS trotz der Behandlung mit Methylphenidat straffällig wurden als Kinder, die nicht an ADHS erkrankt waren (27,1% versus 7,4%)" (Glaeske 2011). Zusammenhänge mit Substanzmissbrauch sind weiterhin unklar, einige Studien weisen darauf hin, dass die medikamentöse Behandlung ein Suchtrisiko eher senkt (Graham et al. 2011). Zu diesem Themenbereich gibt es allerdings noch (zu) wenige Langzeitstudien.

Insgesamt bleibt die Behandlung bzw. der Umgang mit ADHS weiter umstritten. Der Forschungsstand zeigt, dass verhaltens- und individuenzentrierte Maßnahmen deutlich besser beforscht werden als verhältnisorientierte Maßnahmen. Es existieren nach Kenntnis der Verfasserin bislang kaum Studien, die in kontrollierten, randomisierten Verfahren die Effekte einer Veränderung von Rahmenbedingungen (z. B. Verringerung der Gruppengröße in Kindergarten oder Schule bzw. Verbesserung des Betreuungsschlüssels, frühzeitige Einführung von Integrationshilfen, Veränderung der Lehrerausbildung) auf die Ausprägung von ADHS überprüft haben (vgl. hierzu die Schlussbetrachtung in Kapitel 7).

---

44   In der KAMT-Studie waren dies nach 8 ½ Jahren weniger als 10% der Teilnehmenden (Döpfner et al. 2013b).

2.8 Forschungsstand zur elterlichen Bewältigung

Zur Situation der Eltern von Kindern mit ADHS existieren bislang relativ wenige Untersuchungen (vgl. bereits Kapitel 1.2). Die wesentlichen, einschlägigen Studien sind in der untenstehenden Tabelle dargestellt und werden nachfolgend kurz zusammengefasst[45].

AutorIn/ Jahr/ Land	Methodik	Stichprobe	Thematik	Kernergebnisse
Kendall 1999 USA	Qualitativ, 2 Erhebungen, Abstand 2 Monate	59 Personen aus 15 Familien mit 6- bis 18-jährigen Kinder mit ADHS-Diagnose	Coping / Bewältigung	Hohe Belastung der Eltern Bewältigung in Form eines „Aushaltens" wiederkehrender Störungen
Singh 2003/2004 USA	Qualitativ	Zwei Teilstudien, 34 Väter und Mütter 7- bis 12-jähriger Jungen mit ADHS-Diagnose und in medikament. Behandlung	Umgang mit Schuldthematik, Einstellung zu medikament. Behandlung	Mütter: Diagnose und medikamentöse Behandlung als Bewältigung Väter: eher Ablehnung der Diagnose

---

45 Nicht dargestellt sind die Studien von Brinkmann et al. (2009) und Cormier (2012), da diese sich nur auf den begrenzten Aspekte der Entscheidung über eine medikamentöse Therapie beziehen.

AutorIn/ Jahr/ Land	Methodik	Stichprobe	Thematik	Kernergebnisse
Harborne *2004* *USA*	Qualitativ	10 Eltern 8- bis 10-jähriger Jungen mit ADHS-Diagnose	Konzeptualisierung von ADHS und Belastungen	Eltern folgen biologischen, die Umwelt dagegen psychosozialen Kausalitätsmustern Kämpfe um ADHS-Definition
Rafalovich *2004* *USA*	Qualitativ	90 Eltern, Lehrer, Behandler 11- bis 17-jähriger Kinder mit ADHS-Diagnose und in medikamentöser Behandlung	Deutungen von ADHS	Schulische Probleme sind Hauptauslöser für Medikalisierung von Verhaltensauffälligkeiten wie ADHS
Bussing *2006* *USA*	Quantitativ	266 Eltern von Kindern mit und ohne ADHS-Diagnose	Self-care-Strategien zur Bewältigung von ADHS	Häufigste Maßnahmen: Verhaltensänderungen in Form von Restrukturierung des Alltags, Privilegienentzug
Bull & Whelan 2006 Australien	Qualitativ	10 Mütter 5- bis 15-jähriger Kinder, mit und ohne medikmentöse Behandlung	Management-Schemata	Schemata: Kontingenzmanagement, Lockmittel, Strafen, Timeout Wirksamste Maßnahme: Kontingenzmanagement

AutorIn/ Jahr/ Land	Methodik	Stichprobe	Thematik	Kernergebnisse
Gebhardt et al. 2008 Deutschl.	Quantitativ	2.298 Eltern von Kindern mit ADHS in medikmentöser Behandlung, Altersmittel: 13 Jahre	Erfahrungen von Eltern medikamentös behandelter Kinder mit ADHS	Hohe Belastung Medikamentöse Behandlung beste Option trotz Nebenwirkungen Hohe Unzufriedenheit mit Schule und Kindergarten
Rind 2011 Deutschl.	Qualitativ, Fallstudie	2 Mütter von Jungen mit ADHS-Diagnose, 1 Kontrastierungsinterview	Belastungen, Auswirkungen auf Familienleben	Hauptprobleme z. B. Geschwisterrivalität Unterschiedliche Deutungen
Becker 2014 Deutschl.	Qualitativ	Eltern 8- bis 16-jähriger Kinder, vor der Diagnose	Wege zur Diagnose, Deutungen	Ableitung von 4 Typen elterlicher Handlungsmuster

Tabelle 1:   Forschungsstand zur elterlichen Bewältigung (eigene Darstellung)

Die Grounded-Theory-Studie von *Kendall (1999)* analysierte das Copingverhalten der Eltern von Kindern mit ADHS. Die Untersuchung umfasste Familieninterviews mit 59 Angehörigen von 15 Familien, in denen mindestens ein Kind mit ADHS-Diagnose im Alter zwischen 6 und 18 Jahren lebte. Es erfolgten je zwei Befragungen im Abstand von 8 bis 12 Wochen. Kendall beschreibt nach den Ergebnissen ihrer Studie das zentrale Bewältigungshandeln der Familien als „outlasting disruption" (Störungen aushalten/durchstehen) (ebd.: 839). In den Daten zeigten sich drei simultan und interaktiv verlaufende Bewältigungsprozesse (ebd., 843):

- „making sense" (Sinn geben),
- „recasting biography" (Biographie umgestalten) und

- „relinquishing the 'good ending'" (den guten Ausgang „aufgeben")

Durch diese drei Prozesse, die die Autorin insgesamt als „process of reinvestment" bezeichnet (ebd., 845), konnten die Eltern mit der Symptomatik umgehen, einen Sinn finden und ihre Energien wieder ihrem Kind zuwenden.

Singh (2003; 2004) führte zwei Teilstudien durch, in denen sie narrative Interviews mit 22 Müttern und 12 Vätern von 7- bis 12-jährigen Jungen führte, die bereits eine Stimulanzienbehandlung begonnen hatten. Sie untersuchte die Frage, wie die Eltern mit der immer wieder im Diskurs um ADHS aufkommenden Schuldfrage umgehen und befragte die Eltern insbesondere zur Bedeutung der medikamentösen Behandlung. Die Teilstudie mit den Müttern zeigte, dass alle Befragten Schuldgefühle thematisierten und es als ihre Verantwortung definierten, die Verhaltensproblematik ihres Kindes zu bewältigen. Die Diagnose wirkte erleichternd und die Mütter nutzten die Ritalinbehandlung, um gesellschaftlichen Erwartungen an ihre Mutterrolle gerecht zu werden, was Singh als „mothering with Ritalin in a culture of mother-blame" beschreibt (Singh 2004, 1193). Die Befragung der Väter zeigte hingegen, dass viele Interviewpartner Zweifel an der Diagnose äußerten, weil sie Ähnlichkeiten zu ihrer eigenen kindlichen Entwicklung erkannten. Trotz ihrer Zweifel hatten sie der medikamentösen Behandlung jedoch zugestimmt, weil sie entweder der Mutter die Entscheidung überließen („tolerant nonbelievers") oder weil der sportliche oder soziale Erfolg ihrer Söhne bedroht schien („reluctant believers") (Singh 2003, 312).

In der Studie von *Harborne et al. (2004)* befragten die Autorinnen 9 Mütter und 1 Vater von 8- bis 10-jährigen Jungen dazu, wie sie die Symptomatik konzeptualisieren („making sense"), und mit welchen Problemen sie sich konfrontiert sehen. Die befragten Eltern berichteten durchgängig, dass sie ADHS als biologische Fehlfunktion begriffen. Das Hauptproblem der Eltern war die Erfahrung, dass die Umwelt ADHS hingegen als Folge psychosozialer Faktoren interpretierte. In der Analyse der Interviewdaten kristallisierten sich die drei Kernkategorien „blame" (Schuld), „battles" (Kämpfe) und „emotional distress" (emotionaler Stress) heraus (Harborne et al. 2004, 331ff): Die Eltern fühlten sich von Professionellen und Familienmitgliedern beschuldigt für die Probleme ihrer Söhne. Sie kämpften mit diesen Gruppen, um zu einem gemeinsamen Verständnis der Krankheit und ihrer Ursachen zu gelangen – ein Grund für erheblichen emotionalen Stress bei den Eltern. Die Diagnosestellung empfanden die Interviewten als „respite from blame" (Ruhepause von der Schuld) (ebd., 332), weil sie sie als Bestätigung ihrer eigenen biologistischen Definition von ADHS wahrnahmen.

Rafalovich (2004) führte qualitative Interviews mit Eltern, Lehrern, Klinikern und betroffenen Kindern zu deren Deutungen und Sichtweisen von ADHS.

Insgesamt wurden 90 Personen befragt, davon 21 Mütter, 9 Väter und 9 Jungen und Mädchen im Alter von 11 bis 17 Jahren, die alle eine medikamentöse Behandlung erhielten oder erhalten hatten (ebd., 13). Im Ergebnis zeigten sich als Hauptauslöser eines ADHS-Verdachts der Eltern schulischer Misserfolg oder nachlassende Leistungen sowie soziale Probleme, zum Beispiel durch gewaltsames oder manipulatives Verhalten. Dass sie diese Verhaltensweisen vor der Diagnosestellung nicht als krankhaft gedeutet hatten, führten die Eltern im Nachhinein auf eine Art eigener Verdrängung zurück. Laut Rafalovich erfolgt ausgelöst durch die schulischen Probleme eine neue Rahmung der Symptomatik: „trouble becomes ADHD" (ebd., 179ff). Die Diagnose empfanden viele Eltern – wie auch in der Studie von *Harborne et al. (2004)* – als Erleichterung, bei anderen war sie aber auch mit Schuldgefühlen verbunden. Die Eltern folgten auch in dieser Studie durchgängig biologischen Kausalitätsmodellen. Rafalovichs Analysen zu Bewältigungsansätzen der Eltern konzentrierten sich auf den familiären Kontext. Hier nutzten die Eltern Maßnahmen wie Informationssuche, Umstellung von Ernährungsgewohnheiten und die Begrenzung von Medienkonsum.

Im Rahmen der quantitativen Studie von *Bussing et al. (2006)* wurde eine repräsentative Stichprobe von 266 Eltern von Kindern mit einem hohen Risiko für ADHS mit und ohne ADHS-Diagnose[46] zu ausgewählten „self-care" Strategien (Verhaltensänderung, soziales Coping, Ernährungsumstellung, frei verkäufliche Medikamente und religiöse Praktiken) befragt. Die Ergebnisse zeigten, dass die Eltern am häufigsten Verhaltensänderungen umsetzten, gefolgt von Coping im sozialen Kontext, Diäten und religiösen Praktiken. Am seltensten nutzten sie frei verkäufliche Medikamente. Als Verhaltensmaßnahmen nannten Eltern primär Gespräche mit dem Kind, eine Restrukturierung des Alltags und den Entzug von Privilegien. Die repräsentativen Daten zeigen darüber hinaus Zusammenhänge des elterlichen Umgangs mit soziodemographischen Merkmalen, Geschlecht des Kindes, ethnischer Zugehörigkeit und sozioökonomischem Hintergrund. Afroamerikanische Eltern wandten sich z. B eher der Religion zu, Eltern mit geringer sozialer Unterstützung nutzten schneller frei käufliche Medikamente.

Die Studie von *Bull und Whelan (2006)* untersuchte, welche Schemata im Management der Eltern von Kindern mit ADHS zu erkennen sind, wie die Eltern ADHS verstehen und wie sie ihre eigenen Rollen im effektiven Umgang mit der Symptomatik definieren. Dazu erfolgten Interviews mit 10 Müttern betroffener Mädchen und Jungen zwischen 5 und 15 Jahren. Die Eltern nahmen ihre Kinder als „anders" wahr und deuteten diese Andersartigkeit als angeboren. Trotzdem

---

46   Die Befragten waren Teilnehmer einer Kohortenstudie. In einer Vorläuferuntersuchung waren innerhalb einer repräsentativen Population unter anderem Indikatoren für eine ADHS-Symptomatik ermittelt worden.

war das erklärte Ziel der Eltern, ihren Kindern eine glückliche Kindheit zu ermöglichen und sie zu normalen Erwachsenen weiterzuentwickeln. Einige der Befragten sahen positive Effekte in der medikamentösen Behandlung, andere beurteilten die Behandlung auf Grund von Nebenwirkungen negativ. Als wirksamste Maßnahme im Umgang mit ihren Kindern sahen die Eltern Kontingenzmanagement, also die Begrenzung äußerer Einflussfaktoren bzw. Vermeidung unvorhersehbarer Situationen. Zuständig für die Erziehung der Kinder waren primär die Mütter, den Vätern kam eine untergeordnete Rolle zu. Die Mütter rieben sich bei dem Versuch, das Beste für ihre ADHS-betroffenen Kinder zu erreichen, häufig auf und fanden wenig äußere Unterstützung.

Die von der Verfasserin dieser Arbeit – in Kooperation mit weiteren Autorinnen – in den Jahren 2007/2008 durchgeführte Studie „ADHS bei Kindern und Jugendlichen" *(Gebhardt et al. 2008)* umfasste eine quantitative Elternbefragung, eine Arzneimittelanalyse sowie eine Behördenbefragung. Primäre Zielsetzung der Elternbefragung war es, die Erfahrungen von Eltern, deren Kinder unter ADHS leiden und medikamentös behandelt werden[47], näher zu beleuchten und Ansatzpunkte für Verbesserungen der Versorgungssituation aufzuzeigen. An der schriftlichen Befragung nahmen 2.298 Eltern teil, das durchschnittliche Alter der Kinder betrug 13 Jahre. Die Auswertungen zeigten, dass die Eltern die Belastung ihrer Kinder durch Kernsymptomatik und Komorbiditäten zwar hoch, ihre eigene bzw. die familiäre Belastung aber sogar als noch gravierender angaben. Den Weg zur Diagnosestellung schilderten sie in den offenen Antworten häufig als sehr langwierig und belastend. Die medikamentöse Behandlung bezeichneten die Befragten trotz auftretender Nebenwirkungen als beste therapeutische Maßnahme. Zum Themengebiet Schule verdeutlichten die Studienergebnisse, dass die Eltern den Informationsstand von Lehrenden als unzureichend und sich und ihre Kinder insgesamt als wenig angenommen empfanden.

Rind (2011) untersuchte in einer kleinen qualitativen Fallstudie anhand problemzentrierter Interviews mit zwei betroffenen Müttern und einer nicht betroffenen Mutter die Frage, welche Sorgen und Probleme ADHS auslöst, wie sich dies auf das familiäre Zusammenleben auswirkt und wie die Betroffenen damit umgehen. Die Interviews zeigten als Hauptprobleme zum Beispiel Geschwisterrivalität, schulische Probleme und soziale Ausgrenzung. Rind dokumentierte, dass die zwei betroffenen Mütter eine sehr unterschiedliche Akzeptanz der Diagnose zeigten.

In einer aktuellen deutschen Studie untersuchte *Becker (2014)* aus erziehungswissenschaftlicher Perspektive die Frage, wie betroffene Eltern initial einen

---

47   Im Rahmen der Studie wurden Versicherte der GEK kontaktiert, deren Kind im Jahr 2006 mindestens eine Verordnung eines ADHS-typischen Arzneimittels erhalten hatte.

ADHS-Verdacht entwickeln. Hierzu führte sie 21 problemzentrierte Interviews mit 18 Müttern und 3 Vätern von Jungen und Mädchen im Alter zwischen 8 und 16 Jahren, die eine kinder- und jugendpsychiatrische Ambulanz zur Diagnostik aufsuchten. Die Autorin beschreibt den Prozess des Umgangs mit ADHS als „Pendelbewegung zwischen Pädagogik, Psychiatrie und Sozialpädagogik". Becker entwickelte eine Typologie elterlicher Handlungsmuster, die vier Typen umfasst. Die von ihr als „Reformer" bezeichneten Eltern „machen sich viele Gedanken über die Erziehung ihres Kindes und wenn Probleme aufkommen, stehen pädagogische Strategien im Zentrum" (ebd., 242). Eine medikamentöse Behandlung lehnte diese Gruppe eher ab. Für die Gruppe der Pragmatiker hingegen „gehören pädagogische Probleme (…) zum Leben und aus ihrer Sicht geht es darum, sie möglichst sachlich und unaufgeregt zu lösen" (ebd., 246). Dazu probierten die „Pragmatiker" sowohl pädagogische als auch medikamentöse Maßnamen aus. Eltern aus der Gruppe der „Konfliktbewussten" hatten Schuldgefühle und griffen auf erzieherische Maßnahmen zurück, obwohl sie diese als weitgehend wirkungslos erlebten. Die medikamentöse Behandlung nutzten sie zur Deeskalation. Die letzte Gruppe der „Desillusionierten [glaubte] nicht mehr an eine Lösung der Probleme aus eigener Kraft." (ebd., 252), nahm alle verfügbaren Hilfen in Anspruch und setzte große Hoffnung in die medikamentöse Behandlung.

Zusammenfassend zeigt sich als wesentliche übergreifende Erkenntnis bisheriger Studien eine hohe Belastung der Eltern durch die ADHS-Symptomatik ihrer Kinder. Für die Eltern sind dabei vor allem Fragen nach Schuld und Ursachen der Verhaltensauffälligkeiten hoch relevant. Die überwiegende Mehrheit der in bisherigen Studien befragten Eltern folgt biologistischen Kausalitätsmodellen und empfindet die ADHS-Diagnose vor diesem Hintergrund als Entlastung und Schuldbefreiung. Zur Bewältigung setzen die Eltern neben einer medikamentösen Behandlung vielfältige pädagogische Maßnahmen und Verhaltensänderungen ein. Insgesamt hat die elterliche Bewältigung ausprobierenden und kämpfenden Charakter, soziale Rahmenbedingungen sind von hoher Bedeutung und soziale Unterstützung scheint mangelhaft ausgeprägt zu sein. Die bisherige Empirie deutet unterschiedliche Typen elterlicher Handlungsmuster im Umgang mit ADHS sowie Unterschiede zwischen Müttern und Vätern und ethnischen Gruppen an. Diese Ergebnisse bedürfen allerdings einer Prüfung im Rahmen repräsentativer Studien.

Es fällt auf, dass in den oben skizzierten Studien fast ausschließlich Stichproben mit Kindern betrachtet wurden, die bereits mit der Schule begonnen und häufig schon eine ADHS-Diagnose erhalten hatten. Weiterhin hatten die Kinder größtenteils bereits eine medikamentöse Behandlung begonnen. Darüber hinaus handelt es sich bei allen Studien um Querschnittsuntersuchungen, so dass keine zeitlichen Verläufe analysiert werden konnten[48] (vgl. hierzu die Einordnung der Ergebnisse der vorliegenden Arbeit in den Forschungsstand in Abschnitt 7.2).

Becker zieht zu den ihrer eigenen Analyse vorausgehenden Untersuchungen folgendes Fazit: „Ein Schwachpunkt sämtlicher Studien besteht darin, dass die Darstellungen insgesamt zu wenig Binnendifferenzierung zulassen. Es wäre interessant, genauere Einblicke in die Entscheidungs- und Handlungsdynamiken der Eltern, etwa in Abhängigkeit von deren sozialer und ökonomischer Situation oder deren empfundenen [sic] Belastungserleben zu bekommen. Dass die Eltern unterschiedlich auf die ADHS-Diagnose reagieren, ist ein wichtiger Aspekt, der von mehreren Autoren angesprochen wird, aber man würde darüber hinaus gern wissen, ob sich diese Unterschiede auch in deren Einstellungen zur Medikation widerspiegeln." (Becker 2014, 58f)[49].

Die vorliegende Untersuchung bietet vor diesem Hintergrund mit ihrem längsschnittlichen Ansatz und der Befragung von Eltern zu einem frühen Zeitpunkt im Entwicklungsprozess der ADHS-Symptomatik neue Erkenntnisoptionen. Entwicklungen und Veränderungen von Belastungen, Belastungswahrnehmungen und Bewältigungsansätzen betroffener Eltern sollen mit diesem Ansatz differenzierter nachgezeichnet werden.

---

48 Die Studie von Kendall (1999) umfasste zwar zwei Untersuchungszeitpunkte, das Zweitinterview diente jedoch nur zur Vertiefung von Themen des Erstgesprächs. Kendall stellt zwar ihre Ergebnisse als Prozess dar, leitet diesen aber aus den Befragungsergebnissen verschiedener Eltern mit Kindern in unterschiedlichen Altersgruppen ab.

49 Die Arbeiten von Kendall (1999), Bull und Whelan (2006), Cormier (2012) und Gebhardt und Glaeske (2008) finden in der Darstellung des Forschungsstands Becker (2014) allerdings keine Berücksichtigung.

3 Methodik

Die folgenden Abschnitte beschreiben das methodische Vorgehen im Rahmen der vorliegenden Dissertation. Zunächst erfolgt eine Darstellung der *Konzeptphase*, in der der Untersuchungsgegenstand eingegrenzt und ein qualitatives Vorgehen als geeignete Methode gewählt wurde. Daran schließt sich die Dokumentation der *Feldphase* an, welche das konkrete Vorgehen bei der Befragung betroffener Eltern beschreibt. Abschließend erläutert der Abschnitt zur *Analysephase*, entlang welcher Analysemethode das Interviewmaterial ausgewertet wurde.

3.1 Konzeptphase

Die folgenden Abschnitte beschreiben zunächst die Eingrenzung von Untersuchungsgegenstand und -objekten in dieser Arbeit. Daran anschließend erfolgen eine Begründung der Methodenwahl, eine Beschreibung der Instrumentenentwicklung sowie eine Erläuterung der Vorbereitung von Sampling und Rekrutierung.

3.1.1 Untersuchungsgegenstand und -objekte

Im Rahmen dieser Arbeit wird untersucht, welche Herausforderungen die Eltern von Kindern mit ADHS-Diagnose erleben, welche Bewältigungsmuster in ihrem Handeln zu erkennen sind und wie diese durch den Übergang vom Kindergarten in die Schule beeinflusst werden. Um diese Thematik abbilden zu können, wurden betroffene Eltern jeweils in einem ersten Interview einige Monate vor dem Schulbeginn befragt und ein zweites Mal zirka ein halbes Jahr nach dem Schulanfang.

Als enge Kriterien für die Teilnahme galten zunächst folgende Aspekte:

- ärztlich bestätigte ADHS-Diagnose,
- Kindergartenbesuch zum Zeitpunkt des ersten Interviews und
- geplante Einschulung im Sommer 2010.

Im Verlauf der Studie zeigte sich, dass sich die Rekrutierung entlang dieser Kriterien als sehr herausfordernd darstellte. Es konnten zwar schließlich genügend Eltern mit Kindern gefunden werden, die im Sommer eingeschult wurden und eine ADHS-Symptomatik zeigten. Die endgültige Diagnose stand jedoch in einigen Fällen zum Zeitpunkt des ersten Interviews noch aus[50]. Alle Interviewpartner hatten sich jedoch auf Anfragen, in denen explizit nach Kindern mit ADHS gesucht wurde, für die Interviews zur Verfügung gestellt. Daher war davon auszugehen, dass sie selbst sich auch ohne definitive Diagnose als Eltern von Kindern mit ADHS definierten. Da diese qualitative Arbeit gerade darauf abzielt, die subjektiven Wahrnehmungen und Konzepte der Eltern zu ermitteln, wurden diese Fälle in das Sample mit eingeschlossen. Dies bot auch die Möglichkeit, Unterschiede zwischen Eltern mit und ohne definitive Diagnose vergleichen zu können. In den Auswertungen zeigte sich, dass die Frage, wer auf welcher Basis definiert, ob ein Kind ADHS hat oder nicht und wie die Eltern die Diagnose bewerten, einen sehr relevanten Aspekt in der Bewältigung der Symptomatik darstellt.

3.1.2 Begründung der empirischen Forschungsmethodik

Zur Untersuchung der beschriebenen Forschungsfrage wurde eine qualitative Forschungsmethodik unter Verwendung von Leitfadeninterviews und als Auswertungsverfahren ein integratives rekonstruktiv-hermeneutisches Basisverfahren (vgl. Kruse 2014) gewählt[51]. Im Folgenden werden die grundsätzliche Entscheidung für ein qualitatives Vorgehen sowie die Wahl des Instruments qualitativer Leitfadeninterviews erläutert. Eine Begründung der Wahl des Auswertungsverfahrens erfolgt im Kapitel 3.3.2.1 (Analysephase).

Die in dieser Arbeit vorgenommene Wahl eines *qualitativen Vorgehens* resultiert zunächst daraus, dass dem Dissertationsvorhaben – wie eingangs beschrieben – bereits eine quantitative, schriftliche Elternbefragung durch die Verfasserin vorausging (Gebhardt et al. 2008). Diese Studie hatte ergeben, dass für die Eltern der Übergang in die Schule einen wesentlichen Problembereich darstellt und der Beginn einer medikamentösen Behandlung häufig zu diesem Zeit-

---

50 Einige Diagnoseprozesse waren noch im Verlauf bzw. es handelte sich zunächst noch um eine Verdachtsdiagnose.

51 Zur Zeit der Entstehung dieser Dissertation lag die Methodenbeschreibung nur in Form eines Readers vor (Kruse 2008). Kurz vor Abschluss der vorliegenden Arbeit erschien die Veröffentlichung Kruse (2014). Aktualisierungen wurden nach Möglichkeit vorgenommen. Einige Textpassagen wurden jedoch aus der älteren Version zitiert, weil diese aus Sicht der Autorin – vielleicht auf Grund der Konzeption als Reader – prägnanter oder eingängiger formuliert sind.

punkt erfolgte. Zudem zeigten die sehr ausführlichen Antworten der Eltern auf die offene Abschlussfrage, dass ein quantitatives Verfahren der Fülle elterlicher Herausforderungen im Umgang mit der Symptomatik ihrer Kinder und der Komplexität der Gesamtsituation nicht vollständig gerecht werden konnte.

Daher bot sich eine qualitative Forschungsmethodik an, da diese zum Ziel hat, soziale Realität zu verstehen, zu rekonstruieren und zu beschreiben, um aus den Daten heraus Hypothesen zu den in ihnen deutlich werdenden allgemeineren Sinnkonzepten zu erarbeiten (Kruse 2014; Flick 2012; Atteslander 2010; Przyborski und Wohlrab-Sahr 2009; Lucius-Hoene und Deppermann 2004). Qualitative Forschung wird so den sich zunehmend pluralisierenden Lebenswelten und Deutungsmustern der Forschungssubjekte gerecht, die „eine neue Sensibilität für empirisch untersuchte Gegenstände erforderlich macht" (Flick 2012, 22). Ein zentrales Forschungsprinzip rekonstruktiver, qualitativer Studien ist es, zu verstehen bzw. ein „Fremdverstehen" dazu zu entwickeln, wie die Forschungssubjekte die Welt begreifen (Kruse 2014, 60)[52]. Um dies zu ermitteln, müssen die Forschenden untersuchen, welchen „subjektiv gemeinten Sinn" die Beforschten dem jeweiligen Ereignis oder Phänomen zuordnen und wie dieser in ihren Erzählungen hervortritt (ebd., 69). Nach den „Prinzipien der Offenheit und Kommunikation" (ebd.) halten die Forschenden daher ihr eigenes theoretisches Hintergrundwissen so lange wie möglich zurück, um offen zu bleiben für die subjektiven Relevanzsetzungen der Befragten. Forschung wird als interaktiver, kommunikativer Prozess verstanden. Ein qualitatives Vorgehen erschien daher zur Entwicklung eines vertieften Verständnisses der genauen Hintergründe der Problematik von ADHS im Kontext des Übergangs vom Kindergarten in die Schule als sinnvolle Forschungsstrategie. Vor allem auch für eine Erhebung der zu vermutenden Vielfalt verschiedener Wahrnehmungen, Blickwinkel und Positionen von Eltern bot sich ein qualitatives Konzept an, da auf diesem Weg die Sinnkonstruktionen und Entscheidungslogiken der Befragten besser erschlossen werden konnten.

Als Instrument wurden *teilstrukturierte, qualitative Leitfadeninterviews* gewählt. Qualitative Interviews bieten generell die Chance, den Befragten „die Strukturierung der Kommunikation im Rahmen des für die Untersuchung relevanten Themas so weit wie möglich [zu] überlassen, damit diese ihr Relevanzsystem und ihr kommunikatives Regelsystem entfalten können und auf diesem Wege die Unterschiede zum Relevanzsystem der Forschenden überhaupt erst erkennbar

---

52   Der Begriff des Fremdverstehens stammt aus der Perspektive der verstehenden Soziologie nach Schütz (1974). Allerdings ist Fremdverstehen immer nur begrenzt möglich, weil jeder Mensch in die Deutung von Kommunikation seine eigenen Sinn- und Relevanzsysteme einbringt (zur „Unmöglichkeit des Fremdverstehens" vgl. Kruse 2014, 69).

werden" (Bohnsack 2010, 21). Teilstrukturierte qualitative Leitfadeninterviews stellen eine Mischform zwischen offenen und strukturierten Interviews dar, die eine „mittlere Strukturierungsqualität" erzeugen (Bohnsack et al. 2010, 114; vgl. auch Kruse 2014, 213ff). Sie beginnen mit einem relativ gering strukturierten Einstieg, der eine Narration der Befragten auslösen soll, gefolgt von einem stärker strukturierten Abschnitt zur Verfolgung spezifischer Fragestellungen. Diese Form des Interviews eignet sich für das hier vorgestellte Forschungsvorhaben in besonderer Weise, weil sie den Interviewten auf der einen Seite große Freiheit bei der thematischen Einordnung der angesprochenen Thematik bietet, andererseits aber gewährleistet, dass besonders interessierende Themenbereiche auf jeden Fall berücksichtigt werden.

3.1.3 Leitfadenentwicklung und Pretest

Die Entwicklung der Interviewleitfäden erfolgte nach der „SPSS-Methode"[53] (vgl. Helfferich 2011 und Kruse 2014, 231ff). Diese Methode beinhaltet vier Arbeitsschritte

- *S*: Zuerst werden in einem ganz offenen Brainstorming gemeinsam mit anderen Forschenden sehr viele Fragen zur gewählten Thematik gesammelt[54].
- *P*: Anschließend erfolgt eine *P*rüfung der gesammelten Fragen auf ihre Eignung, alle unpassenden bzw. ungeeigneten Fragen werden gestrichen.
- *S*: Die übrig gebliebenen Fragen werden sowohl inhaltlich als auch nach den Kategorien „offene Erzählaufforderungen", „Aufrechterhaltungsfragen" und „konkrete Nachfragen" *s*ortiert.
- *S*: Die geprüften und sortierten Fragen werden dann zum Abschluss noch in den Leitfaden *s*ubsumiert, also ein- bzw. untergeordnet.

Der Leitfaden für die erste Befragung zum Ende der Kindergartenzeit setzte sich zusammen aus einer Einstiegsinformation, 3 Themenblöcken zu den Bereichen „Familiäre Situation, Ausgangslage, Ressourcen und Belastungen", „Situation im Setting Kindergarten" und „Vorbereitung auf den Schulanfang" sowie einem Interviewabschluss, der den Interviewten die Ergänzung bislang nicht angesprochener Aspekte ermöglicht (vgl. Anhang). Der Leitfaden für den zweiten Befra-

---

53 Die Abkürzung stellt eine (ironische) Anspielung auf das statistische Programm dar.
54 Ein sehr schnelles und gruppendynamisch geprägtes Vorgehen sorgt dafür, dass die Forschenden sich zunächst gegenseitig zu einer sehr breiten und vielfältigen Sammlung möglicher interessierender Aspekte anregen.

gungszeitpunkt nach Schulbeginn enthielt Fragen zu den Themenbereichen „Entwicklungen im ersten Schulhalbjahr", „Aktuelle Situation", „Rückblick auf die Gesamtsituation" und „Erwartungen für die Zukunft".

Jeder Frageblock wurde durch eine möglichst offene, erzählgenerierende Frage eingeleitet. Diese lautete im ersten Interview: „Erzählen Sie mir doch zunächst einmal, wie Ihr Alltag mit Ihrem Kind und der ADHS-Symptomatik sich so gestaltet und wie sich das in den letzten Jahren entwickelt hat." Im zweiten Interview erfolgte der Einstieg über die Frage: „Erzählen Sie mir doch zunächst einmal, wie sich Ihre Situation im letzten halben Jahr so entwickelt hat und was so nach und nach passiert ist." Die Frage nach einer Entwicklung „nach und nach" oder „in den letzten Jahren" eröffnet für die Befragten einen großen Spielraum für eigene Relevanzsetzungen[55].

Die Aufrechterhaltungsfragen (z. B. „Und was geschah dann weiter?" „Wie war das für Sie als Mutter/Vater?") dienten zur Erzählstimulation, wodurch weitestgehend auf gezielte thematisch eingegrenzte Nachfragen verzichtet werden konnte. Um wichtige Teilaspekte dennoch gezielt ansprechen zu können, wurden zu jedem dieser Aspekte Nachfragen im Leitfaden aufgeführt (z. B. zur Frage therapeutischer Maßnahmen). Diese wurden jedoch nur gestellt, wenn die oder der Interviewte auf diese Themenfelder keinen oder nur flüchtigen Bezug nahm und eine nähere Betrachtung aus Sicht des Forschers relevant und im Interviewkontext passend erschien[56].

Ein Pretest der Leitfäden erfolgte mit jeweils zwei Personen, die Kinder mit ADHS im entsprechenden Alter haben. In diesen Interviews wurden die Leitfäden auf Verständlichkeit, Eindeutigkeit und Vollständigkeit sowie die mögliche Dauer des Interviews geprüft und entsprechende Anpassungen vorgenommen (vgl. Atteslander 2010).

---

55 Wie die Analysen zeigen, bewährte sich dieses Vorgehen z. B. insofern als einige Befragte auf die Einstiegsfrage im ersten Interview die Entwicklung ihres Kindes seit der frühkindlichen Zeit beschrieben, weil sie diese für die Gesamtentwicklung als relevant erachteten. Andere Interviewpartner stiegen erst mit dem Beginn des Kindergartens ein, wodurch unterschiedliche Verortungen des Beginns und der Ursachen der Problematik deutlich wurden.

56 In den Interviews sprachen z. B. einige der Befragten Probleme im familiären Bereich oder die Entscheidung für eine medikamentöse Behandlung nicht von selbst an. Hier wurde direkt nachgefragt. Die Reaktionen und Analyseergebnisse verdeutlichten, dass es sich hierbei um von einigen Befragten als stigmatisierend oder legitimationspflichtig empfundene Bereiche handelte, die sie in ihren Interviews aussparten und auch auf Nachfrage häufig nicht detailliert darstellten.

3.1.4 Vorbereitung von Sampling und Rekrutierung

3.1.4.1 Grundlagen qualitativen Samplings

Qualitative Forschung hat – wie oben dargestellt – nicht zum Ziel, Aussagen über die statistische Repräsentativität der analysierten Fälle zu treffen, sondern anhand von Einzelfällen subjektive Deutungsmuster zu rekonstruieren (Kruse 2014; Flick 2012; Atteslander 2010; Przyborski und Wohlrab-Sahr 2009; Lucius-Hoene und Deppermann 2004). Allerdings soll über diese Einzelfälle hinaus eine Verallgemeinerung der ermittelten Muster bzw. Typologien erfolgen. „Es besteht (…) der Anspruch, die Aussage zu treffen, dass die Rekonstruktion eines bestimmten Falltyps über den untersuchten Fall hinweg gültig ist, es werden jedoch keine Aussagen darüber getroffen, wie häufig dieser Falltypus in der Realität tatsächlich vorkommt." (Kruse 2014, 245).

Ziel der Fallauswahl bzw. des Samplings ist es sicherzustellen, dass für die Untersuchungsfragestellung relevante Fälle in die Studie einbezogen und Verzerrungen vermieden werden. Die Fallauswahl soll die Heterogenität des Forschungsfeldes repräsentieren. Verzerrungen könnten zum Beispiel entstehen, wenn die Fallauswahl einseitig nur Personen bestimmter Einkommensgruppen o. ä. einbezieht. Da auf Grund der geringen Gesamtzahl auswertbarer Fälle die Ziehung einer zufälligen Stichprobe – wie in quantitativen Studien – nicht möglich und auch nicht sinnvoll ist, müssen eine bewusste, kriteriengesteuerte Fallauswahl und eine Fallkontrastierung vorgenommen werden. In der Literatur finden sich vielfältige Ansätze des Samplings, grundsätzlich lassen sich jedoch im Wesentlichen zwei Vorgehensweisen unterscheiden (Flick 2012, 155ff):

- eine Begründung der Fallauswahl im Erhebungsprozess, das sogenannte „theoretical sampling" oder
- eine theoretisch begründete Vorabfestlegung des Samples.

Liegt Vorwissen nur in Form heuristischer Konzepte vor, kann eine Fallauswahl nach den Prinzipien des Theoretical Sampling sinnvoll sein. Dieses Verfahren wurde von Glaser und Strauss entwickelt (Glaser et al. 2008). Zentrales Merkmal ist der Verzicht auf einen vorab festgelegten dezidierten Plan zur Fallauswahl zugunsten eines sich „*im* Prozess der Datenerhebung und -auswertung" entwickelnden Samplings (Flick 2012, 158). Die ersten Fälle werden auf Basis allgemeiner theoretischer und praktischer Vorkenntnisse des Problemfeldes ausgewählt. Die anhand dieser Fälle entwickelten ersten Kategorien entscheiden über die anschließend ausgewählten Fälle, das heißt Fallauswahl und Theorieentwicklung verlaufen parallel und befruchten sich gegenseitig. Dabei zielt das Vorgehen darauf ab, zum einen möglichst große relevante Unterschiede zwischen den Fällen („maximization") und zum anderen möglichst große Ähnlichkeiten („minimalization") aufzuspüren und zu analysieren. Nach dem Prinzip der maximalen strukturellen Variation (Kleining 1982) – auch kontrastierendes Sampleverfahren genannt – ist die Heterogenität des Untersuchungsfeldes dann relativ gut in der Fallauswahl repräsentiert, wenn sich die Fälle selbst maximal voneinander unterscheiden in Hinsicht auf bestimmte Merkmale wie zum Beispiel Lebenssituation, Alter, Einkommen, Erwerbstätigkeit, soziale Situation, Familienstand.

Liegen dem Forscher bzw. der Forscherin hingegen vorab grundlegende Kenntnisse über das zu untersuchende Feld vor, stellt die sogenannte theoretisch begründete Vorabfestlegung des Samples eine geeignete Option dar (Flick 2012, 155ff). Durch die Vorabfestlegung von Stichprobenumfang und Auswahlkriterien wird sichergestellt, dass theoretisch relevante Merkmalskombinationen in der Stichprobe enthalten sind. Vor der Erhebung werden die relevanten Merkmale, die Merkmalsausprägungen und die Größe der Stichprobe festgelegt. Die Gefahr besteht bei diesem Verfahren darin, dass Kategorienfehler erfolgen. Das könnte zum Beispiel dadurch geschehen, dass man fälschlicherweise annimmt, dass der Bildungsgrad über den Umgang mit einer Erkrankung entscheidet, daher Personen mit unterschiedlichem Bildungshintergrund vergleicht und so ggf. nur bestehende Stereotype reproduziert (Farnkopf 2007; Przyborski und Wohlrab-Sahr 2009).

3.1.4.2 Begründung und Beschreibung der gewählten Samplingmethode

Im Rahmen dieser Dissertation war eine Kombination aus einer vorab festgelegten Fallauswahl und der Methode des Theoretical Sampling geplant. Die Gesamtzahl von Interviewpartnern wurde vorab aus Forschungspraktischen Gründen auf zirka 15-20 eingegrenzt. Da zwei Erhebungsphasen vorgesehen waren, sollte möglichst eine Zahl von 15 Interviewpartnern erreicht werden. Nur wenn durch diese Zahl die nötige Heterogenität nicht hätte erreicht werden können, sollten zusätzliche Interviews erfolgen. Bei den ersten Rekrutierungsversuchen sollten gezielt Fälle mit möglichst unterschiedlichem Sozialstatus der Eltern ausgewählt werden, da der damalige Forschungsstand darauf hindeutete, dass dieser die Problemwahrnehmung und die Bewältigungsstrategien bei chronischen Erkrankungen von Kindern beeinflusst und die Häufigkeit von ADHS-Diagnosen abhängig vom Sozialstatus zu sein schien[57].

Nach der Methodik des Theoretical Sampling sollten – basierend auf den ersten Fällen – vorläufige Kategorien gebildet und entsprechend dieser Ergebnisse weitere Fälle gesucht werden. Allerdings gestaltete sich die Umsetzung dieser Herangehensweise in der Feldarbeit schwierig, so dass entsprechende Alternativmaßnahmen entwickelt werden mussten (vgl. dazu die folgenden Abschnitte).

3.2 Feldarbeit

Im Folgenden werden das Vorgehen zur Gewinnung der Interviewpartnerinnen und -partner, der Stichprobenumfang in der ersten und zweiten Interviewphase sowie die praktische Interviewdurchführung beschrieben.

3.2.1 Gewinnung der Interviewpartnerinnen und -partner

Um Fälle mit unterschiedlichem Sozialstatus rekrutieren zu können, wurde das Sampling anfänglich so angelegt, dass in KiTas in Regionen mit unterschiedlichem Sozialindex[58] nach Interviewpartnerinnen und -partnern gesucht wurde. Da dieses Vorgehen jedoch leider keinen Erfolg zeigte, musste die Autorin auf andere Wege der Rekrutierung ausweichen. Erfolgreich war schließlich eine Rekrutierung über Online-Foren zum Thema ADHS. In diesen erfolgte eine gezielte Suche nach Beiträgen mit den Stichwörtern „Kindergarten", „Kita", „Schulbeginn" und „Schulanfang". Alle Personen, die nach Ergebnis dieser Analyse mit hoher Wahrscheinlichkeit ein Kind mit ADHS im letzten Kindergartenjahr hatten, wurden gezielt kontaktiert. Nachdem so die ersten Fälle gewonnen werden konnten, wurden nach Maßgabe des Theoretical Sampling auf Basis dieser ersten Interviews vorläufige Kategorien entwickelt und die weiteren Rekrutierungsbestrebungen gezielt auf eine größtmögliche strukturelle Variation ausgerichtet.

Da zum Beispiel über die Foren primär Eltern mit einem niedrigen Sozialstatus gewonnen werden konnten, wurden für die Gewinnung der nächsten Fälle

---

57 So hatte die KiGGS-Studie ergeben, dass ADHS signifikant häufiger bei Familien mit niedrigem im Vergleich zu mittlerem und hohem Sozialstatus diagnostiziert wurde (Schlack et al. 2007). Mittlerweile weisen neuere Metaanalysen darauf hin, dass keine eindeutigen Zusammenhänge zwischen Sozialstatus und Diagnosehäufigkeit vorliegen (Döpfner et al. 2013a).

58 Die Auswahl fußte auf Ergebnissen des Hamburger Bildungsberichts 2009 (Tränkmann 2009).

gezielt andere Rekrutierungsstrategien gewählt. So wurde zum Beispiel über Kontakte zu einer Grundschullehrerin, die mit dem Screening verhaltensauffälliger Kinder in Kindergärten beauftragt ist, die Suche nach Eltern mit höherem Sozialstatus angestrebt. Auch wurde gezielt versucht, Alleinerziehende, Mütter und Väter, jüngere und ältere Eltern, Familien mit einem oder mehreren Kindern sowie Interviewpartner aus ländlichen und städtischen Regionen zu gewinnen. Allerdings war es sehr schwierig, überhaupt genügend Teilnehmende zu gewinnen, die ein Kind mit ADHS im passenden Alter hatten, so dass nicht alle Kriterien in gleichem Maß erfüllt werden konnten. Trotzdem führte die Rekrutierung insgesamt zu einem sehr heterogenen Sample (vgl. weiter unten).

3.2.2 Stichprobenbeschreibung

Die *erste Interviewphase* erfolgte im Frühjahr 2010 und umfasste insgesamt 18 Interviews. Die Interviews dauerten zwischen 30 und 94 Minuten (durchschnittlich 48 Minuten). Die Befragten waren zum größten Teil die Mütter der betroffenen Kinder, in zwei Fällen erfolgte das Gespräch mit dem Vater, in einem Fall waren beide Elternteile anwesend, der Vater hielt sich jedoch im Hintergrund und gab keine eigenen Äußerungen ab. Es wird an dieser Stelle explizit darauf hingewiesen, dass die Darstellungen in dieser Arbeit sich somit – wie in vielen Studien zur Versorgung kranker Kinder – vorrangig auf die Aussagen von Müttern beziehen, allerdings lieferten die Interviews mit den Vätern ebenfalls sehr interessante Erkenntnisse[59].

Die Befragten waren zum Zeitpunkt des Interviews zwischen 24 und 44 Jahre alt, der Durchschnitt lag bei 31 Jahren. 7 Interviewte waren unter 30 Jahre alt, 7 zwischen 30 und 40, 4 waren über 40. Dies bedeutet, dass das Durchschnittsalter bei der Geburt des hier relevanten Kindes (zum Zeitpunkt des Interviews ca. 6 Jahre alt) bei ca. 25 Jahren lag. 7 der Befragten hatten darüber hinaus mindestens

---

[59] Die Fokussierung von Studien zur familiären Krankheitsbewältigung auf die Rolle der Mütter beklagen u. a. auch Wallander und Varni (1998) und Seiffge-Krenke (2013). Eine Untersuchung explizit mit Vätern betroffener Kinder wäre sicherlich sehr interessant, da die Symptomatik zu einem großen Teil Jungen betrifft und die Analysen zeigen, dass die befragten Väter selbst von ADHS-Symptomen berichten können und dies ihre Bewältigungsmuster deutlich beeinflusst. Die Metaanalyse von Teubert und Pinquart (2013) deutet darauf hin, „dass sich die mit der Krankheit verbundenen Stressoren zwischen Müttern und Vätern unterscheiden mögen, aber für beide Elternteile in ein vergleichbares Ausmaß an psychosozialen Einschränkungen münden" (ebd., 95).

ein älteres Kind, so dass insgesamt von einer Stichprobe mit relativ früher Familiengründung auszugehen ist[60].

Die Gesamtzahl von Kindern in der Familie lag zwischen einem und fünf Kindern und alle Positionen in der Geschwisterfolge waren im Sample vertreten[61]. 14 der in den Interviews thematisierten Kinder waren Jungen, 4 Mädchen. Dies entspricht in etwa der in der KiGGS-Studie ermittelten Verteilung von 3:1. Dies muss auf Grund der geringen Fallzahl als zufälliges Ergebnis gewertet werden, liefert jedoch für die Auswertung eine fruchtbare, diversifizierte Basis. Eine detaillierte Erfassung des Sozialstatus der Befragten erfolgte nicht. Über die Angabe der beruflichen Tätigkeiten und Bildungsabschlüsse im Rahmen eines Kurzfragebogens am Ende des Interviews (vgl. Anhang) sowie die äußeren Eindrücke bei den Hausbesuchen ist jedoch davon auszugehen, dass etwa je ein Drittel der Befragten über einen eher niedrigen, mittleren und höheren Sozialstatus verfügt. Die überwiegende Mehrheit der Befragten lebte mit dem Vater bzw. der Mutter des Kindes zusammen, 4 befragte Mütter waren vom Vater des Kindes getrennt.

Die meisten Teilnehmenden wohnen in Großstädten (8), 4 wohnen in Mittelstädten, ebenfalls 4 in Kleinstädten und 2 in ländlichen Gebieten. 6 Befragte lebten im Erhebungszeitraum in Nordrheinwestfalen, 4 in Niedersachsen, jeweils 3 in Baden-Württemberg und Bayern und 2 in Hamburg. Insgesamt stellt dies somit eine relativ breite regionale Streuung der Stichprobe dar, Befragte mit einem Wohnsitz in den neuen Bundesländern konnten allerdings nicht gewonnen werden. Einige der Interviewten wiesen jedoch im Gesprächsverlauf auf ihre Herkunft aus östlichen Bundesländern hin. In der Auswertung wurde bei relevanten Einzelaspekten (z. B. Erwartungen an den Kindergarten) berücksichtigt, inwiefern sich hier in Wahrnehmung und Umgang mit ADHS Ost-West-Unterschiede andeuten, eine kulturvergleichende Betrachtung war jedoch nicht zu leisten und auch nicht Zielsetzung dieser Arbeit.

Fast alle Kinder besuchten einen städtischen oder kirchlichen Kindergarten, einige hatten bereits einen Wechsel des Kindergartens hinter sich. Der Großteil der Kinder (11) war für eine Regelgrundschule angemeldet, 2 Kinder sollten eine

---

60   Nach Aussage des Statistischen Bundesamtes lag das durchschnittliche Alter bei der Geburt des ersten Kindes in Deutschland 2009 bei 28,8 Jahren, vgl. http://www.destatis.de/jetspeed/portal/cms/Sites/destatis/Internet/DE/Content/Statistiken/Bevo elkerung/GeburtenSterbefaelle/Tabellen/Content75/ GeburtenMutterBiologisches_20Alter,templateId=renderPrint.psml

61   10 der Befragten hatten 2 Kinder, 4 hatten 1 Kind, 3 hatten 3 Kinder und eine Familie hatte 5 Kinder. Bei 12 der Befragten handelte es sich bei dem im Interview thematisierten Kind um das 1. Kind, bei 4 Eltern um das 2., bei 1 um das 3. und bei der Familie mit 5 Kindern war das jüngste Kind Gegenstand des Interviews.

Integrationsklasse innerhalb einer Regelschule besuchen und für 5 Kinder planten die Eltern die Einschulung in einer Förderschule.

Die *zweite Erhebungsphase* fand im Zeitraum vom Herbst 2010 bis Frühjahr 2011 (ca. 9 Monate nach den jeweiligen Erstinterviews) statt. An ihr nahmen bis auf eine Interviewte alle Befragten erneut teil. In diesem Fall wurde der vereinbarte Termin für ein Telefoninterview nicht eingehalten und auf eine erneute Nachricht erfolgte keine Rückmeldung.

Durch diesen „Drop out" verändern sich die Durchschnittswerte geringfügig, das Erstinterview wurde in die grundlegende Analyse benannter Motive einbezogen, jedoch keiner Detailauswertung unterzogen.

Zwischen den Erhebungszeitpunkten hatte sich eine Mutter vom Vater ihrer Kinder getrennt.

Insgesamt ist festzuhalten, dass die Stichprobe eine sehr hohe Heterogenität aufweist, was im Sinne der qualitativen Forschung als sehr wünschenswert zu betrachten ist, da das Sample möglichst breit aufgestellt sein soll, um unterschiedliche Formen von Belastungsmomenten und Bewältigungsansätzen zu präsentieren.

Positiv hervorzuheben ist zudem, dass die Gewinnung der Interviewpartnerinnen direkt und nicht vermittelt über behandelnde Professionelle erfolgte. Dieses Vorgehen hätte zur Folge, dass das Sample nur aus bereits in Diagnostik und/oder Behandlung befindlichen Personen bestünde. In der vorliegenden Studie sind auch Fallverläufe erfasst, bei denen die Diagnose zum Zeitpunkt des ersten Interviews gerade erst erfolgt oder sogar noch nicht endgültig bestätigt war, was in erhöhtem Maß die Kontrastierung unterschiedlicher Verläufe ermöglicht.

3.2.3 Interviewdurchführung

Die Interviews wurden je nach Wunsch der Teilnehmenden persönlich bei Ihnen zu Hause, an einem Ort ihrer Wahl oder telefonisch durchgeführt. Angestrebt wurde es, zumindest jeweils eins der beiden Interviews im persönlichen Kontakt durchzuführen. Dies konnte in den meisten Fällen umgesetzt werden, nur in Einzelfällen lehnten die Interviewten eine persönliche Begegnung explizit ab oder wichen dieser in der Planungsphase mehrfach aus.

Die persönlichen Interviews fanden zum Teil bei den Interviewten zu Hause statt, wobei die Kinder dann meist im Hintergrund anwesend waren. Einige Gespräche erfolgten an den Arbeitsplätzen der Befragten oder an öffentlichen Orten.

3.3 Analysephase

Dieses abschließende Kapitel des Methodenteils erläutert das Vorgehen bei der Aufbereitung des Interviewmaterials, begründet die Entscheidung für die gewählte Analysemethode und beschreibt detailliert das Auswertungsvorgehen.

3.3.1 Aufbereitung der Interviewergebnisse

Die Datenaufbereitung stellt einen wichtigen Schritt zwischen Erhebung und Auswertung dar. Sie schafft die Grundlage für die Datenanalyse und gewährleistet die Überprüfbarkeit der gewonnenen Aussagen (Dittmar 2009). Die Aufbereitung umfasst die Transkription und die Anonymisierung des Materials.

3.3.1.1 Transkriptionsverfahren

Alle Interviews wurden transkribiert, damit anhand des verschriftlichten Sekundärdatenmaterials methodisch und ohne Zeitdruck analytische Arbeitsschritte erfolgen konnten. Ziel der Transkription ist es, „die geäußerten Wortfolgen (…), häufig aber auch deren lautliche Gestaltung (…) möglichst genau auf dem Papier darzustellen, sodass die Besonderheiten eines einmaligen Gesprächs sichtbar werden" (Kowal und O'Connell 2008, 439).

Für die Verschriftlichung stehen verschiedene Transkriptionsverfahren zur Auswahl, die auf sehr unterschiedliche Weise mit den Besonderheiten gesprochener Interviewtexte umgehen. Die verschiedenen Verfahren unterscheiden sich stark bezüglich der Auswahl der transkribierten Merkmale. So können nicht nur verbale, sondern auch prosodische (z. B. Pausen, Tonhöhe, Lautstärke), parasprachliche (z. B. Räuspern, Lachen) und außersprachliche Äußerungen (z. B. Gesten) in ein Transkript aufgenommen werden (Kowal und O'Connell 2008; vgl. zu unterschiedlichen Vorgehensweisen auch Deppermann 2008; Przyborski und Wohlrab-Sahr 2009).

Das Vorgehen in dieser Arbeit erfolgt weitgehend in Anlehnung an das von Kruse beschriebene Vorgehen auf Basis von „vier moderaten Grundregeln des Transkribierens" (Kruse 2008 98ff):

- Das Gehörte wird weitgehend so verschriftlicht, wie es gehört wird, „äh" und „mhm" wird mit transkribiert.

- Die Verschriftlichung erfolgt grundsätzlich in Kleinschrift; Großschrift wird nur für betonte Wörter oder Silben verwendet.
- Die Transkription prosodischer Merkmale beschränkt sich zunächst auf Pausen und Betonungen, weitere Merkmale werden nur transkribiert, wenn es für die spezifische Textstelle erforderlich erscheint.
- Außersprachliche oder sprachbegleitende Handlungen (Sprecher lacht; Sprecher erzählt lachend etwas), werden ausgewiesen, aber nicht interpretiert (lacht nervös). Die Pausenlänge wird differenziert in kurze und lange Pausen, eine feinere Unterscheidung scheint ohne genaue Messinstrumente nicht sinnvoll darstellbar.

Kruse (2014) wie auch Dresing und Pehl (2011) empfehlen, im ersten Arbeitsschritt ein einfaches Transkript anzufertigen, das dann nach Bedarf an wichtigen Textstellen verfeinert werden kann.

Aus forschungspragmatischen Gründen wurden umgangssprachliche oder dialektische Ausdrücke weitgehend in die Standardorthographie übertragen (z. B. „hast Du" statt „haschte"). Zustimmende bzw. bestätigende Lautäußerungen der Interviewerin (Mhm, Aha etc.) wurden nicht mit transkribiert, sofern sie den Redefluss der befragten Person nicht unterbrechen (vgl. hierzu auch Kuckartz 2010). Redepausen, Betonungen etc. sind wie folgt gekennzeichnet:

Sprachliches Merkmal	Kennzeichnung
Akzentierung, auffällige Betonung	Großbuchstaben (AkZENT)
gedehntes Sprechen	:
deutliche Pause	(.) 1 Punkt
Abbrechen und Neubeginn eines Satzes oder Satzteils	/
außersprachliche Handlungen (des auf die Markierung folgenden Textes)	((lacht))
auf dem Tonband Unverständliches	(??)
vermuteter Wortlaut	(Schule?)
Planungspausen	/äh/, /ähm/
Auslassung von Interviewtext	[…]

Tabelle 2:   Transkriptionsregeln (in Anlehnung an Kruse 2008)

Der Text wurde insgesamt als Fließtext transkribiert, wobei die Absatzmarken unveränderlich sind. „Ein solcher Text (...) enthält eine Absatznummerierung, die als Ortsangabe bei Zitaten dienen kann. Der Text innerhalb eines Absatzes ist (...) den jeweiligen Gegebenheiten des Bildschirms (Fenstergröße, Bildschirmauflösung) angepasst. Auch das spätere Kopieren von Textpassagen, zum Beispiel in einen Forschungsbericht, wird so nicht von Zeilenumbrüchen gestört." (Kuckartz 2010, 49).

3.3.1.2 Anonymisierung

Aus Gründen des Datenschutzes wurden alle Interviewtranskripte anonymisiert. Die Rechtsgrundlage des Datenschutzes ist auch für qualitative Forschung das Bundesdatenschutzgesetz (Bundesbeauftragter für den Datenschutz und die Informationsfreiheit 2010). Die Befragten wurden vor dem Interview hierüber informiert und erhielten eine schriftliche Zusicherung der Geheimhaltung ihrer persönlichen Daten. Im Gegenzug unterschrieben sie nach dem Interview eine Einverständniserklärung zur Nutzung der Interviewdaten für wissenschaftliche Zwecke (beides vgl. Anhang). Anonymisiert wurden:

- Personennamen: ersetzt durch vergleichbare Namen[62]
- Ortsangaben: ersetzt durch „A-Stadt", „B-Dorf"
- Berufsangaben: spezifische Berufsangaben wurden nach Möglichkeit durch allgemeine Berufsfelder ersetzt oder gestrichen, wenn eine sinnvolle Ersetzung nicht möglich war.

3.3.2 Analyseverfahren

Die folgenden Abschnitte erläutern kurz die Besonderheiten verschiedener möglicher Analyseverfahren, begründen die Wahl des integrativen rekonstruktiv-hermeneutischen Basisverfahrens und illustrieren das konkrete Vorgehen.

---

62 Die Auswahl erfolgte über Internetseiten zur Namenswahl, die Alternativvorschläge zu den tatsächlichen Namen lieferten.

3.3.2.1 Wahl eines integrativen rekonstruktiv-hermeneutischen Analyseverfahrens

Die Wahl des qualitativen Leitfadeninterviews gibt nicht zwingend eine spezifische Auswertungsmethode vor. „Welche Auswertungstechniken für Leitfadeninterviews im Rahmen einer Untersuchung gewählt werden, hängt von der Zielsetzung, den Fragestellungen und dem methodischen Ansatz ab – und nicht zuletzt davon, wie viel Zeit, Forschungsmittel und personelle Ressourcen zur Verfügung stehen" (Schmidt 2008, 447). Das Spektrum der möglichen Analyseverfahren reicht von stärker kategorisierenden Verfahren wie zum Beispiel der qualitativen Inhaltsanalyse nach Mayring (2008) über das thematische Kodieren nach Hopf (1993) bis zu hermeneutisch-rekonstruktiven Verfahren wie der Grounded Theory nach Glaser, Strauss und Corbin (vgl. Glaser et al. 2008; Strauss und Corbin 2010).

Im Streit um die Angemessenheit der jeweiligen Auswertungsmethoden besteht auch aktuell noch eine Polarisierung, wie sie bereits in Kapitel 3.3.1.1 für die Transkriptionsoptionen beschrieben wurde. Dabei wird inhaltsanalytischen Verfahren eine zu sehr deduktive Herangehensweise vorgeworfen, die primär nach einer Bestätigung bereits vorher bestehender Hypothesen und Kategorien fahndet. Im Gegenzug führen Kritiker hermeneutischer Verfahren an, diese würden ihre implizit vorhandenen theoretischen Annahmen verdecken, und zudem sei der Erkenntniszugewinn zum Beispiel durch textlinguistische Analysen fragwürdig (vgl. zu dieser Diskussion Kruse 2008, 158). So stellt beispielsweise das Lehrbuch von Przyborski und Wohlrab-Sahr (2009) das Verfahren der qualitativen Inhaltsanalyse gar nicht dar, da dieses „nicht den Kriterien [entspricht], die wir bei den rekonstruktiven Verfahren im Rahmen dieses Lehrbuchs für maßgeblich halten. Die qualitative Inhaltsanalyse klassifiziert u. E. eher als dass sie Sinnstrukturen rekonstruiert, sie ist nicht in der Lage bzw. nicht darauf angelegt, implizite Bedeutungen (...) zu erfassen." (Przyborski und Wohlrab-Sahr 2009, 183). Kruse hingegen konstatiert, dass in der realen Forschungspraxis „gleichgültig, ob in der Praxis inhaltsanalytische und hermeneutisch-rekonstruktive Analysemethoden gewählt werden, (...) meist stark abkürzende Verfahren realisiert [werden]" (Kruse 2008, 158). „Nicht das Analyseverfahren an sich entscheidet über die Analysetiefe, sondern der Grad des Umgangs mit sprachlich-kommunikativen Phänomenen und die unterschiedliche Gewichtung des Verhältnisses von Deduktivität und Induktivität im Analyseprozess" (Kruse 2008, 154).

Zielsetzung dieser Arbeit ist es, aus dem gewonnenen Interviewmaterial induktiv die zentralen Motive und Themen zu rekonstruieren, die für die Befragten im Kontext des Übergangs vom Kindergarten in die Schule unter den Bedingungen der ADHS-Symptomatik ihrer Kinder wesentlich sind. Ihre subjektiven Theorien zu diesem Gegenstandsbereich sollen aus dem Textmaterial herausgearbeitet werden. Das wesentliche Erkenntnisinteresse richtet sich auf die Belastungen und Bewältigungsstrategien, die Eltern in diesem Kontext erfahren und zum Einsatz bringen.

Die Interviewtexte wurden durch die Nutzung eines Leitfadens gewonnen, in dessen Entwicklung theoretische Vorannahmen – z. B aus dem Bereich der Transitionsforschung, der familiären Krankheitsbewältigung und der Bedeutung des Schulbeginns – eingeflossen sind. Durch die Nutzung des Leitfadens wurden spezifische Themenbereiche in das Interview eingeführt, deren selbstständige Generierung nicht erwartet werden konnte. Trotzdem wurde versucht, ihn so offen und flexibel wie möglich zu gestalten und zu handhaben, damit möglichst viele monologische, selbstgesteuerte Erzählpassagen entstehen konnten. Im Ergebnis zeigte sich, dass der Verlauf der Interviews in fast allen Fällen sehr narrativ war, so dass das erhobene Material relativ wenig durch konkrete und damit steuernde Zwischenfragen beeinflusst wurde. Die gewonnenen Dokumente eignen sich insofern für eine hermeneutische Herangehensweise.

Weiterhin sind Ziele der Untersuchung ein kontrastierender Vergleich der Einzelfälle und die Generierung von Aussagen bzw. Theorien, die auf der gesamten Datenmenge beruhen. Aus diesen Gründen ist es sinnvoll, die hermeneutische Primäranalyse durch nachfolgende Anteile zu ergänzen, die ein stärker kategorisierendes Verfahren verfolgen.

Für die Auswertung wurde ein von Kruse entwickeltes *integratives rekonstruktiv-hermeneutisches Basisverfahren* gewählt, das „auf einem offenen Analyseprozess [basiert], in dem die umfassende Deskription sprachlich kommunikativer Phänomene die Ausgangsbasis für weitere Interpretationen bildet" (Kruse 2014, 472). Die Methode wurzelt in der wissenssoziologisch geprägten Methode der dokumentarischen Interpretation Karl Mannheims (Mannheim 2004) sowie in der ethnomethodologischen Konversationsanalyse Harold Garfinkels (Auer 2013). Vorteil dieses Verfahrens ist, dass es – basierend auf praktischen Erfahrungen im Rahmen vielfältiger Forschungsprozesse – eine „flexible und datenzentrierte Fokussierung" realisiert, indem es wesentliche Analyseheuristiken anderer Analyseverfahren, wie zum Beispiel die Agency-, Positioning-, Metaphern-, Argumentations- und Diskursanalyse integriert (Kruse 2014, 477)[63]. Die sprachliche Analyse basiert auf Regeln der Sprachtheorie, der linguistischen Pragmatik und der kognitiven Linguistik (Lucius-Hoene und Deppermann 2004).

---

63 Diese Ansätze können hier nicht im Detail dargestellt werden (vgl. für eine Reflexion der Ansätze und Verortung in Bezug auf das integrierenden Basisverfahren Kruse 2014, 398ff).

Im Rahmen des integrativen Basisverfahrens liegt eine wesentliche Aufgabe darin, möglichst nah am Text die zentralen Motive und Logiken der Interviewten herauszuarbeiten. Dies geschieht primär auf der Grundlage der Analyse der Eingangspassagen aller Interviews, in denen erfahrungsgemäß die wichtigsten Themen in kondensierter Form zu finden sind, sowie weiterer Kernstellenanalysen. Fußend auf den Ergebnissen dieser Analysephase wurde dann eine Analyseheuristik entwickelt, die die wesentlichen interviewübergreifenden Themen und Motive enthält. Alle Interviewtexte wurden dann im Rahmen einer computerunterstützten, stärker kategorisierenden Analyse im Hinblick auf diese Kernmotive untersucht. Die folgenden Abschnitte veranschaulichen das Vorgehen anhand von Beispielen aus dem konkreten Analyseverfahren in dieser Arbeit.

3.3.2.2   Konkretisierung der Auswertungsstrategie

Das gewählte integrative Basisverfahren wurde in zahlreichen Forschungs- und Praxisprojekten am Sozialwissenschaftlichen Frauenforschungsinstitut in Freiburg (SOFFI F) etabliert (Helfferich et al. 2006; Helfferich und Kruse 2007) und von Kruse weiterentwickelt (Kruse 2014). Der Ansatz konzentriert sich insbesondere auf sprachlich-kommunikative Phänomene, das heißt, er geht davon aus, dass die Bedeutung der Interviewtexte über die Betrachtung der konkreten faktisch-inhaltlichen Anteile hinausgehen muss, und die Frage, *wie* die Befragten diese Inhalte versprachlichen und übermitteln, wesentlich für die Analyse ist. „In der Versprachlichung ist nichts selbstverständlich (…). Der Schlüssel zur Rekonstruktion sprachlich-kommunikativen Sinns liegt in der Rekonstruktion der Regeln und Relevanzen der sprachlich-kommunikativen Sinnproduktion." (Kruse 2014, 393f).

Den Kern der Methode bildet ein sequenzieller Analyseprozess, in dem die zentralen Motive, Themen und Thematierungsregeln in den Interviews durch die Analyse auf drei sprachlich-kommunikativen Ebenen ermittelt werden. Hierbei handelt es sich um die Ebenen der Interaktion, der Semantik und der Syntaktik[64]. Diese dienen als Aufmerksamkeitsebenen im Analyseprozess. Die Konzentration auf diese unterschiedlichen Ebenen soll vor allem auch der (selbstverordneten) Verlangsamung des Forschenden im Analyse- und Deutungsprozess dienen. Durch die Konzentration auf die vielen Details, die in den Darstellungen der Interviewten zu erkennen sind, und durch einen Abgleich mit der Deutung anderer Forschender wird eine vorschnelle Interpretation verhindert.

---

64   Zusätzlich wird auch noch die Ebene von Erzählfiguren aufgeführt, die sich jedoch auch dem Bereich der Semantik zuordnen lässt.

Der Prozess der integrativen texthermeneutischen Analysemethode gestaltet sich mehrstufig. In einer ersten Analysephase wird ein Textsegment nach dem anderen einer feinsprachlichen sequentiellen Analyse unterzogen, in der jedes Segment im Hinblick auf alle Aufmerksamkeitsebenen untersucht wird.

In einem zweiten Schritt werden die Ergebnisse aus den einzelnen Segmenten zusammengeführt, und es wird untersucht, ob sich Verdichtungen, Wiederholungen und Muster, Konsistenzen oder Brüche zeigen. Auch mittels einer Kontrastierung mit anderen Antwortmöglichkeiten wird das Augenmerk darauf gelegt, was der bzw. die Interviewte auf eine Frage geantwortet hat, welche anderen Antwortmöglichkeiten es gegeben hätte, und welche verschiedenen Interpretationsmöglichkeiten diese spezifische Antwort zulässt. Ziel ist es, zentrale Motive und Thematisierungsregeln zu ermitteln, die einen Zugang zu hinter dem Gesagten verborgenem Sinn ermöglichen.

Als zentrale Motive werden hier „wiederholt auftauchende sprachliche Bilder oder Argumentationsstrukturen, Figuren, Modelle, thematische Äußerungen und Positionierungen, etc. aufgefasst, die im Zusammenhang mit den subjektiven Deutungen und Repräsentationen der befragten Person stehen" (Kruse 2008, 117). Während sich die Motive stärker auf die Frage, beziehen, was der Interviewte erzählt, geht es bei der Ermittlung der Thematisierungsregeln eher um das „wie" der Erzählung. Es soll geklärt werden, was die Erzählperson *wie ausführlich* thematisiert und was sie ggf. *gar nicht* anspricht und wie sie unterschiedliche Motive versprachlicht.

In der Zusammenschau aller Einzelanalysen lässt sich dann eine Fallgeschichte rekonstruieren, „in der die beschriebenen Motive und Thematisierungsregeln interpretativ aufeinander bezogen und Hypothesen über ihre Zusammenhänge aufgestellt werden. Diese Interpretation stellt somit den Abschluss der Analyse des Interviews bzw. des jeweiligen Textdokumentes dar." (ebd., 120).

3.3.2.3   Feinsprachliche Sequenzanalyse

Im Rahmen der vorliegenden Arbeit wurden die Eingangspassagen aller Interviews der ersten Interviewphase einer sprachlichen Feinanalyse unterzogen. Die feinsprachliche Analyse erfolgte entlang einer Sammlung mikrosprachlicher Dimensionen, die laut Kruse in vielen Themenfeldern als „Suchraster" nutzbar gemacht werden können. Von diesen wurden im Verlauf der ersten Interviewanalysen diejenigen ausgewählt, die sich als besonders hilfreich und handhabbar zeigten. Hierbei handelte es sich um:

- Pronominawahl (z. B. ich vs. wir vs. man; dies bringt zum Ausdruck, wen die befragte Person subjektiv als handlungs- und wirkmächtig wahrnimmt; die häufige Verwendung von „Man-Formulierungen" deutet auf eine Orientierung an sozialen Regeln hin)
- Modalpartikel (z. B. also, halt, doch; die „kleinen Wörter" können Aussagen verstärken oder modifizieren)
- Passiv- und Aktivkonstruktionen (z. B. „das wurde uns gesagt" vs. „wir haben dann gefragt"; auch hierin drückt sich aus, ob der Befragte sich als aktiv handelnd oder von Professionellen gesteuert wahrnimmt)
- Satzverbindungen (z. B. Kausalanschlüsse „wir haben das so gemacht, weil…" verdeutlichen, worin die Interviewten die Gründe für dargestellte Entwicklungen sehen)
- Episteme (z. B. „ich nehme an", „da gibt es nichts zu deuteln"; die Verwendung von Epistemen gibt Auskunft darüber, welche Geltungskraft die Befragten ihren Aussagen verleihen)
- Abtönungs- und Betonungspartikel (z. B. „ich denke *eigentlich*", „bei mir war das *immer* so" „das finde ich *ganz, ganz* wichtig"; diese Partikel können Aussagen verstärken oder abmildern)
- Rückversicherungspartikel (z. B. „ne", „gell"; diese sprachlichen Elemente dienen der Rezeptionssteuerung und Selbstvergewisserung)

Durch die Konzentration auf die sprachlichen Feinheiten wurde die Analysearbeit bewusst verlangsamt, um möglichst nah am Text zu bleiben und voreilige Interpretationen und Deutungen zu vermeiden.

Die Auswertung von Auffälligkeiten bei der Pronominawahl war zum Beispiel häufig sehr aufschlussreich: während die Interviewten in einigen Passagen durchgängig die Wir-Form nutzten und dadurch auf eine gemeinsame vertretene Position als „Eltern" verwiesen, waren andere Stellen von Ich-Formen geprägt. Hierbei handelte es sich beispielsweise um Positionen zur medikamentösen Behandlung. Diese Erkenntnisse wurden zunächst ohne weitergehende Interpretation als deskriptive Ergebnisse gesammelt und als „lose Fäden" der Analyseergebnisse betrachtet.

3.3.2.4 Einsatz von Analyseheuristiken

Diese ersten Teilergebnisse der sprachlichen Feinanalyse wurden anschließend einer erneuten Analyse unter dem Blickwinkel spezifischer Analyseheuristiken unterzogen. Das heißt, die sprachlichen Merkmale wurden in Bezug gesetzt zu einer Auswahl von Heuristiken, die Kruse als „Scanner" bezeichnet (Kruse 2014, 491). Diese Analyseheuristiken sollen das Erkennen sprachlich-kommunikativer Muster und Auffälligkeiten erleichtern.

Die von Kruse vorgestellte Auswahl umfasst folgende Heuristiken (ebd., 495ff):

- Erfahrungsmodelle von diachronen Entitäten (zeitliche Prozesse)
- Deutungsmuster von „Welt" und „Wirklichkeit"
- Kulturelle Sinnstiftungsmuster und Topoi
- Positionierungen (Agency)
- Episteme
- Perspektivität und Reflexivität
- Wandel vs. Kontinuität, Entwicklung vs. Invarianten
- Differenzierung, Kontrastierung
- Begründungspflichtiges vs. Selbstverständliches
- Soziale Regeln
- Ordnung und Sicherheit
- Verbundenheit/Eingebundenheit und Kollektivität vs. Ablösung und Individualität
- Inkonsistenzen und Ambivalenzen bzw. Brüche und Zäsuren

In der Zusammenschau mit den ersten Ergebnissen der feinsprachlichen Analyse wurden für die erneute Betrachtung unter dem Blickwinkel spezifischer Analyseheuristiken zunächst aus diesem Spektrum die für die vorliegenden Texte wesentlichen „Scanner" ausgewählt, die in der nachfolgenden Tabelle detaillierter dargestellt werden:

Analyseheuristik	Aussagekraft	Mögliche Dimensionen	Sprachliche Phänomenalisierung (Beispiele)
Selbst- und Fremdpositionierungen	Welche Position beanspruchen die Erzählenden für sich und welche verleihen sie anderen Akteuren?	Persönliche Merkmale, Ressourcen, Motive etc.	„Also, es ist ja unser erstes Kind, und wir hatten jetzt auch vorher ja gar keine ERFAHRUNG darüber, wie ist ein Kind."
Agency	Betrachten die Interviewten sich selbst als handelnde Personen mit Kontrollmöglichkeiten oder wen nehmen sie als handelnde Akteure wahr?	Anonym, kollektiv, strukturell, indirekt, individualisiert, Agentivierung anderer	„Ja, und dann wurde uns geraten, dass wir uns an die AMTSKINDERÄRZTIN wenden." „Ich will jetzt auch gucken, was ich im Internet noch so finde, wo Betroffene mit Betroffenen in Kontakt kommen."
Diskursivierungsmuster	Wie schlagen sich kulturelle Deutungsmuster oder soziale Regeln in den Darstellungen nieder?	z. B. Individualisierung vs. Normalisierung	„Er war immer schon anders." „Naja, ganz normal eben."
Episteme	Welche Geltungskraft verleihen die Interviewten ihren eigenen Aussagen?	Relativierung, Objektivierung, Faktifizierung. Vagheitsmarkierungen	„Aber ich glaube, es tut ihr ganz gut, wenn sie den geregelten Ablauf hat jeden Tag." „Das ist ganz klar, das ist so, das sagen auch die Ärzte."

Analyseheuristik	Aussagekraft	Mögliche Dimensionen	Sprachliche Phänomenalisierung (Beispiele)
Begründungspflichtiges/ Selbstverständliches	Was glauben die Erzählenden, erklären zu müssen und was nicht?	Semantische Markierungen wie „weil" „deshalb" „deswegen"; Modalpartikel wie „halt", „natürlich"	„Ja, dazu muss ich jetzt noch sagen, dass…" „Das ist halt wichtig, dass man das abklärt."
Eingebundenheit/ Kollektivität vs. Ablösung/ Individualität	Welche Position beanspruchen die Interviewten für sich und welche verleihen sie anderen Akteuren?	z. B. Kollektivbezogene Totalisierungen (alle, immer) vs. Singularisierungen	„Das hat mir niemand geglaubt." „Ich persönlich verstehe das nicht als Krankheit."

Tabelle 3:   Erläuterung ausgewählter Analyseheuristiken (eigene Darstellung nach Kruse 2014)

Basierend auf diesen Analysen konnten zentrale Motive, die den Kern der Darstellung der jeweiligen Anfangspassagen bildeten, ermittelt werden. Dies waren zum Beispiel Irritation/Wiedererkennen der Symptomatik, Bedürfnis nach Klarheit/Verstehen, Scham, Stigmatisierung, soziale Exklusion, Normalität/Abweichung, Legitimation. Insbesondere das Agency-Konzept hilft bei der Analyse zu ermitteln, wie die Befragten ihre eigene Wirkmächtigkeit einschätzen bzw. wer oder was aus ihrer Sicht für das Zustandekommen bestimmter Ereignisse oder Entwicklungen verantwortlich ist (vgl. zum Agency-Konzept Bethmann 2012; Bethmann et al. 2012).

Darüber hinaus wurden Thematisierungsregeln ermittelt, das heißt es wurde untersucht, welche Themenbereiche in der Anfangssequenz ausführlich thematisiert, welche wenig oder gar nicht, und wie spezifische Themen versprachlicht wurden. Zum Beispiel zeigte sich, dass problematische Familiensituationen wie etwa die Trennung vom Ehepartner, Gefängnisaufenthalt des Vaters, Auslandsaufenthalte der Mutter in der frühen Kindheit des betroffenen Sohnes von den Befragten nur sehr am Rande der Interviews thematisiert wurden.

Daran anschließend wurden alle Gesamttexte der ersten Interviewphase einer gröberen Analyse unterzogen, in der die wesentlichen Motive und Inhalte anhand der Analyseheuristiken ermittelt wurden und nur für ausgewählte Textabschnitte erneut eine feinsprachliche Analyse durchgeführt wurde. Hierbei handelte es sich um verdichtete Textabschnitte, in denen die Erzählenden – durch vielfache Abbrüche und Neuanfänge der Erzählung, besondere Betonung oder Bedeutungsmarkierung („das muss ich jetzt unbedingt noch erzählen") oder Reinszenierungen (detaillierte Nacherzählung erlebter Situationen) – deutlich machten, dass es sich hierbei um für sie besonders relevante Erfahrungen handelte. Dies war häufig der Fall, wenn es um den Beginn einer medikamentösen Therapie oder die Ablehnung einer solchen ging und ebenfalls im Kontext der Wahl einer für das Kind geeigneten Schulform.

Im nächsten Schritt erfolgte ein Vergleich der in den Anfangssequenzen ermittelten Kernmotive mit denen der Gesamttexte. Hieraus ergaben sich verschiedene Kernbereiche, die in der weiteren Analyse vertieft untersucht wurden.

3.3.2.5 Computergestützte Interviewauswertung

Wie bereits dargestellt wurde die feinsprachliche Analyse ergänzt durch eine computergestützte Auswertung über alle Interviews hinweg. Hierfür wurde im Rahmen der Arbeit das Computerprogramm MaxQDA genutzt. Dies erleichterte unter anderem die Definition von Kategorien und die Konstruktion eines Kategoriensystems, die Zuordnung von Kategorien zu ausgewählten Textabschnitten sowie die Zusammenstellung aller zu einer Kategorie codierten Textsegmente (Kuckartz 2010).

4 Theoretische Bezüge

Die folgenden Abschnitte verdeutlichen die Hintergründe der Wahl des theoretischen Rahmens, diskutieren grundlegende Begriffsdefinitionen und stellen ausgewählte theoretische Konzepte vor. Diese beziehen sich auf die Bewältigung von Stress, Krankheit und Stigma einerseits und die längsschnittliche Analyse von Übergangsprozessen andererseits.

Insgesamt soll noch einmal betont werden, dass diese theoretische Basis primär als Analyseheuristik dient, die für eine vertiefende Auswertung des empirischen Materials nutzbar gemacht wurde, so dass an dieser Stelle nicht alle Details der vorgestellten Konzepte diskutiert werden[65]. Zur Bearbeitung der Thematik wird ein qualitativ-exploratives Studiendesign genutzt, das dazu dient, sich dem Forschungsgegenstand rekonstruierend zu nähern. Der Forschungsprozess konzentriert sich darauf zu ermitteln, welche Fragen und Probleme für die Befragten in welchem Maße relevant sind, und wie ihre subjektiven Deutungsmuster und Theorien aussehen. Dies setzt voraus, dass die Forschenden ihren eigenen Hintergrund und allgemeine theoretische Relevanzsysteme zunächst zurückstellen (vgl. Kruse 2014). Um gleichzeitig die wissenschaftlichen Vorkenntnisse der Forschenden und vorhandenes theoretisches Wissen nutzen zu können, ist die Arbeit in einen theoretischen Rahmen eingebettet, der jedoch primär dazu dient, nachträglich einen vertiefenden Zugang zu den empirischen Ergebnissen zu gewinnen. Die theoretische Vertiefung, in der die aus den Interviews gewonnenen Erkenntnisse in Bezug zum theoretischen Rahmen gesetzt werden, erfolgt am Ende der Arbeit.

Auf diese Weise soll erreicht werden, dass neue Erkenntnisse und Zusammenhänge tatsächlich dicht entlang der Daten erarbeitet werden und der Blick auf die Daten nicht durch die bereits vorhandenen theoretischen Erkenntnisse eingeschränkt bzw. in den Daten nach Bestätigungen dieser theoretischen Ansätze gesucht wird. Vielmehr sollen die aus den Daten gewonnenen Erkenntnisse im anschließenden Abgleich mit den theoretischen Konzepten diese schärfen, erweitern oder korrigieren. Um dem Leser jedoch den Zugang zur Thematik zu erleichtern, werden die theoretischen Rahmenkonzepte bereits an dieser Stelle – vor den

---

65 Vgl. hierzu die jeweils angegebene weiterführende Literatur.

empirischen Ergebnissen – dargestellt, auch wenn in der praktischen Arbeit die Datenauswertung zuerst erfolgte und die theoretischen Rahmenkonzepte entsprechend der aus den Daten gewonnenen Phänomene und Erkenntnisse ausgewählt wurden.

4.1 Begründung der Theoriewahl

Im Zentrum dieser Arbeit steht die Analyse der subjektiven Belastungen und Bewältigungsprozesse bei Eltern von Kindern mit einer ADHS-Symptomatik. Diese werden entlang eines Phasenverlaufs beim Übergang vom Kindergarten in die Schule untersucht. Daher wurde der Theorieteil unterteilt in

- Konzepte zur Bewältigung von Stress, Krankheit und Stigma sowie
- Konzepte zur Bewältigung von Übergangsprozessen.

Der erste Teil zur elterlichen Bewältigung von ADHS berücksichtigt die empirische Erkenntnis, dass die befragten Eltern die ADHS-Symptomatik bei ihrem Kind nicht durchgängig als chronische Erkrankung, sondern als Schnittfeld von Stress, Krankheit und Stigma konzipieren und bearbeiten.

Zu Bewältigungsprozessen im Umgang mit Stress und Krankheit haben sich auf Basis von Analysen verschiedener Fachrichtungen unterschiedliche theoretische Perspektiven entwickelt (vgl. Pfeffer 2010). Die vorliegenden Modelle lassen sich (vgl. Schaeffer 2009c) aufteilen in

- stresstheoretische,
- interaktionstheoretische und
- gesellschaftstheoretische Ansätze.

Diese unterschiedlichen Blickwinkel werden im Folgenden in ihren Grundzügen skizziert. Dabei ist vorab anzumerken, dass sich eine Herausforderung daraus ergab, dass sich die meisten theoretischen Konzepte vorrangig auf die Bewältigung der Krankheit durch die betroffene Person *selbst* konzentrieren, während es in dieser Arbeit speziell um die Belastungswahrnehmung und die Bewältigung durch die Eltern geht[66]. Zwar gibt es zahlreiche empirische Arbeiten zu Belastungen, die Eltern durch eine (chronische) Erkrankung ihres Kindes erleben (vgl.

---

66 Für Übersichten zu Arbeiten zur Krankheitsbewältigung durch Betroffene selbst wird daher an dieser Stelle u. a. verwiesen auf Hurrelmann und Razum (2012), Hurrelmann und Richter (2013), zur Bewältigung chronischer Krankheit im Lebenslauf vgl. Schaeffer (2009a).

Kapitel 1.2) und es besteht Einigkeit darüber, dass die Familie „zentrales Setting" (Kolip und Lademann 2012, 517) oder „major workplace" (Corbin und Strauss 1988, 47) für Gesundheit und Krankheitsbewältigung darstellt. Trotzdem entwickeln augenscheinlich nur wenige Autoren grundlegende theoretische Konzepte, die sich spezifisch auf die elterliche Situation beziehen. Und da sich die empirischen Arbeiten häufig auf Einzeluntersuchungen zu spezifischen (meist schwerwiegenden) somatischen Erkrankungsbilder konzentrieren (vgl. Kapitel 2.8), spiegelt sich dies auch in der Konzeption der theoretischen Modelle.

Bei der Auswahl theoretischer Ansätze für diese Arbeit wurde versucht, jeweils die für die elterliche Bewältigung relevanten Aspekte in den Vordergrund zu stellen[67]. Bei der Nutzung der existierenden theoretischen Modelle für die Analyse der Bewältigung von ADHS ist dann von besonderem Interesse, welche in den Theorien benannten Belastungs- und Bewältigungselemente auch für den elterlichen Umgang mit ADHS zutreffen, welche sich anders darstellen und welche gegebenenfalls fehlen.

Ergänzt werden die auf die Bewältigung von Stress und Krankheit konzentrierten Perspektiven um die Darstellung des Stigmakonzepts nach Goffman (2010), da in den Interviews deutlich wird, dass alle Interviewten von stigmatisierenden Erfahrungen berichten. So wird ein theoretischer Rahmen aufgespannt, der aufzeigt, dass Betroffene ADHS sehr unterschiedlich als Krankheit, Stress oder Stigma wahrnehmen und dies die Bewältigungsmuster deutlich beeinflusst.

Für die Analyse der Übergangsprozesse im Rahmen der Krankheitsbewältigung wurde ebenso wie für den Übergang vom Kindergarten in die Schule das Konzept der Transitionsforschung als theoretischer Rahmen gewählt. Wie auch das von Strauss und Corbin entwickelte Trajektkonzept (vgl. Abschnitt zur Interaktionstheoretischen Perspektive weiter unten) hat das Transitionskonzept seinen Ursprung in der Lebenslaufforschung, unterscheidet sich von diesem allerdings bezüglich der Konzeptualisierungen und bezieht sich explizit auf die Untersuchung von Übergängen, das heißt zeitlich relativ abgegrenzten Zustandswechseln wie hier dem Schulbeginn. „Der Begriff Übergang wird heute überwiegend zur Bezeichnung eines mehr oder weniger abrupten Zustandswechsels verwendet, bezieht sich also auf eine zeitlich begrenzte Phase verdichteter Veränderungen der Lebenssituation. Verlauf hingegen spricht eher die Muster und Entwicklungslinien über die gesamte Lebensspanne hinweg an." (Wingenfeld 2009, 92)[68].

---

67 Streng genommen müssten theoretische Ansätze zu elterlichem Bewältigungsverhalten von Ansätzen zu einem familiären Bewältigungsverhalten abgegrenzt werden. Hier ist es jedoch in der Theoriebildung bislang nicht zu einer trennscharfen Abgrenzung gekommen.

68 Zudem entwickelten Strauss und Corbin das Trajektkonzept auf Basis von Tiefeninterviews mit 60 Paaren, bei denen einer oder beide Partner an einer chronischen Krankheit oder Behin-

Wingenfeld nutzte das Transitionskonzept zur Analyse des Übergangs zwischen verschiedenen Versorgungsarten (Wingenfeld 2005). Er stellt in Anlehnung an Murphy (1990) und Chick und Meleis (1986) die Potenziale des Transitionskonzepts für die Analyse von Krankheitsprozessen heraus und beschreibt unterschiedliche Transitionstypen (Wingenfeld 2009). Das Transitionskonzept wurde zudem von Griebel und Niesel (Griebel und Niesel 1999; Griebel 2012) für die Analyse des Schulanfangs spezifiziert. Daher eignet es sich besser als das Trajektkonzept für die Analysen der hier erhobenen Daten, die sich ja auf den begrenzten Zeitabschnitt des Übergangs vom Kindergarten in die Grundschule beziehen.

Die vorliegende Arbeit verfolgt dabei auch das Anliegen, durch die Verknüpfung des empirischen Materials mit verschiedenen Theorieperspektiven dazu beizutragen, die aktuell beklagte *„Unverbundenheit* des Theoriediskurses zu überwinden" (Schaeffer 2009c, 40; Hervorhebung im Original). Die abschließende Zusammenführung der empirischen Ergebnisse mit diesen theoretischen Konzepten wird dann zeigen, inwieweit und an welchen Stellen des Prozessverlaufs die Bearbeitungsmuster der befragten Eltern welchen theoretischen Konzepten entsprechen und inwiefern die empirischen Ergebnisse möglicherweise auf Anpassungsbedarfe der theoretischen Perspektiven hinweisen.

4.2 Theoretische Ansätze zur Bewältigung von Stress, Krankheit und Stigma

Die folgenden Abschnitte erläutern zunächst kurz Kernpunkte der Diskussionen um wesentliche Begriffsdefinitionen im Kontext der Bewältigungsforschung. Anschließend werden dann die unterschiedlichen Perspektiven der Krankheitsbewältigung (stress-, interaktions- und gesellschaftstheoretische Ansätze) sowie das Stigmabewältigungskonzept skizziert.

4.2.1 Begriffsklärungen

Die Frage, was genau der Begriff der „Bewältigung" bedeutet, wird kontrovers diskutiert (vgl. Pfeffer 2010; Schaeffer 2009c; Hildenbrand 2009). Ist „Bewälti-

---

derung litten. Es handelte sich vorrangig um gravierende körperliche Erkrankungen wie Diabetes, Krebs oder Schlaganfall (Corbin et al. 2004). Wingenfeld stellt auf Grund dessen zur Diskussion, ob die aus diesen Daten generierte Theorie auch für akute oder psychische Krankheiten zutreffend ist (Wingenfeld 2005).

gung" gleichbedeutend mit „erfolgreicher Bewältigung" und woran müsste dies dann gemessen werden? Welche begrifflichen Alternativen gibt es?

Laut Pfeffer verwendet die aktuelle deutschsprachige Forschungspraxis die Begriffe Krankheitsbewältigung, Coping, Krankheitsverhalten und Krankheitsverarbeitung „häufig synonym" und grenzt diese nicht sauber voneinander ab (Pfeffer 2010, 24). Den Versuch einer Definition des Bewältigungsbegriffs nahm zum Beispiel Trautmann-Sponsel (1988) vor. Nach seinen Ausführungen ist „(e)ntscheidend für die Kennzeichnung irgendeiner Maßnahme im Rahmen der Auseinandersetzung mit einer Belastungssituation als Bewältigung (…) der mehr oder weniger bewußte (evtl. mit Anstrengungen verbundene) Versuch, mit dieser Belastung fertig zu werden. Um dies auch sprachlich zum Ausdruck zu bringen, sollte man (…) statt von Bewältigung besser von Bewältigungsversuchen sprechen." (ebd., 18).

Hildenbrand (2009) führt zur Verwendung des Begriffs der „Bewältigung" im Kontext seiner Analysen zu chronischen Erkrankungen aus, der Begriff impliziere, dass diese „in den Griff" zu bekommen seien, was eher dem Modell akuter Erkrankungen entspreche. „Von ‚Bewältigung' ohne Anführungszeichen zu sprechen, birgt das Risiko in sich, chronische Krankheit und ihre Verlaufscharakteristik vom Modell der akuten Krankheit her zu erschließen." (ebd., 134). Das Kernmerkmal chronischer Krankheit sei jedoch, „dass sie insofern nicht zu bewältigen ist, als ausgeschlossen ist, dass die Krankheit wieder verschwindet und die Organe in ihr Schweigen zurückkehren." (ebd., 135).

Schaeffer macht zudem darauf aufmerksam, dass der Begriff des Bewältigungs*handelns* eher auf intentionale, gezielte Handlungsaktivitäten abziele, während der eher in der psychologischen Diskussion verwendete Begriff des Bewältigungs*verhaltens* dagegen auch nicht-intentionales Verhalten berücksichtige (Schaeffer 2009c).

In dieser Arbeit werden daher nach Möglichkeit eher Begrifflichkeiten wie Bewältigungsansätze, -muster, -arbeit, -versuche oder Bearbeitungsmuster verwendet. Diese beschreiben nach Ansicht der Autorin am besten und neutralsten die in den Interviews zum Ausdruck kommenden Handlungen und Verhaltensweisen der Befragten. Allerdings zeigt sich in der Literatur, dass viele Autorinnen und Autoren den Begriff der Bewältigung, auch wenn sie ihn selbst kritisch diskutieren, trotzdem als Oberbegriff in ihren Arbeiten verwenden (vgl. Schaeffer 2009a). Insofern wird auch in dieser Arbeit z. B beim Verweis auf bestehende „Krankheitsbewältigungsansätze" der übergeordnete Begriff der Bewältigung genutzt.

Auch die Frage, welche Begrifflichkeit für ADHS in dieser Arbeit gewählt wird, ist zu diskutieren. Spricht man hier von einer Krankheit, Erkrankung, einer

Verhaltensauffälligkeit, Diagnose oder gar einem Konstrukt? Denn die wissenschaftlichen und öffentlichen Debatten ebenso wie die Darstellungen der Eltern in dieser Arbeit machen deutlich, dass der Krankheitswert unterschiedlich eingeschätzt wird und subjektive Deutungen von hoher Relevanz sind. Zur Frage des Krankheitsbegriffs und dem Unterschied zwischen Krankheit und Erkrankung führt Schaeffer aus: „Während der Krankheitsbegriff auf somatische und physiologische Krankheitsaspekte und somit auf objektive Parameter – Normwerte und Funktionsgrößen – zielt und für die Außenperspektive steht, bezeichnet Erkrankung die subjektive Performanz oder das subjektive Erleben von Krankheit." (Schaeffer 2009b, 9). Allerdings zeigen sich in den vorliegenden Interviews auch häufig Wahrnehmungen, die sich grundsätzlich von einer Deutung von ADHS als Krankheit abgrenzen und diese eher als Persönlichkeitsmerkmal oder als von außen zugewiesenes Stigma begreifen. Daher wird in dieser Arbeit vorwiegend die Begrifflichkeit der „ADHS-Symptomatik" verwendet (wenngleich auch dieser nicht wertfrei ist) und die jeweilige subjektive Deutung und die Folgen dieser Bedeutungszuweisung zum Gegenstand der Analysen gemacht.

4.2.2 Perspektive der Stress- und Krankheitsbewältigung

Wird eine ADHS-Symptomatik als (chronische) Erkrankung verstanden, bieten sich für die Analyse der Bewältigungsprozesse stress-theoretische, interaktionstheoretische und gesellschaftstheoretische Ansätze zur Krankheitsbewältigung an. Diesen drei wesentlichen Theorietraditionen ist gemein, dass sie sich aus einer Kritik rein bio-medizinischer Konzepte entwickelt und subjektive Elemente des Bewältigungsgeschehens in den Vordergrund gestellt haben (Schaeffer 2010). Sie unterscheiden sich jedoch unter einander deutlich in Bezug auf die Frage, ob die Krankheitsbewältigung primär unter dem Blickwinkel individueller Verarbeitung, interaktionistischer Prozesse oder dem Einfluss gesellschaftlicher Rahmenbedingungen analysiert werden und weisen auf jeweils unterschiedliche Phänomene hin. An dieser Stelle werden alle drei Perspektiven vorgestellt. In der Zusammenführung von Empirie und Theorie wird dann herausgearbeitet, welchen Beitrag welches Konzept zu einem vertieften Verständnis der empirischen Erkenntnisse leisten kann. Ziel ist dabei eine empiriegeleitete Nutzung einzelner Teilkomponenten der jeweiligen Theoriegebäude. Die folgenden Abschnitte stellen die Grundzüge der drei theoretischen Konzepte vor.

4.2.2.1 Stresstheoretische Perspektive

Stresstheoretische Modelle zu elterlichen Versuchen der Krankheitsbewältigung knüpfen häufig an das Stress-Coping-Modell von Lazarus an (vgl. z. B. Seiffge-Krenke 2013, Salewski 2009, Muthny und Bengel 2009)[69]. Daher wird dieses einleitend kurz skizziert, bevor es daran anschließend um stresstheoretisch orientierte Krankheitsbewältigungsansätze geht.

Transaktionales Stress- und Copingmodell

Das transaktionale Stress- und Copingmodell der Gruppe um Lazarus und Folkman (Lazarus und Folkman 1984) geht davon aus, dass Stress zunächst als „Ergebnis einer individuellen Bewertung von situativen Anforderungen und persönlichen Ressourcen" (Renneberg et al. 2009, 140) zu verstehen ist. Der von Lazarus und Folkman als „appraisal" bezeichnete Bewertungsprozess teilt sich dabei in zwei Ebenen: Im Rahmen des *„primary appraisal"* (Primärbewertung) bewertet die Person die Relevanz der Situation für ihr Wohlbefinden. Sie schätzt ein, ob interne und externe Anforderungen eine Schädigung, eine Gefahr oder eine Herausforderung darstellen. Im Rahmen des *„secondary appraisal"* (Sekundärbewertung) prüft die Person die ihr zur Verfügung stehenden Ressourcen. „Beide Bewertungen verlaufen parallel und ineinander verschränkt (…) und beeinflussen auch das Bewältigungsverhalten." (Schaeffer 2009c, 29). Stress entsteht, wenn die betroffene Person zum einen die betreffende Situation als relevant bzw. subjektiv bedeutsam und zum anderen deren erfolgreiche Bewältigung als unsicher einschätzt. Stressoren können traumatische Ereignisse (z. B. Kriegserleben), kritische Lebensereignisse (z. B. Krankheit oder Tod eines Angehörigen), aber auch alltägliche Belastungen sein. Alltägliche Belastungen führen dann zu Stress, wenn sie häufig, anhaltend und wiederkehrend sind und die Verwirklichung persönlicher Motive (z. B. Bedürfnis nach Orientierung und Kontrolle, fehlende Anerkennung) bedrohen (Renneberg et al. 2009).

An die Phase der kognitiven Bewertung („appraisal") schließt sich die Bewältigung („coping") an, die darauf abzielt, Situationen zu minimieren, in denen interne und externe Anforderungen die eigenen Ressourcen übersteigen. Das Copingverhalten lässt sich nach dem transaktionalen Modell in problemfokussierte und emotionszentrierte Komponenten unterteilen. „Problemzentrierte Bewälti-

---

69   Streng genommen sind Stress- und Copingkonzepte zwei verschiedene Forschungstraditionen (vgl. hierzu Salewski 2009). Beide wurden jedoch maßgeblich von Lazarus entwickelt und sind im transaktionalen Modell zusammengeführt.

gung beschreibt den Versuch, zielgerichtet die stressauslösende Situation zu verändern. Bei emotionszentrierter Bewältigung versucht die Person, die Emotionen zu bewältigen, welche im Umgang mit der schwierigen Situation entstanden sind (…)" (Renneberg et al. 2009, 145). Zur problemzentrierten Bewältigung gehören zum Beispiel „Anstrengungen, das Problem zu definieren, Alternativlösungen zu finden, Aufwand und Nutzen verschiedener Maßnahmen abzuwägen, das Veränderbare zu verändern oder sich gegebenenfalls neue Kompetenzen anzueignen" (Pfeffer 2010, 26). Zu den emotionszentrierten Bewältigungsansätzen gehören unter anderem „Distanzierung, Vermeidung, selektive Aufmerksamkeit, Beschuldigung, Verniedlichung, Wunschdenken, Gefühlen Luft machen, Streben nach sozialem Rückhalt, körperliche Betätigung und Meditation" (Rice 2005, 35). Lazarus betont insgesamt den prozesshaften Charakter der Bewältigung, in dem es je nach unternommenen Bewältigungsversuchen und deren Erfolg zu Neubewertungen der Situation kommt.[70]

Stresstheoretisch orientierte Modelle zur Krankheitsbewältigung

Aufbauend auf dem transaktionalen Modell entwickelten sich stresstheoretisch orientierte Modelle zur Krankheitsbewältigung. In der Forschung zu elterlichen Krankheitsbewältigungsprozessen (vgl. z. B. Teubert und Pinquart 2013; Lohaus und Heinrichs 2013; Long und Marsland 2010) werden unter anderem das Disability-Stress-Coping-Modell von Wallander und Varni (Wallander und Varni 1998) sowie das Family-Systems-Modell von (Kazak 2006) benannt. Letzteres ist weniger geeignet für die hier untersuchte Fragestellung, da es speziell für die Analyse der Verarbeitung traumatischer Erlebnisse konzipiert wurde. Tröster (2005) entwickelte auf der Grundlage der Familienstresstheorie von Schneewind (1999) ebenfalls ein allgemeines, krankheitsunabhängiges Rahmenkonzept zur Krankheitsverarbeitung in Familien mit chronisch kranken Kindern. Er kombiniert dabei Erkenntnisse der Familienpsychologie mit dem Prozessmodell der transaktionalen Stresstheorie und der Copingforschung.

Die Modelle von Wallander und Varni sowie von Tröster weisen insgesamt viele Ähnlichkeiten auf. Beide gehen unter Bezug auf das Stress-Coping-Modell

---

70   Kritisiert wurde am ursprünglichen Modell von Lazarus, dass es überwiegend auf Stress als Einzelereignis ausgerichtet sei, sozialstrukturelle Variablen und die für chronische Krankheiten typische Aufschichtung vieler verschiedener Einflussfaktoren nicht ausreichend in den Blick nehme (Mechanic 1978; Schaeffer 2009c). Zudem setzen zwar viele empirische Arbeiten krankheitsbezogenes Stresserleben a priori voraus und erklären die Bewältigung durch primäre und sekundäre Bewertungsprozesse, aber häufig werden die konkreten Abläufe bzw. Mechanismen nicht empirisch belegt (Salewski 2009).

von Lazarus davon aus, dass Eltern chronisch kranker Kinder mit verschiedenen Stressfaktoren konfrontiert werden, diese mittels moderierender Prozesse bzw. protektiver Faktoren verarbeiten und es so zu psychosozialen Anpassungsprozessen kommt. Das Modell von Tröster bietet den Vorteil, dass es Entwicklungsprozesse stärker mit einbezieht und explizit auf den Einfluss paralleler Prozesse wie etwa den Schulanfang Bezug nimmt. Auch sind die moderierenden Prozesse besser aufgeschlüsselt als bei Wallander und Varni. Daher konzentrieren sich die folgenden Darstellungen auf das Konzept von Tröster (vgl. im Folgenden Tröster 2005).

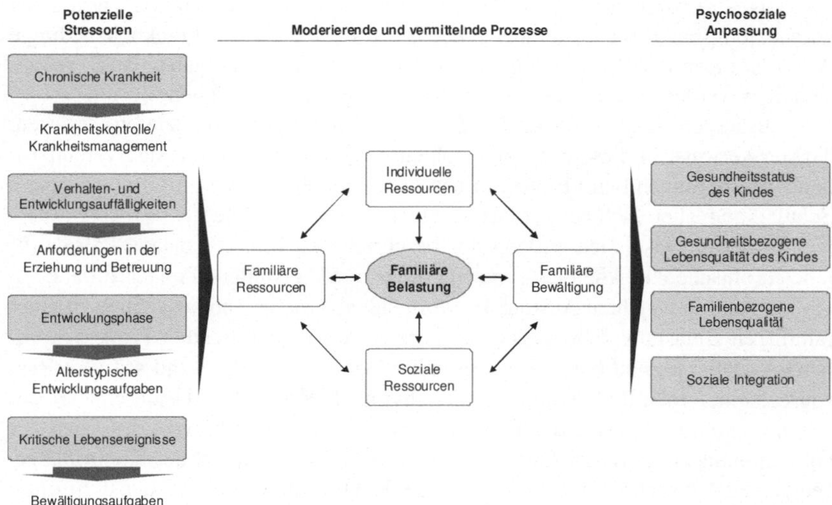

Abbildung 2:   Rahmenmodell zur Krankheitsverarbeitung in Familien mit chronisch kranken Kindern und Jugendlichen (eigene Darstellung, nach Tröster 2005)

In seinem Modell identifiziert Tröster auf der Ebene der Stressoren zunächst die *chronische Krankheit* selbst und die mit ihr einhergehenden Anforderungen im Rahmen von Krankheitskontrolle und -management. Dies umfasst Aufgaben im Zusammenhang mit Diagnostik und Therapien, medikamentöse Behandlung und den Schutz vor krankheitsspezifischen Risikofaktoren. Prognose und Verlauf der Erkrankung als eine weitere Stressquelle verursachen laut Tröster insbesondere dann ein Stresserleben, wenn die Prognose ungewiss und der Verlauf von unvorhersehbaren Schwankungen geprägt ist. Auch mit der Krankheit einhergehende Funktions- oder Aktivitätseinschränkungen ziehen häufig zusätzliche Belastungen innerhalb der Familie nach sich.

Als weitere Ebene von Stressoren benennt Tröster mit der Krankheit verbundene *Verhaltens- und Entwicklungsauffälligkeiten*, die zu erhöhten erzieherischen Anforderungen führen können. Hierzu gehört zum Beispiel die Schwierigkeit, erzieherische Maßnahmen bei einem chronisch kranken Kind durchzusetzen. Auch Entwicklungsverzögerungen, die mit einigen chronischen Erkrankungen einhergehen, bedeuten meist einen deutlich höheren Pflege- und Versorgungsbedarf.

Als Stressoren der *Phase der Entwicklung* bezeichnet Tröster zusätzliche entwicklungsbezogene Aufgaben. Diese entstehen, wenn krankheitsbedingte Anforderungen der Bewältigung „normaler" Entwicklungsaufgaben (z. B. selbstständiger werden, Erweiterung des Aktionsradius) entgegenstehen.

Zusätzlich können *kritische Lebensereignisse* stressinduzierend wirken. Tröster verweist in diesem Zusammenhang auch konkret auf die sich verändernden Anforderungen beim Eintritt in neue Familienphasen wie zum Beispiel beim Schulanfang, aber auch bei der Geburt eines Geschwisterkindes.

Insgesamt lässt sich entlang der beschriebenen Stressoren laut Tröster für jede chronische Krankheit ein „Anforderungsprofil" erstellen (Tröster 2005, 65).

Ob und in welchem Ausmaß die vorhandenen Stressoren tatsächlich zu einer familiären Belastung führen, ist laut Tröster von moderierenden Prozessen abhängig. Dabei kommt besonders den individuellen, familiären und sozialen Ressourcen eine große Bedeutung zu. Als individuelle Ressourcen beschreibt Tröster soziale, emotionale und kognitive Kompetenzen und hebt hervor, dass sich zur Operationalisierung dieser Faktoren insbesondere das Konzept der Kontrollüberzeugungen[71] bewährt habe. Die internale Kontrollüberzeugung, selbst Einfluss auf die mit der Krankheit einhergehenden Belastungen nehmen zu können, fördere die Bewältigungsarbeit. Als familiäre Ressourcen bezeichnet Tröster die innerfamiliäre Kohärenz und Kommunikation sowie die Aufgabenteilung. Soziale Ressourcen umfassen die Unterstützung durch Großeltern, Nachbarn oder den Freundeskreis sowie den Austausch mit anderen Betroffenen. Aber auch die professionelle Unterstützung ist von hoher Bedeutung: Die notwendigen und passenden Hilfen zu organisieren stellt eine zentrale Bewältigungsaufgabe für Familien mit chronisch kranken Kindern dar. Hier zeigt sich, dass die dargestell-

---

71 Das Konstrukt der „internalen und externalen Kontrollüberzeugung" wurde ursprünglich von Rotter (1966) entwickelt und bezeichnet die Überzeugung einer Person, ob Ereignisse im eigenen Lebensbereich beeinflussbar sind oder nicht und ob der Ort der Kontrolle innerhalb oder außerhalb des Individuums liegt.

ten Ressourcen nicht unbedingt positiven Einfluss auf die Bewältigung der chronischen Krankheit durch die Eltern haben müssen. Denn Hilfeleistungen, die an den Bedürfnissen vorbeigehen oder den Eltern aufgedrängt werden, können dann auch zu zusätzlichen Stressoren werden.

Das Bewältigungsverhalten, das heißt die konkreten Anstrengungen, die die Eltern unternehmen, um die Belastung zu reduzieren, definiert Tröster als weiteren Moderator und unterteilt diesen mit Bezug auf das Transaktionsmodell von Lazarus in emotionsbezogenes und instrumentelles Coping[72].

Als Ergebnis der Krankheitsverarbeitung bezeichnet Tröster die psychosoziale Anpassung „die anzeigt, wie gut es der Familie gelingt, mit den Belastungen fertig zu werden" (Tröster 2005, 66). Diese kommt dem Modell folgend im Gesundheitsstatus des Kindes (z. B. der Frequenz oder Dramatik von Krankheitsepisoden), der subjektiv empfundenen gesundheitsbezogenen Lebensqualität des Kindes und der Familie sowie ihrer sozialen Integration zum Ausdruck.

Subjektive Krankheitstheorien

Zum theoretischen Modell von Tröster soll an dieser Stelle eine Ergänzung vorgenommen werden, die für die Analysen des empirischen Materials besonders relevant erscheint. Eine wichtige Einflussgröße auf das Coping-Verhalten, auf die das Modell von Tröster mit seinem Bezug auf Kontrollüberzeugungen zwar implizit, jedoch nicht detailliert verweist, stellen Subjektive Krankheitstheorien dar (vgl. Faltermaier und Brütt 2009; Faltermaier 2003; Wiehe 2006)[73]. Da im Rahmen dieser Arbeit die Vorstellungen bzw. subjektiven Theorien, die sich die Eltern von der ADHS-Symptomatik machen, besonders relevant sind, werden sie an dieser Stelle ergänzend erläutert[74].

---

72 Dass Tröster innerhalb eines Modells zur familiären Krankheitsverarbeitung das Bewältigungsverhalten als einen einzelnen Moderator aufführt, scheint nach Ansicht der Verfasserin dieser Arbeit nicht trennscharf. Die familiäre Bewältigung könnte ggf. eher als Konzept gefasst werden, in dem mehrere Faktoren zusammenfließen, und nicht als eigenständiger Moderator.

73 Für eine Abgrenzung subjektiver und wissenschaftlicher Krankheitsvorstellungen vgl. auch Brütt (2012), 89.

74 Subjektive Krankheitstheorien werden häufig der stresstheoretischen Perspektive zugeordnet. Eine eindeutige theoretische Einordnung ist jedoch laut Faltermeier schwierig, weil unterschiedliche Forschungstraditionen existieren. Die stresstheoretische Perspektive folgt weitestgehend Leventhals Selbstregulationsmodell und versteht Subjektive Krankheitstheorien als kognitive Voraussetzung des Krankheitscopings. Die zweite –eher sozialkonstruktivistisch orientierte und stärker qualitativ orientierte – Forschungsrichtung konzipiert Subjektive Krankheitsmodelle sowohl als Handlungsvoraussetzung als auch als Handlungsfolge, die auch das Hilfesuch- oder Complianceverhalten des Patienten beeinflussen. Gerade bei längerfristigen

Das von Leventhal und Mitarbeitern (vgl. Leventhal et al. 1977; Leventhal, Meyer & Nerenz, 1980; Leventhal et al. 1997) entwickelte Konzept Subjektiver Krankheitstheorien fußt auf der Grundannahme, dass Menschen, die mit einer Erkrankung konfrontiert sind, sich gedanklich mit ihr auseinandersetzen, sich kognitiv ein Bild von der Krankheit machen und sie zu erklären versuchen. Leventhal und Diefenbach differenzieren dabei fünf Dimensionen von Vorstellungen („mental representations") die Menschen von Krankheiten entwickeln (Diefenbach und Leventhal 1996, 20ff):

- Vorstellungen über das Krankheitsbild, auf die das Symptom hinweisen könnte („identity"),
- Konzepte zu möglichen Ursachen („causal attribute"),
- Annahmen über die körperlichen, sozialen und ökonomischen Folgen dieser Krankheit („consequences"),
- Annahmen über den zeitlichen Verlauf („timeline") und
- Erwartungen bezüglich der Kontrollierbarkeit und Heilbarkeit („controllability").

Auf Basis dieser Dimensionen wurde das Konzept Subjektiver Krankheitstheorien entwickelt (vgl. Faltermaier und Brütt 2009). Subjektive Krankheitstheorien bilden eine Grundlage für Copingstrategien, weil sie die Auswahl der Strategien beeinflussen. Besonders bedeutsam scheinen dabei die kausalen Vorstellungen (Attributionen) sowie die wahrgenommene persönliche oder externe Kontrolle des Krankheitsverlaufs. Die Forschung zu Krankheitstheorien hat gezeigt, dass Kranke „ihre Erkrankungen häufiger auf externale als auf internale Ursachen (attribuieren)", was zu einer Schuldentlastung und Selbstwertstabilisierung beiträgt (Faltermaier und Brütt 2009, 212). Dem Modell zufolge können sich die Subjektiven Krankheitstheorien im Zeitverlauf ändern, wenn sich die Bewältigungsanstrengungen als ineffektiv erweisen (Diefenbach und Leventhal 1996). Subjektive Theorien sind laut Faltermeier zwar individuell, repräsentierten aber immer auch gesellschaftlich-kulturelle Deutungsmuster und stellen somit potenziell auch soziale Repräsentationen von Krankheit und Gesundheit dar.

Zusammenfassend ist festzustellen, dass stresstheoretisch orientierte Modelle eine primär kognitive Krankheitsverarbeitung beschreiben, die durch personale, familiäre und soziale Ressourcen beeinflusst wird. Im Zentrum der Betrach-

Krankheitsverläufen sind Faltemeier zufolge die Subjektiven Krankheitstheorien „als mehr oder weniger stabile Repräsentationen des Patienten eng verwoben mit der sich im Krankheitsverlauf möglicherweise ändernden Wirkung eigener Bewältigungsbemühungen" (Faltermaier und Brütt 2009, 217).

tung steht dabei die *„individuelle* Krankheits*ver*arbeitung", nicht die *„soziale* Krankheits*be*arbeitung" wie in der nachfolgend dargestellten interaktionistischen Tradition (Schaeffer 2009c, 26).

4.2.2.2   Interaktionstheoretische Perspektive

Kernpunkt der interaktionstheoretischen Perspektive zur Krankheitsbearbeitung ist die Annahme, dass Krankheit und Gesundheit keine objektiven Einheiten, sondern soziale Konstrukte sind, die *in der Interaktion zwischen Individuum und Gesellschaft hervorgebracht* und stetig neu definiert werden (Schaeffer 2009c). Diese Theorierichtung hat sich in Abgrenzung von der strukturfunktionalistischen Betrachtungsweise Talcott Parsons entwickelt[75] und wurde unter anderem von Anselm Strauss geprägt (Strauss 1974; Schaeffer 2009c)[76]. „Aus interaktionstheoretischer Perspektive zielte das Interesse (...) auf die situativ ablaufenden Interaktionsprozesse bei der Herstellung von Krankheit (...), aber auch bei dem Umgang mit der Krankheitssituation (...)" (Schaeffer 2009c, 17).

In der interaktionstheoretischen Perspektive kann Krankheit generell verstanden werden als „kritische Lebenssituation, die einen biografischen Bruch herbeiführt, indem Routineannahmen und -praktiken nicht mehr gelten, Selbst- und Weltauf-fassungsmuster in Frage gestellt sind und Ressourcen mobilisiert werden müssen." (Hildenbrand 2009, 133). Die Diagnose einer chronischen Erkrankung stellt einen Schock dar, der eine Krise auslöst, weil sie erhebliche Unsicherheit verursacht und Alltagsroutinen aufhebt. Dabei betont Hildenbrand, dass chronische Krankheiten nicht „bewältigt" werden können, da es ausgeschlossen ist, dass sie wieder verschwinden (vgl. 4.2.1). Die Betroffenen müssen neue Routinen entwickeln, um mit den Anforderungen der Krankheit umzugehen und ihr Leben neu auszurichten, was Hildenbrand als „Transformation" bezeichnet (Hildenbrand 2009, 137).

Eines der wesentlichen interaktionstheoretischen Konzepte zur Bearbeitung chronischer Krankheit ist das von Strauss und Corbin entwickelte *Trajektkonzept* (Corbin und Strauss 1988; Corbin et al. 2009), welches den Umgang mit chronischen Krankheiten als sogenannte „Verlaufskurven" bzw. „trajectories" in den

---

75   Die strukturfunktionalistische Perspektive von Parsons lieferte aus Sicht von Interaktionstheoretikern wenige Erkenntnisse zum subjektiven Erleben des Erkrankten, das besonders im Kontext chronischer und psychischer Krankheiten zunehmend relevanter wurde.

76   Grundlegende interaktionstheoretische Konzepte wurden unter anderem von Theoretikern wie Mead, Blumer, Schütz, Berger/Luckmann und Goffman entwickelt und haben sich zu unterschiedlichen Perspektiven weiterentwickelt (vgl. Hoffmann 2007).

Blick nimmt. Strauss und Corbin gehen davon aus, dass der Krankheitsprozess folgende Phasen durchläuft bzw. durchlaufen kann:

- krankheitsfreie Vorphase,
- Einsetzen erster Symptome,
- Krisen und akute Stadien,
- stabile und instabile Phasen
- progressive Abwärtsbewegung
- Sterbephase.

Dabei wird kein linearer Verlauf angenommen und einzelne Phasen können auch komplett fehlen; es lassen sich krankheitsspezifische Verlaufskurven beobachten. Entlang dieser Verläufe analysieren Corbin und Strauss die Krankheitsbearbeitung als interaktives Geschehen, in dem nicht nur die Erkrankten selbst, sondern alle Beteiligten (Familienangehörige, Professionelle) fortlaufend Situationsdeutungen vornehmen und Handlungsziele neu definieren. Damit fokussiert das Konzept zum einen zeitliche Aspekte der Krankheitsbearbeitung und zum anderen die als „work" bezeichneten Arbeitsprozesse, die in einem interaktiven Verhältnis zueinander stehen und sich wechselseitig beeinflussen.

Obwohl das Trajektkonzept vielfach angewandt wird und sich als sehr fruchtbar erwiesen hat, erscheint es für die vorliegende Arbeit nicht ganz passgenau, da es die gesamte Lebensspanne in den Blick nimmt, es sich beim Übergang vom Kindergarten in die Schule aber nur um einen begrenzten Teilprozess handelt. Als geeigneter zeigte sich das *Transitionskonzept*. Dieses hat seinen Ursprung ebenfalls in der Interaktionstheorie und weist viele Parallelen zum Trajektkonzept auf: Beide haben ihre Ursprünge in der Lebenslaufforschung und beschäftigen sich mit zeitlichen Verläufen. Das Transitionskonzept richtet sich jedoch auf zeitlich begrenzte Teilprozesse (Übergänge) und wurde deshalb als Konzept für diese Arbeit ausgewählt.[77]

Im Folgenden werden grundlegende theoretische Aussagen zum familiären Umgang mit chronischen Erkrankungen aus interaktionstheoretischer Perspektive mit Bezug auf die Arbeiten von Corbin/Strauss und Hildenbrand (vgl. Corbin et al. 2004; Corbin et al. 2009; Hildenbrand 2009) vorgestellt[78].

---

77   Vgl. zur detaillierten Darstellung des Transitionskonzepts als Basis der längsschnittlichen Betrachtung die Abschnitte 4.3.1 und 4.3.2.

78   Mit den Zusammenhängen von Familie und chronischer Erkrankung haben sich aus interaktionstheoretischer Perspektive neben Corbin/Strauss viele weitere Autoren im Bereich der Gesundheits- und auch Pflegeforschung befasst. Allerdings handelt es sich hierbei primär um empirische – häufig Grounded Theory orientierte – Untersuchungen, die sich auf Bewältigungsprozesse bei erkrankten erwachsenen (älteren) Familienmitgliedern, das Verhältnis zwi-

Die Bewältigungsprozesse beschreiben Strauss und Corbin mit dem Begriff der *Arbeit* und unterteilen diese in die drei „Hauptarbeitslinien" Krankheits-, Alltags- und Biografiearbeit (Corbin et al. 2004, 352). Das heißt, die Betroffenen balancieren diese in einem interaktiven Zusammenhang stehenden Bereiche gegeneinander aus, und der Erfolg dieses Ausbalancierens entscheidet über den Erfolg oder Misserfolg der Krankheitsbewältigung. Dabei beeinflussen sich die Aufgaben, die in den drei Arbeitslinien entstehen, und die handelnden Akteure wechselseitig.

Krankheitsbedingte Arbeit umfasst

- die Überwachung von Krisen,
- die Kontrolle von Symptomen,
- die Durchführung von Behandlungen und
- den Umgang mit Aktivitätseinschränkungen.

Die Krankheit existiert jedoch nicht jenseits des Lebens der Familie, sondern ist verwoben mit biografischen Aspekten.

Biografische Arbeit bedeutet,

- die Krankheit zu einem Teil des gegenwärtigen Lebens zu machen,
- mit krankheitsbedingten Einschränkungen und möglicherweise dem Tod umzugehen und
- neue Selbstkonzeptionen zu entwerfen.

Arbeiten des Alltags wiederum beziehen sich auf

- die berufliche Arbeit,
- die Arbeit für den Erhalt der Ehe/Partnerschaft und
- die alltägliche Versorgung von Haushalt und Kindern (Corbin et al. 2004).

Alle diese arbeitsbezogenen Handlungen und Interaktionen bilden den Mittelpunkt bzw. die erste Ebene einer *„conditional matrix"* (konditionellen Matrix) Corbin et al. 2009, 58).

---

schen pflegenden Angehörigen und Professionellen oder die Bedeutung des familiären Umfelds für das Selbstmanagement beziehen, jedoch keine eigenständigen, krankheitsübergreifenden theoretischen Konzepte hervorgebracht haben (vgl. Gerhardt und Friedrich 1982, Hildenbrand 1983, Cox 2012).

Auf einer zweiten Ebene werden Interaktionen in Bezug auf konkrete Ereignisse im Krankheitsbearbeitungsverlauf betrachtet. Diese werden als eingebettet in die Wissensbestände oder Perspektiven verschiedener Akteursgruppen, spezifische Strukturen relevanter Organisationen, kommunale, nationale und internationale Bedingungen (z. B. Gemeindestruktur, nationale Regelungen, globale Risiken) verstanden, die weitere Ebenen der konditionellen Matrix bilden.

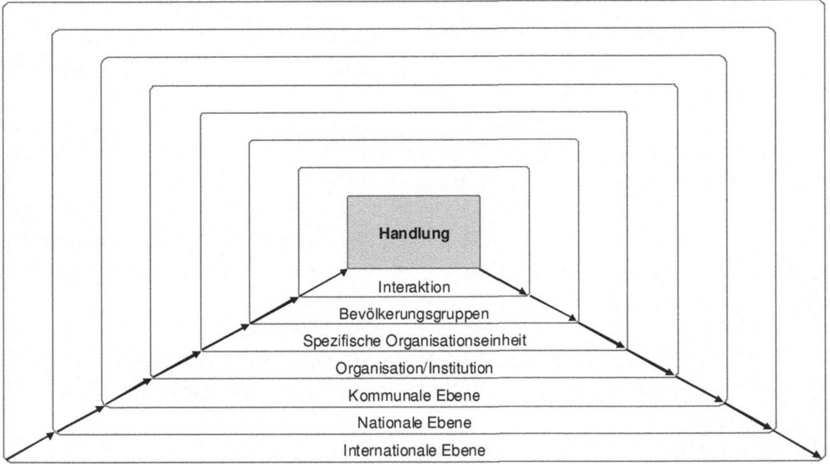

Abbildung 3:   Ebenen der konditionellen Matrix (eigene Darstellung, in Anlehnung an Corbin et al. 2009)

„Diese Ebenen stellen einen allgemeinen Orientierungsrahmen dar und sind bei jeder Betrachtung einzubeziehen bzw. an die Belange des Themas anzupassen" (Corbin et al. 2009, 58). Das Modell ist jedoch laut Hildenbrand lediglich als Heuristik zu verstehen: Welche Ebenen dieser Matrix relevant werden und in welchem Maß sie das konkrete Bewältigungshandeln beeinflussen, hängt vom jeweiligen Einzelfall ab. Den Weg, den die Bewältigung einer chronischen Krankheit durch diese Ebenen nimmt, bezeichnen Corbin und Strauss als „conditional path" (Corbin et al. 2009, 59).

Hildenbrand (2009) versteht Familie als zentralen Ort von Krisenbewältigung, weil sie sich als Gruppe von allen anderen dadurch abhebt, dass sie sich durch zeitlich generell unbegrenzte Beziehungen auszeichnet, auf affektive Zuwendung ausgerichtet ist und Solidarität als selbstverständlich gilt (ebd., 141). Er betrachtet die familiäre Krisenbewältigung aus dem Blickwinkel der Resilienz-forschung. Dabei geht er davon aus, dass das menschliche Leben von vielfachen, sehr unterschiedlichen Krisenerfahrungen durchzogen ist. Die Potenziale, die im Kontext vorausgegangener Krisen entwickelt werden konnten – und die mit dem Begriff der Resilienz[79] umfasst werden können – entscheiden darüber, wie die aktuelle Krise einer chronischen Krankheit „bewältigt" wird (ebd., 134f). Er betont, dass die Bewältigung chronischer Krankheiten für Familien nicht nur als zu beseitigender Stressfaktor – wie im Rahmen der Stress-Coping-Ansätze –, sondern als „Wiedergewinnung von Handlungsfähigkeit im Rahmen bestehender Einschränkungen" betrachtet werden sollte (Hildenbrand 2009, 140). Die Resi-lienzperspektive stellt somit laut Hildenbrand einen grundsätzlichen Perspekti-venwechsel dar, weil sie die Krise einer chronischen Krankheit als Entwick-lungspotenzial begreift und den Blick von den Einschränkungen wegrichtet hin zu verbliebenen oder neu entstandenen Handlungsspielräumen.

Die interaktionstheoretische Perspektive nimmt Krankheitsbewältigung so-mit insgesamt deutlich breiter in den Blick als die stresstheoretische Perspektive. Während bei ersterer die individuellen Verarbeitungsprozesse im Vordergrund stehen, fokussieren Interaktionstheoretiker viele verschiedene Arbeitsebenen, auf denen die Bewältigung stattfindet, sowie Gruppen und Akteure, die daran betei-ligt sind. Sie untersuchen die interaktiven Prozesse, die insgesamt die Krankheit als soziales Konstrukt hervorbringen.

4.2.2.3 Gesellschaftstheoretische Perspektive

Gesellschaftstheoretische Konzepte legen den Fokus auf die Frage, wie gesell-schaftliche Rahmenbedingungen und deren Wandel das Handeln der Menschen insgesamt und damit auch die Bewältigung chronischer Erkrankungen beeinflus-sen. Als zwei der prominentesten Ansätze in diesem Bereich benennt Schaeffer (2009c) die individualisierungstheoretische Perspektive und die Ungleichheits-perspektive[80]. Aber auch die wissens- und kulturtheoretische Perspektive liefert gerade für die elterliche Bewältigung kindlicher Erkrankung interessante Er-kenntnisse zur Frage, welche Normkonzepte elterliches Handeln beeinflussen und welche gesellschaftlichen Normalisierungsprozesse hier wirken (vgl. Kelle und Tervooren 2008; Kelle und Mierendorff 2013). Da die Frage, wie soziale Un-gleichheit die Bewältigung von Krankheit beeinflusst, in dieser Arbeit nicht im

---

79   Für eine aktuelle Übersicht zu familiärer Resilienzforschung vgl. Becvar 2013.
80   Zwischen diesen beiden Ansätzen bestehen kontroverse Debatten, die an dieser Stelle nicht
      ausgeführt werden können (vgl. hierzu Borgetto 2009).

Vordergrund steht, wird dieser Ansatz hier ausgeklammert. Die folgenden Abschnitte konzentrieren sich auf die *individualisierungstheoretische Perspektive*.

Die individualisierungstheoretische Perspektive wird im deutschsprachigen Raum vor allem durch die Arbeiten von Ulrich Beck (vgl. Beck und Beck-Gernsheim 1994; Beck 1986) repräsentiert. In seinen Gesellschaftsanalysen kommt er zunächst grundsätzlich zu der Aussage, dass eine zunehmende Individualisierung von Lebensstilen zu beobachten sei, die zur Pluralisierung gesellschaftlicher Normalität führe. Damit einher gehe auch eine *Individualisierung der Verantwortung für die eigene Gesundheit* und die Bewältigung von Krankheit. Laut Beck ist der seit Ende des zwanzigsten Jahrhunderts zunehmende bzw. sich beschleunigende Trend zu einer Individualisierung von Lebensstilen auf verschiedene Phänomene zurückzuführen, die seit der Nachkriegszeit an Bedeutung gewonnen haben: Hierzu gehören unter anderem die Anhebung des materiellen Lebensstandards und die Bildungsexpansion, die insgesamt mehr sozialen Aufstieg ermöglichen, sowie die Reduzierung der Gesamtarbeitszeit, die mehr Zeit für eine individuelle Lebensgestaltung lässt. Beck bezeichnet dies als *„Fahrstuhleffekt"*: Seiner Ansicht nach wird „die ‚Klassengesellschaft' (...) *insgesamt* eine Etage höher gefahren. Es gibt – bei allen sich neu einpendelnden oder durchgehaltenen – Ungleichheiten ein *kollektives Mehr* an Einkommen, Bildung, Mobilität, Recht, Wissenschaft, Massenkonsum" (Beck 1986, 122). Dies und die zunehmend geforderte geografische Flexibilität führen dazu, dass die Lebensgestaltung sich pluralisiert und diversifiziert, weg von traditionellen Lebenskonzepten, Rollen und Familienformen. Überlieferte Werte werden verdrängt und der Einzelne hat damit die Möglichkeit, seinen Lebensweg selbst zu gestalten, ist allerdings auch dazu gezwungen. Die Verantwortung für die Bewältigung von Problemen, Krisen und Risiken liegt zunehmend beim Einzelnen, gesellschaftliche Bedingungen für individuelle Probleme werden hingegen nur noch sehr bedingt wahrgenommen.

Bezogen auf Gesundheit und Krankheitsbewältigungsversuche resultiert aus dieser Entwicklung, dass an die Individuen die gesellschaftliche Erwartung herangetragen wird, so für ihre Gesundheit zu sorgen, dass sie möglichst ein produktives Gesellschaftsmitglied sein und dies möglichst lange bleiben können. Gesundheit wird somit nicht nur zu einem gesellschaftlichen Leitwert, sondern auch zu einer – zunehmend eingeforderten – individuellen Verpflichtung (Kickbusch 2006). Autonomie und Eigenverantwortung werden in einer „Gesundheitsgesellschaft" wertgeschätzt, gleichzeitig entstehen aber auch hohe Erwartungen an Selbststeuerungsleistungen und Handlungszwänge (Kickbusch 2006; Schaeffer 2009c) „Gesundheit hat sich zu einer Schlüsselkategorie im gesellschaftlichen Diskurs transformiert, sie ist Indikator für Leistungsbereitschaft und Leistungsfähigkeit." (Ohlbrecht und Schönberger 2010, 7). Daraus entwickelt sich ein *Selbstverantwortungs- und Selbstverschuldungsdiskurs*, der die Sorge für Gesundheit nicht nur als individuelle Verantwortung, sondern auch als „moralisch-soziale Verantwortung der Subjekte gegenüber den knappen Ressourcen der Gemeinschaft" versteht (Schmidt-Semisch und Schorb 2011, 250).

Diese Gesamtentwicklung ist folgenreich für die Bewältigung von Krankheit, denn die hohen Selbststeuerungsbedarfe zu erfüllen wird zusätzlich dadurch erschwert, dass es wenige klare Normvorgaben bzw. eine Pluralität von Normen gibt, an denen sich diese Prozesse orientieren können. Wenn die Bewältigung von Krankheit auf ein Wiedergewinnen von Normalität abzielt, ist dies für die Betroffenen in einer pluralisierten Gesellschaft eine schwer zu bewältigende Aufgabe, weil nur noch wenige traditionelle Normen existieren. Die Orientierung an pluralen Normvorstellungen ist „verbunden mit aktiven Wahl- und Planungsprozessen, Informationsbeschaffung, Abwägungen, Aushandlungen etc." (Borgetto 2009, 255). Insgesamt hat dies zur Folge, dass sich auch die Normalisierungsstrategien bei der Bewältigung chronischer Krankheit pluralisieren. Entscheidend für die angestrebte Normalisierung ist dabei „ein individueller wie intersubjektiver Prozess der Konstruktion von Sinn und Normalität" (ebd., 260).

Wie wirkt sich die Individualisierung nun auf die Bewältigung von Krankheit in der Familie aus? Im Zuge der Gesamttendenz gesellschaftlicher Individualisierung hat auch die elterliche Verantwortung für die Gesundheit der Kinder zugenommen. (vgl. Pieper 1993). Familien sind in dieser Perspektive „die wichtigsten primären Gesundheitsproduzenten" mit der Aufgabe „Gesndheit als wertvolles gesellschaftliches ‚Gut', als individuelles und gesellschaftliches Gesundheitskapital hervorzubringen" (Ohlbrecht und Schönberger 2010, 8). Die Bedeutung von Elternschaft hat sich in diesem Prozess immer mehr dahingehend gewandelt, dass sie nicht nur einen zugeschriebenen Status beschreibt, sondern sich der Fokus in einem zunehmend moralischen Bewertungsdiskurs auf die „parenting skills" richtet, mit denen sie dafür Sorge zu tragen haben, dass ihre Kinder sich bestmöglich und für die Gesellschaft nutzbringend entwickeln (Ribbens McCarthy und Edwards 2011, 143). Wenn man davon ausgeht, dass Krankheitsbewältigung darauf zielt, Normalität wiederzuerlangen, stellt sich die Frage, welchen Normalitätsvorstellungen Eltern in Zeiten sich pluralisierender Normalitätskonzepte bei der Bewältigung einer Krankheit bzw. Normabweichung ihres Kindes folgen.

Eltern stehen jedoch zunehmend häufig im Verdacht, der Sorge für die Gesundheit ihrer Kinder in unzureichendem Maß nachzukommen, und diese „durch falsche Erziehungsmaßnahmen oder Alltagsgewohnheiten [zu] gefährden" (Ohlbrecht und Schönberger 2010, 8). Somit werden Eltern zwar weiterhin für die kognitive emotionale und körperliche Entwicklung ihrer Kinder verantwortlich gehalten und die Gesellschaft fordert von ihnen dabei ganz implizit ein Streben nach Normalität und Prävention von Abweichungen. Allerdings wird gleichzeitig die „Erziehungs- und Sorgetätigkeit bzw. Diagnosefähigkeit von Eltern immer stärker als gefährdet und voraussetzungsvoll" (Mierendorff 2013, 48) gesehen. Zu beobachten ist ein „kontinuierliches Anwachsen der öffentlichen Schutz-, Kontroll- und Behandlungsbemühungen (...), die in medizinischen, politischen und pädagogischen Feldern angesiedelt sind und im Zusammenhang mit Diskussionen um Normalität und Abweichung kindlicher Entwicklung stehen" (Betz und Bischoff 2013, 61).

Die individuelle kindliche Entwicklung wird zunehmend zu einem „permanent von Denormalisierung" bedrohten Prozess und damit ein „familiales Projekt, das stetiger Beobachtung, Bearbeitung und Optimierung bedarf" (Bollig 2013, 117). Sorgen Eltern nicht für die Gesundheit ihrer Familie bzw. bewältigen sie Krankheit nicht in adäquater Weise, schädigen sie damit in dieser Logik nicht nur sich selbst, sondern auch die Gesellschaft. Gerade bei Krankheiten, die als verhaltensbedingt eingestuft werden, kann es zu einer Deutung von Krankheit als Devianz kommen, die dann auch strafende bzw. regulierende gesellschaftliche Reaktionen legitimiert (Schmidt-Semisch und Schorb 2011).

4.2.3 Perspektive der Stigmabewältigung

Die bis hier hin vorgestellten theoretischen Perspektiven richteten sich insgesamt auf eine Bewältigung von ADHS als Krankheit. Daneben zeigen die empirischen Analysen in dieser Arbeit jedoch, dass die befragten Eltern ADHS vielfach nicht (nur) als Krankheit, sondern auch als Stigma erleben und sich dies in ihren Bewältigungsmustern deutlich niederschlägt. Daher werden im Folgenden ergänzend die theoretischen Grundzüge der stigmatheoretischen Perspektive erläutert.

Die soziologische Analyse von Stigmatisierungsprozessen geht auf Erving Goffman zurück, der diese in seinem Werk „Stigma: Notes on the Management of Spoiled Identity" (Goffman 2010)[81] als Folge gesellschaftlicher Zuschreibungen beschrieb. Der Begriff Stigma stammt aus dem Griechischen und bezeichnete ursprünglich Brandmale oder Zeichen, die in den Körper gebrannt oder geschnitten wurden. Diese Stigmata verwiesen auf moralische Fehler oder auch auf ein besonderes Auserwähltsein (vgl. Kardorff 2009; Tröster 2009b; Otto 2010).

---

81   Im Amerikanischen zuerst 1963 erschienen.

Goffman verwendet den Begriff des Stigmas in Bezug auf Eigenschaften die „zutiefst diskriminierend" (Goffman 2010, 11) sind und unterscheidet drei Typen von Stigmata:

- Abscheulichkeiten des Körpers (z. B. Deformationen, Sprachfehler),
- individuelle Charakterfehler, basierend auf Zuschreibungen wie Willensschwäche (z. B. Homosexualität, Sucht, psychische Störungen),
- phylogenetische Stigmata (Rasse, Nation und Religion)

Goffman geht davon aus, dass Menschen in jeder sozialen Situation normative bzw. rechtmäßig gestellte Erwartungen an ihr Umfeld entwickeln, die ihnen häufig nicht bewusst sind. Der Prozess der Stigmatisierung beginnt, wenn Diskrepanzen zwischen der virtuellen (also der auf Grund der Zugehörigkeit zu einer Gruppe erwarteten) und der aktuellen Identität (also der tatsächlich erfahrenen) anderer Menschen auftreten. Sind diese Diskrepanzen zwischen virtueller und aktueller Identität für Außenstehende sehr deutlich, werden diese als „gefährlich" etikettiert. „Ein solches Attribut ist ein Stigma, besonders, wenn seine diskreditierende Wirkung sehr extensiv ist; manchmal wird es auch ein Fehler genannt, eine Unzulänglichkeit, ein Handicap. Es konstituiert eine besondere Diskrepanz zwischen virtueller und aktueller sozialer Identität." (Goffman 2010, 11).[82] Eine Person erhält somit ein Stigma, wenn sie „in unerwünschter Weise anders [ist], als wir es antizipiert hatten." (ebd., 13). Damit ist potenziell jede Person, die ein der Situation unangemessenes Verhalten zeigt, dem Risiko der Stigmatisierung ausgesetzt[83].

Trägt eine Person ein Stigma, ist dies nicht nur ein unvorteilhaftes Merkmal, sondern es führt möglicherweise zur *Abwertung seiner gesamten Person* bzw. seiner sozialen Identität. Diese besitzt dann „ein Merkmal, das sich der Aufmerksamkeit aufdrängen und bewirken kann, daß wir uns bei der Begegnung mit diesem Individuum von ihm abwenden, wodurch der Anspruch, den seine anderen Eigenschaften an uns stellen, gebrochen wird." (ebd., 13).

---

82   Die virtuelle soziale Identität betrifft den Charakter, den andere einem Individuum auf Basis normativer Erwartungen zuschreiben. Die aktuelle soziale Identität sind die Merkmale, die dem Individuum „tatsächlich bewiesen" werden können (Goffman 2010, 10).

83   Während sich der Hauptteil seiner Arbeit auf die Bewältigung offensichtlicher Stigmata bezieht, an denen die Phänomene besonders deutlich werden, macht Goffman abschließend deutlich, dass „Stigma-Management ein allgemeiner Bestandteil von Gesellschaft ist, ein Prozeß, der auftritt, wo immer es Identitätsnormen gibt." (Goffman 2010,160f). Angesichts der Vielzahl von Identitäts-Normen entspricht niemand allen, so dass jeder auch von dem Problem schambesetzter Andersartigkeit betroffen ist.

Goffman geht davon aus, dass Stigmaträger als „nicht ganz menschlich" wahrgenommen werden, und die *Normalen*[84] eine Stigmatheorie entwickeln, um diese „Inferiorität" zu erklären. „Wir tendieren dazu, eine lange Kette von Unvollkommenheiten auf der Basis der ursprünglichen einen zu unterstellen." (ebd., 14). Der Prozess der Stigmatisierung verhilft den Stigmatisierenden dabei zur Aufrechterhaltung eines positiven Selbstbilds. Denn der Stigmatisierte bedroht die eigene Identität, wenn sein Abweichen von einer gesellschaftlichen Norm möglicherweise an eigene (geringfügigere) Abweichungstendenzen erinnert. Die Stigmatisierung dient dann dazu, das eigene Selbstbild durch deutliche Abgrenzung zu stabilisieren (Otto 2010).

Zum Management bzw. zur *Bewältigung von Stigma* entwickelt Goffman folgenden Aussagen: Die Stigmaträger selbst teilen das grundlegende gesellschaftliche Wertesystem und die Auffassungen von Identität und sind sich insofern bewusst, dass sie von diesem abweichen. Sie mögen, so Goffman, im Innersten fühlen, dass sie eine „normale" Person sind, aber auf Grund der „einverleibten Standards" (Goffman 2010, 16) realisieren sie auch selbst, dass sie den geteilten Normen nicht entsprechen und reagieren zunächst mit Scham. Sie rechnen mit Diskriminierung und Ausgrenzung und übernehmen die Stigmatisierung in ein negatives Selbstkonzept, das Goffman mit dem Konzept der „beschädigten Identität" beschreibt.

Die betroffene Person kann nun – so Goffman – sein Stigma in verschiedener Weise bewältigen bzw. mit ihm umgehen: Sie kann

- den Versuch machen, das Stigma *direkt zu korrigieren* (z. B. durch eine Operation), wobei „das Ergebnis oft nicht der Erwerb eines vollkommen normalen Status, sondern die Transformation eines Ich mit einem bestimmten Makel zu einem Ich mit dem Kennzeichen, einen bestimmten Makel korrigiert zu haben" (Goffman 2010, 18) ist.
- eine *indirekte Korrektur* vornehmen, in dem sie Tätigkeiten zu meistern versucht, die man ihr nicht zutrauen würde (z. B. als Gelähmter schwimmen zu lernen).
- zudem versuchen, eine *„unkonventionelle Auffassung von der Eigenart ihrer sozialen Identität* durchzusetzen" (ebd., 20)[85], diese also zum Beispiel in etwas Positives umzudeuten.
- das Stigma auch als *Entschuldigung für Misserfolge in anderen Bereichen nutzen* oder

---

84 Goffman führt zur Kontrastierung diesen Begriff für diejenigen ein, „die von den jeweiligen Erwartungen nicht negativ abweichen" (Goffman 2010, 13).
85 Hervorhebung durch die Verfasserin.

- es als *Glück im Unglück* definieren oder die *Grenzen des Normalen neu definieren*.

Goffmans Analysen konzentrieren sich besonders darauf, wie sich Stigmata auf konkrete soziale Interaktionssituationen auswirken. Hier hebt er hervor, dass die antizipierte Ablehnung Stigmatisierte dazu bringen kann, Interaktion zu vermeiden. Denn das stigmatisierte Individuum ist sich nie sicher, wie es von anderen wahrgenommen wird und ist sich bewusst, dass es in sozialen Situationen nicht unbefangen ist, sondern „agiert". Es spürt, dass normale Bewertungskriterien nicht greifen und somit unbedeutende Eigenschaften überbewertet und selbst kleinere „Fehler" direkt als Ausdruck seines Stigmas eingestuft werden können[86].

Stigmatisierte Personen werden laut Goffman in den meisten Fällen „sympathisierende Andere" finden, die ihnen Unterstützung bieten können (Goffman 2010, 31), also Personen, die das Stigma teilen oder Grenzpersonen, die in besonderer Weise mit der Situation vertraut sind (z. B. weil sie in entsprechenden Einrichtungen arbeiten oder verwandtschaftlich verbunden sind).

Goffman unterscheidet innerhalb der stigmatisierten Personen „*Diskreditierte*" und „*Diskreditierbare*": bei Diskreditierten ist ihr „Anderssein" unmittelbar wahrnehmbar oder sie nehmen an, dass andere darüber Bescheid wissen (z. B. körperliche Behinderungen oder auffällig abweichendes Verhalten). Diskreditierbare hingegen wissen zwar selbst um ihr Anderssein, können aber hoffen, dass dieses von anderen nicht (sofort) zu erkennen ist. Während die Hauptbewältigungsaufgabe von Diskreditierten darin besteht, Spannungen in sozialen Situationen zu managen, müssen Diskreditierbare Informationen über ihr Stigma steuern. Dabei ist für die Diskreditierbaren eine der wesentlichen Fragen des Stigma-Managements: „Eröffnen oder nicht eröffnen; sagen oder nicht sagen; rauslassen oder nicht rauslassen; lügen oder nicht lügen; und in jedem Fall, wem, wie, wann, wo." (ebd., 56). Stigmatisierte Personen werden nach Goffman prinzipiell mit beiden Rollen Erfahrungen haben und im Sinne eines Stigma-Managements versuchen, ihr unerwünschtes „Anderssein" in Abhängigkeit der sozialen Situation zu verbergen oder zu offenbaren. „Wegen der großen Belohnung, die die Tatsache, als normal betrachtet zu werden, mit sich bringt" (ebd., 96), werden alle stigmatisierten Personen in irgendwelchen Situationen täuschen.

---

86 Goffman benennt hier das Beispiel eines Berufsverbrechers, dessen Interesse für Literatur von anderen vollkommen überrascht und aus seiner Sicht „gönnerhaft" hervorgehoben wird.

Goffman betont in diesem Kontext, dass nicht allein die Visibilität entscheidend für die Bedeutung des Stigmas ist, sondern seine „Aufdringlichkeit", also das Maß, in dem es soziale Interaktionssituationen beeinträchtigt (ebd., 65)[87].

Als „Techniken der Informationskontrolle" können Stigmatisierte Stigmamerkmale verstecken oder verwischen, die Fehler als Zeichen eines anderen weniger stigmatisierten Merkmals ausgeben oder nur kleine Personengruppen über ihr Stigma in Kenntnis setzen. Sie können sich aber auch im Gegenteil gerade freiwillig und offensiv offenbaren. Dies hängt mit den unterschiedlichen Phasen der Bewältigung von Stigmatisierung zusammen. Goffman beschreibt als erste Phase zunächst das Erkennen des „Normalen" und des Abweichens der eigenen Person von Normalitätserwartungen. Darauf folgt häufig eine Phase des Täuschens, die dann in die „reife" Phase der Enthüllung übergeht.

Aber auch wenn Stigmatisierte sich offenbaren, greifen sie weiterhin zu einer Strategie des „Kuvrierens", das heißt, sie bemühen sich darum, ihre Auffälligkeit zu verdecken, damit sie sich anderen nicht zu sehr aufdrängt, um sich und anderen die soziale Interaktion zu erleichtern (Goffman 2010, 128f). Professionelle geben Stigmatisierten häufig viele Kodizes und Richtlinien vor, zum Beispiel wünschenswerte Verhaltensmuster von Verbergen und Offenbaren sowie Formeln für den Umgang mit heiklen Situationen oder bereiten auf Arten von Vorurteilen vor, die man ignorieren bzw. attackieren sollte. Insgesamt kommt somit im Prozess der Stigmabewältigung den Techniken des Spannungs- und Informationsmanagements eine zentrale Rolle zu.

Goffmans mittlerweile als Klassiker zu bezeichnendes Werk hatte in der Folge viele Konsequenzen für Entstigmatisierungsprozesse, so dass heute andere Phänomene zu Stigmatisierungen führen als in den 60er Jahren. Es ist aber bis heute aktuell in seinen grundlegenden Erkenntnissen[88]. „Kurz: Stigmata kommen und gehen, aber Stigmatisierung bleibt bestehen." (Kardorff 2009, 144). Zahlreiche neuere Studien zeigen, dass Stigmatisierungen auch aktuell auf kognitiver Ebene zu Zuschreibungen negativer Eigenschaften, auf der affektiven Ebene zu Spannungen in sozialen Interaktionen und auf der Ebene des offenen Verhaltens zu diskriminierenden und ausgrenzenden Verhaltensweisen zum Beispiel gegenüber Menschen mit Behinderungen, abweichendem Verhalten oder psychischen

---

87   Z. B. kann eine Lähmung zwar sehr visibel sein, berufliche Interaktionen aber wenig beeinträchtigen. Stottern hingegen ist weniger visibel, beeinträchtigt aber wiederkehrend soziale Interaktionssituationen.

88   Kritisiert wurden in der Folge die unscharfe Begriffsdefinition und die individuenzentrierte Perspektive. Dies wiesen unter anderem Link und Phelan zurück (Link und Phelan 2001). Sie verwiesen darauf, dass diese Perspektive durch die sozialpsychologische Rezeption entstanden sei und nahmen eine Rückkehr zur soziologischen Orientierung Goffmans vor (vgl. auch Hatzenbuehler et al. 2013).

Störungen führen (Tröster 2009b; Angermeyer und Matschinger 2005). Allerdings zeigen diese Untersuchungen auch, dass Stigmata nicht immer zu einer umfassenden Beschädigung der Identität der Betroffenen führen, sondern dass diese in der Lage sind, die Beeinträchtigung ihres Selbstkonzepts über die Nutzung von Bewältigungsstrategien zumindest teilweise zu vermeiden (Tröster 2009b). Tröster (2009b) benennt hier fünf Bewältigungsstrategien:

- Steigerung der Attraktivität als Partner im sozialen Austausch (z. B. durch Beseitigung oder Kaschieren des Stigmas),
- Vermeidung stigmatisierender sozialer Kontakte,
- Zurücknahme des persönlichen Engagements,
- Pflege alternativer Beziehungen,
- externale Attribution (z. B. durch Verantwortlichmachen von Rahmenbedingungen oder Formulierung von Vorurteilsvorwürfen).

Wie eingangs dargestellt ist ADHS mit hohen Stigmatisierungspotenzialen verbunden, so dass das Stigmakonzept für die Analyse der Belastungswahrnehmung und Bewältigungsarbeit der Eltern in dieser Arbeit sehr fruchtbar nutzbar gemacht werden kann. Es wird insgesamt zu zeigen sein, inwiefern und in welchen Phasen Eltern ADHS als Krankheit oder als Stigma erleben und bewältigen. (vgl. hierzu die Auswertungen im empirischen Teil und die Zusammenführung von Empirie und Theorie).

Zusammenfassung

Zur theoretischen Einordnung der elterlichen Belastungen und Bewältigungsprozesse im Kontext einer ADHS-Symptomatik wurden theoretische Konzepte zur Krankheitsbewältigung auf der einen Seite und zur Stigmabewältigung auf der anderen Seite präsentiert.

Im Bereich der Krankheitsbewältigung gibt es verschiedene theoretische Ansätze, die aus unterschiedlichen Perspektiven entstanden sind: stresstheoretische, interaktionstheoretische und gesellschaftstheoretische Ansätze. Festzuhalten ist, dass die stresstheoretische Perspektive die individuelle Verarbeitung in den Vordergrund stellt und insbesondere der Frage, wie die Akteure Stressoren bewerten („appraisal"), hohe Bedeutung zukommt. Die interaktionstheoretische Perspektive hingegen lenkt den Blick auf die Prozesse, die Krankheit und Gesundheit interaktiv hervorbringen, und in denen die Krankheitsbewältigung zwischen Akteuren verschiedener Ebenen entlang der drei Hauptarbeitslinien von Krankheit, Alltag und Biografie erfolgt. Die gesellschaftstheoretische Analyse wiederum erweitert die Perspektive auf die größeren gesellschaftlichen Entwicklungen, vor deren Hintergrund die individuellen Krankheitsbewältigungsprozesse einzuordnen sind und zeigt, wie die gesamtgesellschaftliche Individualisierung auch hohe Selbststeuerungserwartungen an Eltern kranker oder normabweichender Kinder erzeugt.

Im Bereich der Stigmabewältigung ist der ursprüngliche Ansatz von Goffman weiterhin bestimmend. Dieses grundlegende Konzept wurde noch erweitert um neuere, theorierelevante Forschungserkenntnisse der Stigmaforschung. Die stigmatheoretische Perspektive ermöglicht einen ganz anderen Blickwinkel und lenkt die Aufmerksamkeit stärker darauf, inwiefern einzelne Merkmale eines Menschen, die in unerwünschter Weise von gesellschaftlichen Erwartungen abweichen, zur Diskreditierung der gesamten Person führen können, und inwiefern dies in unterschiedlichen Bewältigungstechniken zu resultieren vermag.

4.3 Der Transitionsansatz zur Analyse von Übergangsprozessen

Da die vorliegende Arbeit die elterliche Bewältigung von ADHS längsschnittlich mit zwei Untersuchungszeitpunkten vor und nach dem Schulanfang analysiert, werden die bislang dargestellten Bewältigungskonzepte nun um die Verlaufsperspektive ergänzt. Hierfür wird – wie in der Darstellung zur Theoriewahl begründet – das Transitionskonzept genutzt. Die folgenden Ausführungen stellen zunächst Grundlagen der Transitionsforschung dar und präsentieren dann das Transitionskonzept zum einen für die Bewältigung von Krankheit und zum anderen im Kontext der Bewältigung des Schulanfangs.

4.3.1 Begriffsklärung und Grundlagen

Die Transitionsforschung geht in ihren Ursprüngen auf eine ritualtheoretische Arbeit von Arnold van Gennep (2005[89]) zurück und befasst sich mit „den Wechseln von Individuen aus eingelebten Lebensabschnitten und -zusammenhängen in andere. Ihr Forschungsgegenstand liegt damit an einer Schnittstelle von individuellem Handlungs- und Bewältigungsvermögen und von gesellschaftlichen Handlungsvorgaben und -anforderungen" (Welzer 1993, 8).

---

89   Deutsche Übersetzung der französischen Originalarbeit aus dem Jahr 1909.

Ab den 1950er Jahren analysierte Anselm Strauß zuerst im Kontext des Trauerprozesses Übergänge „als individuelle, aber sozial regulierte Veränderungsprozesse" (Welzer 1993, 19). Glaser und Strauss veröffentlichten später eine bis heute stark rezipierte allgemeine Theorie der Statuspassage, verzichteten jedoch bewusst auf eine genaue Definition dieses Begriffs[90]. In den 1980er Jahren entwickelten sich dann besonders für die Analyse krankheitsbedingter Übergangsprozesse das bereits dargestellte Trajektkonzept (vgl. Kapitel 4.2.2.2) und das Transitionskonzept.

Das Transitionskonzept weist einige Parallelen zum Konzept der Statuspassage auf, allerdings fokussiert die Perspektive der Statuspassage stärker auf die Bewältigung von institutionalisierten, standardisierten Übergängen und richtet weniger Augenmerk auf Übergänge, die ihrerseits wiederum in sich wandelnde soziale Kontexte eingebettet sind. Dieser Konstellation, die „mit der wachsenden Erosion von Lebenslaufmustern immer häufiger" auftritt, werde, so Welzer, das Transitionskonzept besser gerecht (Welzer 1993, 35). Verschiedene Transitionsphasen überlappen sich und treffen mit sich wandelnden Umgebungsbedingungen zusammen. Dadurch werden die Betroffenen zunehmend mit diffusen Anforderungsbündeln statt mit konkreten, immer gleichen Anforderungen konfrontiert. Daher scheint es sinnvoll, von Begriffen wie Übergang und Passage abzugehen, und stattdessen den Begriff der Transition zu verwenden, weil er die in einander übergehenden und miteinander in wechselseitiger Beziehung stehenden Prozesse besser in den Blick nimmt. „*Transitionen bezeichnen demnach sozial prozessierte, verdichtete und akzelerierte Phasen eines Lebenslaufs in einem in permanentem Wandel befindlichen Lebenslauf.*" (ebd., 37, Hervorhebung im Original).

Forschungsfelder und Transitionstypen

Die Transitionsforschung konzentrierte sich – so Wingenfeld (2005) – lange Zeit auf die Analyse normativer Transitionen, das heißt Übergänge, die durch gesellschaftliche Normvorstellungen typisiert und vorgezeichnet sind. Hierzu gehörten vor allem Ereignisse wie Heirat, Familiengründung und auch der Kindergarten- und Schuleintritt (Bronfenbrenner 1981; Beelmann 2006). In den 1980er Jahren wandte sich die Forschung dann stärker Transitionsprozessen unter den Bedingungen gesellschaftlicher Umbrüche zu (z. B. Welzer 1993) und wurde zuneh-

---

90   „We prefer not to define status passage but to let the full range of meanings for the concept emerge in this book through the combined references of the data analysed and the analyses themselves." (Glaser und Strauss 1971, 6).

mend auch in den Forschungsfeldern der Familienentwicklung sowie gesundheits- und pflegewissenschaftlichen Fragestellungen eingesetzt (z. B. Hetherington 1989; Hetherington und Clingempeel 1992; Cowan und Hetherington 1991; McCubbin 1983; Chick und Meleis 1986; Jones et al. 1999). Für die Analyse von Übergängen aus dem familiären Rahmen in Betreuungseinrichtungen finden Transitionsmodelle seit Ende der 90er Jahre stärkere Beachtung (z. B. Griebel und Niesel 1999).

Wingenfeld (2009) beschreibt in Anlehnung an Murphy (1990) und Chick und Meleis (1986) drei Transitionstypen in Abhängigkeit von den Ereignissen oder Entwicklungen, die eine Transition auslösen: *Entwicklungsbedingte Transitionen* können durch physiologische oder lebensphasenbezogene Prozesse zu einem Wandel des Selbstkonzepts führen (z. B. Übergang ins Erwachsenenalter, Menopause). *Situationale Transitionen* umfassen zum Beispiel den Wechsel des Berufsfeldes, die Aufnahme eines pflegebedürftigen Angehörigen. *Gesundheitlich bedingte Transitionen* stellen schließlich die dritte Gruppe dar und „umfassen Veränderungsprozesse infolge plötzlicher oder allmählicher, grundlegender oder gradueller Veränderungen des Gesundheitszustands" (Wingenfeld 2009, 94)[91].

4.3.2 Krankheitsbewältigung als Transition

Gesundheitliche Faktoren im Kontext von Transitionsprozessen wurden bislang weitgehend als abhängige Größe behandelt, also zum Beispiel gesundheitliche Probleme als *Folge* der Transition in die Arbeitslosigkeit oder das Rentenalter (Wingenfeld 2009). Auch in dieser Studie könnte die Entwicklung der ADHS-Symptomatik in Abhängigkeit vom Verlauf und der Bewältigung des Schulanfangs konzipiert werden. Sie kann aber auch als gesundheitlich bedingter eigenständiger Transitionsprozess verstanden werden, der in diesem Fall eine spezifische Rahmenbedingung für den normativen Übergang des Schulbeginns darstellt. „Solche gesundheitlich bedingten Transitionen (‚health/illness transitions') umfassen Veränderungsprozesse infolge plötzlicher oder allmählicher, grundlegender oder gradueller Veränderungen des Gesundheitszustands. Durch Erkrankungen oder andere gesundheitsrelevante Ereignisse und Entwicklungen (eventuell auch durch gesundheitliche Verbesserungen) können sich weitreichende Veränderungen in allen Lebenszusammenhängen des Individuums ergeben, bis hin zum Übergang in eine andere Lebens- bzw. Versorgungsumgebung." (ebd., 94).

---

91   Die Trennschärfe dieser Einteilung ist allerdings fraglich. So wäre z. B. die Frage, in welche Kategorie die Geburt eines Kindes fallen würde.

Diesem Blickwinkel folgen die nachstehenden Abschnitte, weil damit die von der gesundheitlichen Symptomatik ausgelösten Probleme in den Mittelpunkt der Analyse gerückt werden. Die Darstellung bezieht sich im Wesentlichen auf Wingenfeld, der die bestehenden theoretischen Ansätze (z. B. Chick und Meleis 1986) zur Analyse gesundheitlich bedingter Übergänge in ihren charakteristischen Gemeinsamkeiten zusammengefasst hat (Wingenfeld 2009; Wingenfeld 2005).

Wingenfeld beschreibt den Transitionsprozess als zeitlich strukturierten Phasenverlauf. Dieser beginnt mit dem Eintritt in die Transition und durchläuft dann eine akute Phase sowie eine Phase der Orientierung und Manifestation von Bewältigungsanforderungen. In der abschließenden Phase verzweigt sich die Entwicklung je nach Krankheitsverlauf, der Abschluss bleibt häufig unbestimmt.

Der *Eintritt in die Transition* wird durch ein gesundheitliches Problem ausgelöst, beispielsweise die Diagnose einer Erkrankung oder eine akute Krise im Krankheitsverlauf. Wesentliche Faktoren im Kontext dieser Phase des Transitionsprozesses sind laut Wingenfeld die Art des gesundheitlichen Problems, die zeitlichen Merkmale (plötzliches Auftreten oder eine allmähliche Aufschichtung von Symptomen/Problemlagen) sowie der zeitliche Zusammenhang vom Auftreten der Symptome und Krisen (z. B. ist die Frage relevant, ob Zeit vor einem operativen Eingriff bleibt, die für Planungen für die Zeit danach genutzt werden kann). Weitere Kontextbedingungen, die einen Einfluss auf Muster und Bewältigung der Transition haben, sind Vorerfahrungen mit der Erkrankung und der aktuelle allgemeine Gesundheitszustand.

Kommt es zu einer *akuten Phase*, ist diese häufig durch große körperliche oder psychische Belastungen geprägt. Sie kann für die Betroffenen zu großen Herausforderungen, Kontrollverlust und einem abrupten Rollenwechsel führen.

Die *Phase der Orientierung und Manifestation von Bewältigungsanforderungen* setzt meist ein, wenn die gravierendsten Folgen der Erkrankung unter Kontrolle sind. „Prozesse der allmählichen Anpassung, des Experimentierens mit Problemlösungen und des Austarierens sind für alle Entwicklungen in dieser postakuten Phase charakteristisch." (Wingenfeld 2009, 97). Diese Phase ist durch ein hohes Maß an Unsicherheit geprägt, die Konsequenzen der Erkrankung werden deutlicher, das Handeln der Betroffenen konzentriert sich aber noch primär auf die unmittelbaren Probleme, „die Bewältigungsarbeit der Betroffenen ruht gewissermaßen, sie wird durch eine durch Unsicherheit und Verlusterfahrungen bedingte, lähmende emotionale Belastung blockiert." (ebd.).

In der *abschließenden Phase* kommt es dann zu einer Routinisierung, zu einer erneuten Krise oder zu einer Abwärtsentwicklung. Der Phasenverlauf ist allerdings nicht als linear zu verstehen, sondern vermag je nach Art der Erkrankung zu variieren.

Insgesamt können gesundheitliche Problemlagen zu verschiedenen Richtungswechseln im Leben der Betroffenen führen: Entweder diese finden im Anschluss weitgehend zu ihrer früheren Lebenssituation zurück (kein Richtungswechsel), oder es bleiben bei nur geringfügigen Änderungen wesentliche Bereiche erhalten (moderater Richtungswechsel), oder es kommt zu einer grundlegenden Veränderung der Lebenssituation (biografische Zäsur) oder einer anhaltenden Instabilität.

Probleme und Anforderungen entstehen im Prozess der Krankheitsbewältigung auf folgenden Ebenen:

- gesundheitlicher Status und gesundheitliche Entwicklung,
- gesundheitliche Versorgung,
- Alltagsbewältigung,
- Veränderung sozialer Beziehungen und Rollen,
- Anpassung des Selbstkonzepts,
- Veränderung der ökonomischen Grundlage.

Übergreifend ist dabei die Beseitigung von Unsicherheit eine der wesentlichen Bewältigungsaufgaben, weil „die *Perzeption des Patienten* (…) vor allem durch Verlusterfahrungen und das Erleben von Unsicherheit geprägt ist." (Wingenfeld 2009, 102). Sicherheit wird unter anderem durch die Aneignung von Wissen und Fertigkeiten angestrebt. Als weitere Faktoren für eine erfolgreiche Bewältigung der Transition benennt Wingenfeld die Bereitschaft und Motivation zu aktivem, zukunftsgerichtetem Handeln, Gestaltungs- und Managementkompetenzen sowie die Kompetenz zur Rollenmodulierung bzw. den aktiven Umgang mit (veränderten) Rollenerwartungen. Bewältigungsarbeit umfasst die Aneignung von Bewältigungsressourcen wie Wissen und Handlungskompetenz, die Mobilisierung von Ressourcen der Umwelt, die Deutung von Ereignissen und Prozessen, die Strukturierung von Zeit, die Definition, Planung und Durchführung einzelner Aufgaben, die Abstimmung und Moderation von Handlungen der beteiligten Akteure, die Anpassung der materiellen Umgebung sowie die Anpassung des Selbstkonzepts.

Da der Endpunkt gesundheitlicher Transitionen häufig offen bleibt, kann auch die Definition eines erfolgreichen Abschlusses nur relativ erfolgen: „Die Herstellung relativer Stabilität und damit verbunden eine Routinisierung und gewisse Normalisierung des Lebens wären danach als *erfolgreiche Bewältigung* von Transitionen zu bezeichnen." (ebd., 104).

4.3.3 Übergang vom Kindergarten in die Schule als Transition

Der Wechsel vom Kindergarten in die Schule gilt als einer der markantesten Übergänge im Kindesalter. Er stellt einen *normativen Übergang* dar, da so gut wie alle Kinder (in industrialisierten Gesellschaften) mit diesem Ereignis zu einem festgelegten Zeitpunkt konfrontiert werden (Beelmann 2006; Achermann et al. 2006)[92].

Es handelt sich um einen Wechsel vom eher spielorientierten und relativ offenen Umfeld des Kindergartens in das deutlich stärker reglementierte und leistungsorientierte Setting der Grundschule. Das Kind muss sich auf neue Bezugspersonen einstellen und schulische Verhaltensregeln erlernen. Das schulische Handeln richtet sich stärker auf das Erzielen von Arbeitsergebnissen aus und ist durch einen klaren Zeitplan mit festgelegten Pausenzeiten sowie weniger Rückzugsmöglichkeiten gekennzeichnet. Zusätzlich müssen die Kinder neue soziale Aufgaben bewältigen, wie das Schließen neuer Freundschaften und das Erlernen von Kooperation und Arbeiten im Team. Dies erfordert von den Kindern Anpassungs- und Entwicklungsleistungen. „Vermittelt durch die Institution Schule werden im Zuge dieses Übergangsereignisses deutlich erkennbar gesellschaftliche Anforderungen an die Kinder herangetragen" (Beelmann 2006, 50). Aber nicht nur das Kind, auch seine Eltern durchlaufen im Zuge des Schulbeginns einen Transitionsprozess, in dem sie zu „Eltern eines Schulkindes" werden (Niesel et al. 2008). Sie verlieren einen Teil ihres Erziehungseinflusses, messen ihren eigenen Erziehungserfolg häufig an der schulischen Leistung des Kindes und fungieren im Kontext der Hausaufgabenbetreuung als „Ausführungsorgan" schulischer Vorgaben (Kellermann 2008).

Insgesamt kann dieser Übergang vom Kindergarten in die Schule als ein *Prozess wechselseitiger Adaptation und Veränderungen bei Kind, Familie und Schule* verstanden werden (Niesel et al. 2008).

Zur Erklärung des Übergangsprozesses vom Kindergarten in die Schule liegen vielfältige theoretische Konzepte vor. So charakterisiert Bronfenbrenner (1981) den Schuleintritt etwa als „ökologischen Übergang", Filipp (1995) bezeichnet ihn als „kritisches Lebensereignis", Lazarus (1995) als „Stressphase" und Griebel (2012) spricht von „Transition".

---

92 Wenngleich grundsätzlich die Frage mitzudenken ist, dass Kinder auch direkt vom Elternhaus in die Grundschule übergehen können, ist dies in Deutschland nur für eine sehr kleine Gruppe relevant. 90% der 3jährigen und sogar 96% der 5jährigen Kinder besuchten 2012 den Kindergarten, womit Deutschland deutlich über dem OECD-Durchschnitt von 79% liegt (Statistisches Bundesamt 2013, 11).

In dieser Arbeit wurde wie für den Prozess der Krankheitsbewältigung das Transitionskonzept gewählt, welches ursprünglich von Cowan und Hetherington (1991) als Familien-Transitionsmodell entwickelt und von Griebel und Niesel speziell für die institutionellen Übergänge von Kindern und Familien (Eintritt in den Kindergarten, Übergang in die Schule) modifiziert wurde. Es bietet den Vorteil, dass die Autoren viele der oben genannten theoretischen Stränge zur Erklärung von Übergangsphänomenen mit einbezogen und ein übergreifendes theoretisches Konzept entwickelten haben, das im Unterschied zu den vorhergegangenen Ansätzen die subjektive Sicht des Individuums betont und auch die Eltern als aktive Bewältiger des Übergangs berücksichtigt. Eben dies ist für die Analysen in dieser Arbeit von besonderer Relevanz (vgl. Griebel und Niesel 2005; Griebel und Niesel 1999; Griebel und Niesel 2002; Griebel et al. 2004; Griebel und Niesel 2009 sowie Sill 2010).

Der Wert des Ansatzes von Bronfenbrenner (1981) liegt laut Griebel und Niesel etwa darin, dass dieser „die Interaktionen zwischen den sozialen Systemen Familie, vorschulische Einrichtung und Schule thematisiert, die anstehenden Veränderungen und neuen Anforderungen als Diskontinuitäten begreift und vor allem die Bewältigung des ersten Übergangs in eine Bildungseinrichtung als eine Bedingung ansieht, die weitere Übergänge beeinflusst." (Griebel 2010, 112). Das Stressbewältigungskonzept von Lazarus und Folkman (1984) nutzen sie besonders zur Erklärung von Belastungsreaktionen. Der Bezug auf Filipp (1984) macht laut Griebel und Niesel den Schulanfang sowohl als kritisches Lebensereignis als auch als entwicklungsfördernde Herausforderung konzeptuell zugänglich (Griebel und Niesel 2005). Insgesamt folgen Griebel und Niesel einer sozio-konstruktivistischen Perspektive und verstehen den Schulbeginn als „Prozess von Verständigung der Beteiligten aus Familie und Bildungseinrichtungen über die Bedeutung und den Inhalt der verschiedenen Übergänge über Kommunikation und Partizipation der Beteiligten, eine Ko-Konstruktion." (Griebel 2010, 118).

Die im Folgenden präsentierten Kernaussagen stellen dar, welche Prozesse nach dem *Transitionsmodell von Griebel und Niesel* bei Kindern und Eltern im Zuge des Schulbeginns erfolgen. „Eltern selbst sehen sich vorrangig als Unterstützer ihres Kindes; oft erst im Nachhinein wird ihnen bewusst, welche Unsicherheiten sie selber überwinden mussten und wie sie sich allmählich in ihre neue Identität als Eltern eines Schulkindes hineingefunden haben. Bislang werden Eltern bei diesem Übergang nicht gezielt unterstützt. Die Bewältigung auch als Entwicklung von Eltern zu sehen, ist dabei relativ neu und hat für die Kooperation zwischen Bildungseinrichtungen und Familien Konsequenzen" (ebd., 120).

Das Hauptinteresse in dieser Arbeit liegt auf den subjektiven Erfahrungen und Bewältigungsprozessen der Eltern und nicht auf den individuellen Prozessen der Kinder selbst, es ist jedoch von einer starken Verwobenheit beider Ebenen auszugehen, da die Erfahrungen der Eltern an den Prozess, den ihre Kinder durchlaufen, gebunden sind. Daher werden im Folgenden beide Ebenen des Modells von Griebel und Niesel dargestellt.

Jede Transition bringt nach Griebel und Niesel auf drei Ebenen Veränderungen und Entwicklungsaufgaben mit sich: auf der *Ebene des Individuums, der Ebene der Beziehungen und der Ebene der Lebensumwelten* (Griebel und Niesel 2005). „Transition wird also auf Lebensereignisse bezogen, die Bewältigung von Veränderungen auf mehreren Ebenen erfordern und in der Auseinandersetzung des Einzelnen und seines sozialen Systems mit gesellschaftlichen Anforderungen Entwicklung stimulieren und als bedeutsame biographische Erfahrungen in der Identitätsentwicklung ihren Niederschlag finden." (Griebel und Niesel 2005[93]). Sie folgen damit dem Familienentwicklungsmodell von Fthenakis (1999) und spezifizieren sein allgemeineres Modell für die Transition vom Kindergarten in die Schule.

Auf der *individuellen Ebene* bedeutet diese Transition für die Kinder die Entwicklung einer Identität als Schulkind, die Bewältigung transitionsbedingter Emotionen wie Vorfreude, Neugier, Stolz, Unsicherheit und Angst sowie den Erwerb neuer Fähigkeiten und Kulturtechniken wie Lesen, Schreiben und Rechnen.

Die Eltern müssen ebenso eine Identität als Schulkindeltern entwickeln und empfinden sich häufig als verantwortlich für den schulischen Erfolg ihrer Kinder, müssen aber gleichzeitig auch den Verlust von Einflussmöglichkeiten bewältigen. „Die Schule wird als sehr machthaltig für die Entwicklung und den Erfolg des Kindes erlebt. Gefordert ist außerdem die Anpassung der elterlichen Erwartungshaltung an das Kind entsprechend seiner Entwicklung in der Schule und die Einschätzung seiner weiteren Laufbahn." (Griebel 2010, 119).

Auf der *Ebene der Beziehungen* ist von den Kindern die Aufnahme neuer Kontakte zu den Lehrenden und Mitschülern und Mitschülerinnen gefordert. Zudem verändern sich Beziehungen zu bisherigen Bezugspersonen und Freunden oder brechen ab. Auch die Beziehungen innerhalb der Familie verändern sich und mit der neuen Rolle des Schulkindes kommen neue Rollenerwartungen und -sanktionen hinzu.

Die Eltern müssen sich – so Griebel und Niesel – ebenfalls vom Kontakt zu den Erzieherinnen und Erziehern des Kindergartens lösen und eine neue Beziehung zu den Lehrkräften aufbauen. In der Beziehung zum Schulkind müssen sie mehr Abstand und Selbstständigkeit akzeptieren und gleichzeitig das Kind beim

---

93   Internetdokument ohne Seitenzahlen.

Schulstart begleiten und motivieren. Auch zu den Eltern der anderen Schulkinder entwickeln sich neue Beziehungen (ebd.).

Auf der *Ebene der Lebensumwelten* müssen Kinder vor allem die zwei Lebensbereiche Familie und Schule integrieren, die Eltern müssen zusätzlich das Berufsleben mit den beiden anderen Bereichen abstimmen. Sie müssen ihre Planung nach dem strikten Tages-, Wochen- und Jahresplan der Schule ausrichten und in unterrichtsfreien Zeiten die Betreuung sicherstellen. Dabei ist die Kommunikation mit der Schule und die Teilhabe an der schulischen Ausbildung der Kinder eine wichtige Aufgabe.

Als unterschiedliche Formen des Bewältigungshandelns der Eltern unterscheidet Griebel (2010) – dem Coping-Konzept von Lazarus folgend – aktiv problemlösende Verhaltensformen sowie emotionsregulierende Formen. Problemorientierte Strategien zielen direkt darauf, das Problem zu lösen (z. B. Situationskontrolle, Planung von konkreten Maßnahmen), während emotionsregulierende Ansätze (z. B. Entspannung, Ablenkung) eher der Kontrolle der emotionalen Folgen des Problems dienen (Fthenakis et al. 2007).

Vor dem Schulanfang sind die Eltern nach dem Modell von Griebel und Niesel besonders um eine umfangreiche Informationsbeschaffung über die möglichen Schulen sowie die Einschulung mit Freunden zur Sicherung „sozialer Kontinuität" (Griebel 2010, 121) bemüht. Sie betonen – als eine Art Selbstvergewisserung – stärker als vorher die kognitiven Fähigkeiten ihrer Kinder.

Nach Schulbeginn versuchen sie, möglichst umfangreiche Informationen über die Schule von den Kindern zu erhalten, um ihrem Bedürfnis nach Kontrolle und Einfluss nachzugehen. Eine Anpassung an neue institutionelle Normen drückt sich zum Beispiel in der Frage nach Noten und Bewertungen aus. Die Entwicklung von Tages- und Wochenstruktur durchläuft vielfältige Erprobungsphasen. Zudem ist bei vielen Eltern eine stärkere Betonung traditioneller Werte wie Pünktlichkeit, Fleiß etc. zu beobachten. Im Zusammenhang mit einer Kontrolle der Hausaufgaben und dem häufigen Drängen der Kinder zu Übererfüllung der Anforderungen ist das Streben der Eltern zu erkennen, ein gutes Erscheinungsbild der Kinder abzusichern. Dies führt angesichts des neuen Autonomiestrebens der Kinder vielfach zu konflikthaften Entwicklungen. Als Bewältigungsversuch bei der Abgabe von Kontrolle deutet Griebel die Tendenz der Eltern, ein positives Bildes von den Lehrkräften ihres Kindes zu zeichnen.

Von einem erfolgreichen Übergang sprechen Griebel und Niesel „wenn das Kind sich emotional, psychisch, physisch und intellektuell angemessen in der Schule präsentiert (…). Das Kind ist dann ein kompetentes Schulkind, wenn es sich in der Schule wohl fühlt, die gestellten Anforderungen bewältigt und die

Bildungsangebote für sich optimal nutzt." (Griebel und Niesel 2005)[94]. Ein erfolgreicher Übergang der Eltern wird nicht näher spezifiziert, ist allerdings in enger Verknüpfung mit der Transition des Kindes zu sehen.

Eine Einschränkung des Modells von Griebel und Niesel besteht darin, dass es sich primär am Transitionsprozess „normaler" Kinder orientiert und die besonderen Übergangsprobleme belasteter Gruppen nicht spezifiziert. Baulig (1987) wies bereits Ende der 1980er Jahre darauf hin, dass „Problemgruppen in Übergangskonzepten keine hinreichende konzeptionelle Einstellung erfahren" (ebd., 564) und dadurch „gerade die, die durch institutionelle Übergänge besonders tangiert werden" (ebd., 565) vernachlässigt würden. Mittlerweile geraten unter dem Einfluss eines Trends zu inklusionsorientierter Erziehungspolitik traditionelle Konzepte von Schulreife und einem Verständnis von Schulerfolg als erfolgreiche individuelle Anpassung zunehmend in die Kritik. Besonders die kritische und post-strukturalistische Theorie kritisieren die Unangemessenheit traditionaler Kategorisierungen zum Beispiel in begabte und benachteiligte Kinder, weil sie sich auf Defizite der Kinder konzentrieren und Rahmenbedingungen wenig in den Blick nehmen: „Such categorisations support a medical-model focus on children's deficits as a reason for failure to meet normative educational expectations, rather than focusing attention on changes that might be made to improve education and social circumstances for these children, their families and communities." (Petriwskyj 2014, 203f).

Zusammenfassend ist festzustellen, dass sich das Transitionskonzept sowohl für die Analyse des Übergangs vom Kindergarten zur Schule eignet als auch für die gesundheitliche Transition, die durch die ADHS Symptomatik ausgelöst wird. Die im Rahmen dieser Arbeit befragten Eltern bewältigen hier zwei miteinander verschränkte Transitionsprozesse. Die Konzepte von Wingenfeld und Griebel und Niesel ergänzen sich insofern, als Wingenfeld den zeitlich strukturierten Phasenverlauf in den Vordergrund stellt, während Griebel und Niesel die verschiedenen systemischen Ebenen hervorheben. Diese beiden Aspekte sind auch in die Darstellung der empirischen Ergebnisse eingeflossen, die dem Phasenverlauf folgen und innerhalb der Phasen die Belastungen und Bewältigungsmuster auf den unterschiedlichen Ebenen analysieren. In der Zusammenführung von Theorie und Empirie wird später dargestellt, inwiefern sich die empirischen Analyseergebnisse in diesen theoretischen Rahmen einbetten lassen, und an welchen Stellen sie Erweiterungen oder Anpassungen der bisherigen theoretischen Annahmen anregen.

---

94 Internetdokument ohne Seitenzahlen.

5 Empirische Analysen

Die Analysen der Interviewtexte erfolgten entlang des zeitlichen Phasenverlaufs querschnittlich über die Interviews hinweg. So konnten zum einen die in den jeweiligen zeitlichen Abschnitten wesentlichen und in vielen Interviews zu erkennenden Belastungen und Bewältigungsansätze ermittelt und vergleichend dargestellt werden. Die Darstellung im Zeitverlauf verdeutlicht zum anderen, inwiefern es in diesem Prozess zu Entwicklungen und Veränderungen der Belastungen und Bewältigungsmuster kommt und welche Einflussfaktoren hierfür relevant sind. Da das Kerninteresse der Arbeit darin liegt, die Entwicklungen und Veränderungen von Belastungen und Bewältigungsansätzen beim Übergang vom Kindergarten in die Schule zu analysieren, konzentrieren sich die Auswertungen auf die Kindergartenzeit (einschließlich der Zeit kurz vor Schulbeginn) sowie die Phase kurz nach Schulbeginn. Eine Auswertung der frühkindlichen Entwicklungsphase war ursprünglich nicht vorgesehen. Im Rahmen von Interviewdurchführung und -auswertung zeigte sich jedoch, dass die Interviewten vielfach mit Bezug auf die frühkindliche Phase ihre subjektiven Wahrnehmungen und Deutungsmuster von ADHS schildern, die im weiteren Verlauf von hoher Bedeutung sind. Daher werden auch für diesen Zeitabschnitt die wesentlichen Belastungen und Bewältigungsmuster dargestellt.

Innerhalb der Phasen erfolgt die Darstellung getrennt nach den Ebenen des familiären Kontexts, des sozialen Umfelds, des institutionellen Settings von Kindergarten und Schule und des Kontextes von Diagnostik und Behandlungen. Da die hier betrachteten Kinder in der frühkindlichen Phase noch keine Betreuungsinstitutionen besuchten, beschränken sich die Analysen des Belastungserlebens für diese Phase auf den familiären Alltag und Reaktionen der sozialen Umwelt. Die von den Eltern in der frühkindlichen Zeit dargestellten Bewältigungsversuche finden primär im familiären Setting und medizinisch-diagnostischen Kontext statt, so dass nur diese Ebenen dargestellt werden. Zur Kindergartenphase wurden die Eltern in der Befragung zunächst nach der Anfangszeit und Entwicklung im Kindergartensetting und daran anschließend spezifisch nach der Antizipation des Schulbeginns gefragt. Aus diesem Grund sind diese beiden Kontexte im Folgenden separat dargestellt.

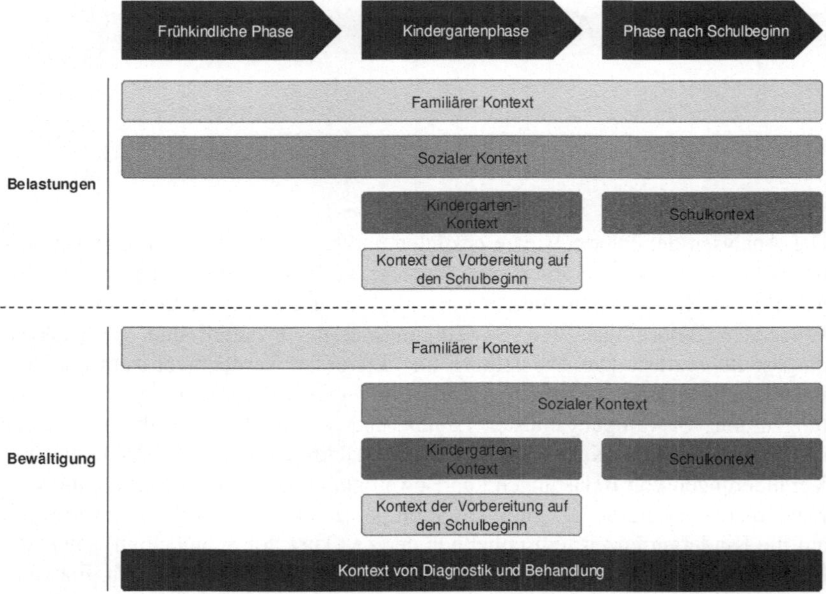

Abbildung 4:   Phasen und Ebenen der empirischen Analysen (eigene Darstellung)

Belastungen und Bewältigungsmuster sowie die Kontexte, in denen diese Muster auftreten, sind analytisch getrennt voneinander dargestellt. Diese schematische Trennung ist ein heuristisches Mittel zur besseren Veranschaulichung der wesentlichen Motive, allerdings ist darauf hinzuweisen, dass sich in der Realität der Befragten die verschiedenen Ebenen und Bereiche überschneiden und miteinander interagieren (vgl. dazu auch Hildenbrand 2009). Teilweise bringen die Befragten zum Beispiel verschiedene Belastungen und Bewältigungsansätze in einem Satz zum Ausdruck. Die Interviewten nehmen häufig keine bewusste und sprachlich explizierte Trennung zwischen Belastung und Bewältigung vor und erst ihre subjektive Wahrnehmung eines Ereignisses entscheidet darüber, ob dieses als Belastung eingestuft wird. Aber gerade weil diese unbewussten Konstruktionsprozesse zu erkennen sind, wurde auf die Frage, welche Aspekte die Interviewpartner in ihren Erzählungen als Belastungen und welche als Bewältigungshandeln positionieren, ein besonderes Augenmerk gelegt. Denn hier zeigt sich häufig, dass vermeintlich objektive Belastungsmomente von einigen Interviewten tatsächlich auch als belastend dargestellt werden, während andere Interviewpartner die gleichen Ereignisse auf Grund einer anderen subjektiven Wahrnehmung gar nicht als Belastung thematisieren. Diese Unterschiede konnten durch die analytische Trennung besser herausgearbeitet werden. Zudem können durch dieses Vorgehen die Veränderungen der Belastungen, aber vor allem der Bewältigungsansätze im Zeitverlauf klarer und für die Leserinnen und Leser übersichtlicher präsentiert werden.

5.1 Frühkindliche Phase – erste Auffälligkeiten

Der Eintritt in den Bewältigungsprozess einer chronischen Krankheit ist häufig davon gekennzeichnet, dass es zu einer *langsamen Aufschichtung* verschiedener Problemlagen und Symptome kommt, die erst in einem längeren Prozess in einen diagnostischen Prozess münden (Corbin et al. 2004). Diese werden dann erst rückblickend auf Basis der Diagnose – oder wie in diesem Fall durch das Interview initiiert – als relevant erachtet und machen die erlebte Biografie für die Betroffenen erklärbarer. Ähnliche Prozesse zeigen sich in der vorliegenden Arbeit im Umgang der Eltern mit der ADHS-Symptomatik ihrer Kinder.

Nach der Entwicklung in der frühkindlichen Phase wurde – wie bereits ausgeführt – in den Interviews nicht explizit gefragt, da sich das Hauptinteresse dieser Arbeit auf die Phase des Übergangs vom Kindergarten in die Schule richtet. Der Einstieg in die Interviews (vgl. Kapitel 3.1.3) erfolgte mit einer offenen Frage, die nach der Entwicklung „in den letzten Jahren" fragte. Die Offenheit der Fragestellung überließ es den Befragten, ihre Geschichte dort zu beginnen, wo sie in ihrer Wahrnehmung den Einstieg in die Problematik und erste relevante Aspekte für die weitere Entwicklung verorten.

Auf diese offen gehaltene Eingangsfrage leiten die Eltern ihre Erzählung vielfach mit einer Rekapitulation der Lebensgeschichte ihres Kindes „von Anfang an" ein, beginnend mit dessen Entwicklung in der frühkindlichen Phase. Nur in Einzelfällen wird eine Beschreibung dieser Entwicklungszeit komplett ausgelassen. Im Rahmen dieser Erzählungen bringen die Befragten wesentliche Motive ihrer auch im weiteren Verlauf deutlich werdenden Deutung der Symptomatik zum Ausdruck, die sich zwischen (angeborener) Krankheit und individueller Besonderheit ohne Krankheitswert bewegt.

Es ist an dieser Stelle hervorzuheben, dass die Erzählenden ihren Umgang mit den anfänglichen Symptomen retrospektiv darstellen und anzunehmen ist, dass sie diesen erst im Rückblick eine (neue) Bedeutung zugewiesen haben, da zum Zeitpunkt des Interviews alle Befragten bereits einen diagnostischen Prozess begonnen und Erfahrungen mit verschiedenen Bewältigungs- und Behandlungsansätzen gemacht haben. Trotzdem oder gerade deshalb liefern die unterschiedlichen Deutungen der anfänglichen Entwicklung sehr deutliche Hinweise auf die subjektiven Deutungsmuster der Befragten.

5.1.1 Belastungen

Insgesamt finden sich in Bezug auf die Präsentation der frühkindlichen Phase unter den Befragten verschiedene Gruppen: So gibt es Eltern, die in dieser Zeitspanne noch gar keine Belastungen verorten bzw. diese Phase nicht im Interview thematisieren und in der späteren Darstellung der Kindergartenzeit die frühkindliche Phase im Vergleich als unauffällig und problemlos hervorheben. Andere Eltern schildern bereits in der frühkindlichen Zeit verschiedene Formen erlebter Belastungen. Die folgenden Darstellungen beziehen sich somit nur auf diejenigen Eltern, die diese Phase im Interview aufgreifen und ihr damit eine besondere Relevanz zuweisen.

5.1.1.1 Familiärer Kontext

Wenn Eltern die frühkindliche Phase thematisieren, konzentrieren sich die von ihnen dargestellten Besonderheiten im Verhalten ihrer Kinder auf Verhaltensprobleme bzw. sogenannte frühkindliche Regulationsstörungen ebenso wie auf Auffälligkeiten im Bereich der kognitiven und physischen Fähigkeiten. Der Fokus liegt in den Interviews im Bereich der Verhaltens- und Regulationsprobleme, die die Eltern in Form von exzessivem Schreien, hoher Aktivität und Unruhe erleben.

Verhaltensweisen, die sich im Bereich *frühkindlicher Regulationsstörungen* einordnen ließen, tauchen in den Interviews vor allem in Form des Motivs von „Schreikindern" auf, mit dem die Befragten das dauerhafte Schreien ihrer Kinder beschreiben:

> Sie war ein Schreibaby, und sie hat bis drei Jahre in der Nacht fast NIE geschlafen. Sie hat die Nächte durchgeschrien. Und sie wollte entweder essen oder trinken im Bett oder sonst noch was. Also, es war wirklich anstrengend mit ihr. (139)[95]

---

95 Zitate aus den Interviews sind im Folgenden ohne Anführungszeichen dargestellt, aber eingerückt. Die in Klammern eingefügte Zahl entspricht der Code-Nummer des jeweiligen Interviews.

Die Mutter verleiht dem Phänomen des nächtlichen Schreiens ihrer Tochter mit der Bezeichnung als Schreibaby ein Label und hebt die hohe Belastung durch eine faktifizierende und durch Allaussagen verstärkte Sprachwahl hervor („nie", „wirklich anstrengend"). So wie diese Mutter beschreiben viele der Eltern dauerhaftes Schreien sowie Ein- und Durchschlafproblematiken in den ersten Lebensjahren als sehr belastend. Die Symptomatik führt auf Seiten der Eltern zu Erschöpfungszuständen und Ratlosigkeit.

Auch eine hohe Aktivität und Unruhe des Kindes während des Tages führt dazu, dass Ruhepausen, die die Befragten bei anderen Eltern erleben, für sie selbst ausbleiben:

> Also, erstens mal als Baby nicht ruhig, also dann schreiend, nicht liegen bleiben, immer auf Achse war und wenn, wenn / andere Kinder, die schlafen, er nicht. (146)

Auffälligkeiten im Bereich der kognitiven Entwicklung schildern die Interviewpartner primär als Verzögerungen der sprachlichen Entwicklung:

> Er hat zwar alles VERSTANDEN und er konnte auch auf alles ZEIGEN und DEUTEN und alles Mögliche, aber er hat erst sehr spät zu sprechen angefangen. (138)

Aber auch im Bereich *physischer und motorischer Kompetenzen* beschreiben die Eltern die Entwicklung ihrer Kinder teilweise als verzögert. Die Schilderungen machen deutlich, dass die Eltern die Entwicklung ihres Kindes fortwährend mit einer impliziten Vorstellung kindlicher Normalentwicklung und derjenigen anderer Kinder abgleichen und dieser Vergleich für die Eltern durchgängig negativ ausfällt. Dabei ist nicht so sehr die prinzipielle Entwicklung von Kompetenzen problematisch, sondern besonders die zeitliche Komponente des Entwicklungsverlaufs, bei der die befragten Eltern ihr Kind als „verspätet" wahrnehmen.

5.1.1.2   Sozialer Kontext

Die Belastungen, die die Eltern vor allem durch die Störungen in Bezug auf Schrei- und Schlafverhalten des Kindes wahrnehmen, werden zusätzlich dadurch verstärkt, dass sie in ihrem sozialen Umfeld meist auf *Unverständnis und Skepsis* gegenüber ihrer eigenen Wahrnehmung und ihren Bewältigungsversuchen stoßen:

> Also, es hat mir niemand geglaubt, dass wenn ich mein Kind nicht um ZEHN HINLEGE, sondern fünf nach zehn, dass es eine Stunde brüllt. (149)

Diese Mutter gehorcht aus der Erfahrung heraus, dass ihr Kind regelmäßige Schlafenszeiten benötigt, quasi „sklavisch" einem strikten Zeitplan. Ihre Formulierungen machen jedoch deutlich, dass ihre Umwelt dauerhaft skeptisch auf ihre Wahrnehmung und Bewältigung der Situation reagiert. Sie erlebt sich als Individuum, das mit seiner Bewältigungsstrategie einem verständnislosen Kollektiv der Anderen gegenübersteht und vermittelt diesen Eindruck sprachlich, indem sie hier ein totalisierendes Argumentationsmuster nutzt („hat mir niemand geglaubt"). Diese Gegenüberstellung der individuellen Betroffenensicht gegenüber den kollektiven Anderen ist auch in einem weiteren Fall zu erkennen, in dem eine Mutter, die ihr Kind mit verschiedensten Mitteln (Föhn einschalten etc.) zum Schlafen bringt, ebenfalls zunächst von ihrer Umgebung Ablehnung erfährt („alle"). Hier deutet sich jedoch im Unterschied zum ersten Fall ein späterer Wandel an („erst"):

> […] und erst haben mich alle FÜR VERRÜCKT ERKLÄRT. (138)

Beide Erzählerinnen verstärken die Aussagekraft neben der Verwendung kollektiver Totalisierungen (niemand, alle) durch sehr detaillierte Reinszenierungen, wodurch ihr *Legitimationsdruck* unterstrichen wird. Sie positionieren damit der Interviewerin gegenüber die Gültigkeit ihrer Interpretation trotz der anderslautenden Einschätzung ihrer Umwelt.

5.1.2 *Bewältigungsansätze*

Die Interviewanalysen zeigen insgesamt, dass zwar viele der befragten Eltern in der frühkindlichen Zeit erste Auffälligkeiten im Verhalten ihres Kindes wahrnehmen, diesen Auffälligkeiten jedoch (retrospektiv) in sehr unterschiedlicher Weise Bedeutung beimessen. Dabei lassen sich vor allem *Muster von Medikalisierung und Normalisierung* unterscheiden: ein Teil der Eltern medikalisiert bzw. de-normalisiert das Verhalten der Kinder und baut ein Bild des „von Anfang an anderen Kindes" auf. Die andere Gruppe normalisiert das potenziell belastende Verhalten, indem sie es nicht als pathologisches sondern „besonderes" Verhalten einordnen. Soziale Unterstützung bei der Bewältigungsarbeit wird von den Befragten kaum thematisiert. Die Gruppe, die die Auffälligkeiten als krankhaft einstuft, unternimmt zusätzlich Versuche einer Bewältigung durch ärztliche Konsultationen und Untersuchungen.

5.1.2.1 Familiärer Kontext

Das *Muster von Medikalisierung*, in dem Eltern ihr Kind als „von Anfang an anders" typisieren und sein Verhalten medikalisieren, wird durch folgende Zitate treffend belegt:

> So war er eigentlich schon immer. Er war ein Schreikind, und er war schon immer so sehr impulsiv. (149)

Das Phänomen des dauerhaften Schreiens wird hier durch die Bezeichnung als „Schreikind" medikalisierend in eine Art Diagnose und Typus überführt.

Ein befragter Vater verortet den Beginn des auffällig aktiven Verhaltens seines Sohnes bereits in der vorgeburtlichen Phase:

> Er war schon immer ein Aktivposten. Seit Geburt an eigentlich. Eigentlich schon vorher. Also, auch im Bauch war er eigentlich ständig aktiv. (137)

Mit der Beschreibung der Auffälligkeiten als „schon immer" dagewesen deuten die Eltern die Symptomatik als nicht durch äußere Umstände, Entwicklungen oder Erziehungsverhalten verursachtes, sondern dem Kind inhärentes, angeborenes Phänomen. Sie entwickeln eine Kontinuitätsgeschichte, durch die sie die Auffälligkeit des Kindes als angeboren und nicht durch ihren eigenen Einfluss entstanden charakterisieren[96]. Auffällig ist in beiden Zitaten, dass die Interviewten das besondere kindliche Verhalten als „eigentlich" schon immer dagewesen bezeichnen. Die Abtönungspartikel „eigentlich" hat häufig eine kontrastierende Funktion (Gegenüberstellung zum „Uneigentlichen") und kann auch eine Überraschung zum Ausdruck bringen. In diesem Kontext könnte die Verwendung so gedeutet werden, dass die Eltern in der Rückbesinnung realisieren, dass die Abweichung vom Normalen vielleicht schon zu diesem Zeitpunkt hätte bemerkt werden können, sie dies damals aber noch nicht realisiert hatten.

Wie oben bereits beschrieben bezeichnen viele dieser Eltern ihr Kind als „Schreibaby", was zugleich eine Bewältigungsstrategie darstellt. Denn mit der Typisierung ihres Kindes als „Schreikind" geben sie der Problematik des exzessiven Schreiens einen Namen und überführen dieses in ein bearbeitbares, (scheinbar) definiertes und kommunzierbares Phänomen. Sie gerieren damit das

---

96 In der Biografieforschung geht man davon aus, dass biografische Sinnstiftung durch die Herstellung von Kohärenz und Kontinuität entsteht und narrative biographische Konstruktionen entsprechende Konzepte umfassen und damit auch die Basis für Handlungsorientierungen darstellen (Lucius-Hoene und Deppermann 2004).

exzessive Schreien als originären Teil der Persönlichkeit ihrer Kinder und nicht als eine einzelne Verhaltensweise, wodurch das Kind quasi allein durch die Eigenschaft des Schreiens definiert wird [97]:

> Das war am Anfang relativ heftig. Er war so das, was man so als Schreikind bezeichnet ähm ließ sich überhaupt nicht wickeln. Wir wussten gar nicht warum. (127)

Die Formulierung „was man so als … bezeichnet" vermittelt ein Diskursivierungsmuster, mit dem der Interviewte an dieser Stelle die von ihm vorgenommene Bezeichnung des Kindes als Schreikind als die Übliche und kollektiv geteilte Einordnung des Phänomens hervorhebt.

Die in den Beispielzitaten verwendete faktifizierende Sprache („er war" „sie war") und das zusätzliche Hervorheben der erlebten Anstrengung durch Verstärkungspartikel („wirklich anstrengend" „überhaupt nicht", „sehr") verweist darauf, dass die Eltern ihrer Deutung hohe Geltungskraft verleihen möchten. An dieser Stelle nehmen die Interviewten keinerlei Vagheitsmarkierungen oder Subjektivierungen wie zum Beispiel „ich habe es so wahrgenommen" oder „es könnte sein" vor, sondern sie positionieren ihr Erleben als objektiv und faktisch[98].

Ein ergänzendes Muster zeigt sich in der Beschreibung von Entwicklungsverzögerungen bzw. Abweichungen von der erwarteten „normalen" kindlichen Entwicklung:

> Komischerweise, das erste Jahr bei ihr war / war GANZ anders, wie sie nach einem Jahr dann war, dass sie / sie war das erste Jahr sehr RUHIG, also sehr so ja, ja, man kann eigentlich sagen eher ängstlich so, ZURÜCKHALTEND. Äh, na ich weiß es jetzt nicht mehr so GANZ genau, also eher so sehr, sehr schüchtern und in sich gekehrt. Und ab einem Jahr wie der BLITZ ging es dann eigentlich los mit, ja, auch oft mal Schlafstörungen und so, dass sie halt einfach nicht EINSCHLAFEN konnte. Sie ist dann auch ähm spät GELAUFEN, erst mit 22 MONATEN. Auch ähm sehr spät GESESSEN. Alles halt ein bisschen so ähm ja verzögert. (208)

Diese Mutter teilt die Entwicklung des Kindes zunächst in zwei Abschnitte, indem sie das erste Lebensjahr deutlich von der dann folgenden Zeit abgrenzt („GANZ anders"). Für beide Bereiche hebt sie das in ihrer Wahrnehmung Be-

---

97 Wie sich in den weiteren Analysen zeigen wird, findet sich dieses Muster auch in Bezeichnungen der Kinder als „ADHS-Kind" oder „ADHSler" wieder (vgl. Abschnitt 5.2.2.5).

98 Die Fachliteratur zur frühkindlichen Phase geht davon aus, dass starke Belastungen in diesem Zeitraum, z. B. durch exzessives Schreien, die Herausbildung einer harmonischen Eltern-Kind-Beziehung häufig erschweren (vgl. Gloger-Tippelt 2007). Diese Frage wird von den Befragten nicht thematisiert (vgl. hierzu die erst nach Besserung der Situation erfolgende Thematisierung zuvor empfundener Schuldgefühle der Eltern in Abschnitt 5.3.2.1).

sondere der Entwicklung hervor: Das ruhige Verhalten ihres Kindes im ersten Lebensjahr, welches im Alltagsverständnis grundsätzlich als ein von vielen Eltern kleiner Babys erwünschtes Verhalten gilt, betont sie durch Verstärkungspartikel als auffällig („sehr ruhig") und führt dieses mit negativ besetztem Sozialverhalten zusammen („eher ängstlich", „schüchtern"), das sie zusätzlich durch Verstärkungspartikel („sehr, sehr") betont. Insgesamt stellt sie für diese Lebensphase ihres Kindes auch durch die Verwendung von Vagheitsmarkierungen („komischerweise", „ich weiß jetzt nicht mehr GANZ genau") zunächst das Muster einer diffusen Irritation dar.

Der zweite Abschnitt wird als plötzlicher und unkontrollierbarer Bruch in der Metaphorik eines Naturphänomens eingeführt („wie der Blitz"). Auffallend ist hier, dass sie das in diesem Alter häufig zu beobachtende Phänomen von Einschlafproblemen bei Babys durch die Bezeichnung als „Schlafstörungen" medikalisiert. Die weiteren Entwicklungsschritte werden als nicht altersgemäß bzw. verzögert bezeichnet, ohne dass die Mutter näher erläutert, was sie als „normale" Entwicklungszeit versteht. Dies zeigt, dass es sich hierbei in ihrer Wahrnehmung um akzeptiertes und unhinterfragtes Weltwissen handelt und sie implizit davon ausgeht, dass die Interviewerin ihre Einschätzung teilt. Sie folgt mit ihren Verweisen auf eine nicht normale Entwicklung in Bereichen der sozialen, emotionalen und physischen Entwicklung einem zentralen Konzept kindlicher Normalentwicklung, das unter einem biologistischen Blickwinkel von spezifischen, konsekutiven Entwicklungsstadien vom Baby- bis zum Erwachsenenalter ausgeht (Ribbens McCarthy und Edwards 2011, 21; vgl. hierzu auch Kapitel 6.1.1).

Im Lauf der Zeit scheint sich für viele der befragten Eltern immer deutlicher herauszukristallisieren, dass mit ihrem Kind „irgendetwas nicht stimmt". Das „Anderssein" ihres Kindes, welches die Eltern nicht wirklich klar fassen können, ist für sie eine der wesentlichen Herausforderungen, da es bei ihnen zunächst Verwirrung und Irritation auslöst. Sie können sich die Situation nicht erklären und stehen dem Geschehen relativ hilflos gegenüber.

Die hohe Bedeutung, die diese Thematik für sie hat und der Wunsch, der Interviewerin dies zu erklären, dokumentiert sich in sehr ausführlichen Schilderungen der „Andersartigkeit" des Kindes und einem „Belegen" der eigenen Wahrnehmung durch Beispiele und Reinszenierungen.

Auf der aktiv problemlösenden Ebene nutzen diejenigen Eltern, die einem medikalisierenden Bewältigungsmuster folgen, primär regulierende, reaktive Bewältigungsansätze:

JA, die üblichen Sachen, nachts mit dem Kinderwagen los, weil das Baby schrie. (127)

> Wir mussten ihn also zu zweit auf dem Wickeltisch festhalten, richtig körperliche Gewalt anwenden. (127)

Die Äußerungen deuten an, dass die Eltern ihr Handeln relativ unhinterfragt an einer quasi alternativlosen Befriedung bzw. akuten Situationsbewältigung ausrichten („sie wollte", „wir mussten"). Indem der hier zitierte Interviewpartner sein Verhalten hier als „die üblichen Sachen" bezeichnet, normalisiert er dies und stellt es in den Kontext des Kollektiven und Typischen.

Deutungsmuster der Bedarfsorientierung und Alternativlosigkeit besitzen an dieser Stelle eine entlastende Funktion für die Eltern, die ihr Handeln anscheinend selbst als legitimationsbedürftig und von der Außenwelt nicht legitimiert erleben („hat mir keiner geglaubt").

Anders als im oben dargestellten Muster, nehmen andere Eltern zwar ebenfalls erste Auffälligkeiten ihres Kindes wahr, deuten diese allerdings (noch) nicht als erklärungsbedürftig oder krankhaft, sondern folgen einem *Muster der Normalisierung*:

> Also, anfangs war es für mich einfach nur, sag ich mal, ein aufgeregter JUNGE, sehr aktiv und VIEL UNTERWEGS HALT. (148)

Die wahrgenommenen Merkmale ihres Kindes übersteigen in dieser Phase nicht das für sie tolerierbare Maß und verursachen somit für diese Eltern zunächst keinen akuten Handlungsbedarf, sondern werden stärker als Besonderheit und individuelle Merkmale präsentiert. Der Hinweis auf die Perspektivität („anfangs") deutet jedoch auch hier bereits an, dass sich diese Einschätzung mittlerweile verändert hat.

Das folgende Zitat hebt hervor, dass das Verhalten zwar als besonders, aber nicht als problematisch wahrgenommen wird. Diese Problemlosigkeit wird aber auch hier durch die im Nachsatz formulierte Bedingung „so lange ich allein war" bereits leicht eingeschränkt:

> Wir haben eine Stunde lang Mittag gegessen. Also, für einen Teller oder für einen Toast. Aber mich hat es halt nie gestört, so lange wie ich halt alleine war. (153)

Die Selbstverständlichkeitsmarkierung („halt") markiert auch in diesen beiden Beispielen sprachlich wiederum eine unhinterfragte Anpassung des elterlichen Handelns an die Bedürfnisse des Kindes. So wie es für die zuvor beschriebene Gruppe von Eltern selbstverständlich war, für die Klärung der Symptomatik einen Arzt aufzusuchen, ist es für diese Eltern selbstverständlich bzw. intuitiv, das besondere Verhalten des Kindes anzunehmen und sich entsprechend anzupassen.

In der nachfolgenden Darstellung wird besonders deutlich erkennbar, wie die Überführung eines potenziell auch als problematisch zu deutenden Verhaltens von der Mutter positiv gerahmt wird:

> [...] und sie war eben schon immer doll aktiv, wollte immer alles MACHEN von KLEIN AUF schon. Wenn sie sich DREHEN wollte, so, das weiß ich noch ganz genau, dann, das hat nicht geklappt, dann ist sie immer ganz wütend geworden ((lacht)) und BIS es eben geklappt hat, hat alles versucht, bis es wirklich ging. (132)

Die hohe Aktivität („doll aktiv") wird nicht als Hyperaktivität und somit als Symptom beschrieben, sondern als zielgerichteter Ehrgeiz gedeutet und somit in die Intentionalität des Kindes verlagert („bis es wirklich ging"). Selbst die potenziell negativ zu bewertende Wut des Kindes wird durch das Lachen der Mutter entschärft bzw. verniedlicht. Insgesamt präsentiert sie ihr Kind als lebhaftes, aber normales Kind, dessen ehrgeiziges Verhalten im Endeffekt zum Erfolg führt. Auf diese Weise überführt die Mutter die Auffälligkeiten, die sie auch als problematisch bewertet könnte, in vertrautes Verhalten[99].

Noch klarer zeigt sich das Muster einer Rahmung besonderen Verhaltens als positiv konnotierte Individualität in folgender Äußerung:

> Jeder ist sowieso anders, sind ja nicht alle GLEICH. (132)

Die Mutter bringt hier zum Ausdruck, dass sie die Andersartigkeit zwar – wie die oben beschriebenen Eltern auch – als ungewöhnliches Verhalten wahrnimmt. Sie ordnet es jedoch nicht als krankhaft oder abweichend ein, sondern beschreibt Verhaltensheterogenität als Normalität.

Auf der aktiv problemlösenden Ebene schlägt sich diese Deutung und Bewertung des kindlichen Verhaltens darin nieder, dass diese Eltern das „besondere" Verhalten akzeptierend in den Alltag einbauen:

> Also, ich hab dann halt mir ein Buch dazu genommen und mich dazu gesetzt. (153)

> Und / ach, wir haben damals wirklich viel mit ihr GEMACHT, oft zum SPIELPLATZ gegangen. (132)

---

99 Vgl. zum „Typus vertrauten Verhaltens" Schütz und Luckmann (1974).

Diese Mütter bzw. Eltern sind in der Lage, den besonderen Bedürfnissen ihrer Kinder entgegenzukommen und sich diesen anzupassen. Es ist hier zwar festzustellen, dass die Eltern nicht – wie die oben geschilderten Fälle – Probleme wie exzessives Schreien oder Schlafschwierigkeiten beschreiben, was für die Eltern zu deutlich höherem Belastungserleben führt. Insgesamt dokumentiert der weitere Verlauf der Interviews jedoch, dass die interviewten Eltern sehr unterschiedlich auf durch das Kind ausgelöste Belastungsmomente reagieren und sich auch bei vergleichbar dargestellten „objektiven" Belastungen Muster von Medikalisierung oder Normalisierung zeigen.

5.1.2.2   Kontext von Diagnostik und Behandlung

Diejenigen Eltern, die ihre Situation als sehr belastend empfinden, suchen zur Bewältigung bereits in dieser Phase *ärztliche Hilfe*, wohingegen sie kaum von Bewältigungsversuchen berichten, die sich auf das soziale Umfeld beziehen[100]. Der Gang zum Arzt erscheint in diesen Interviews häufig als relativ unhinterfragte, natürliche Handlungsoption, während nicht-medizinische Angebote in den Interviews keine Erwähnung finden. Bei den Arztbesuchen erleben die Eltern jedoch häufig eine *Bagatellisierung* ihrer Wahrnehmung des Kindes:

> Bin zum Arzt und er, ja, ich soll mich nicht so anstellen, das ist doch gar nicht so schlimm und bla und hin und her. Dann sag ich: „DOCH, ich finde, das ist ganz schlimm, wenn ein Kind sechs Stunden am Stück schreit." (146)

Die konsultierten Ärzte normalisieren meist die von den Eltern als krankhaft wahrgenommenen Verhaltensweisen:

> Wir waren dann auch zum KINDERARZT und der hat dann immer gesagt: „JA, IST EIN LEBENDIGER JUNGE." und so. (138)

Die Eltern finden in ihrer belasteten Situation somit von medizinischer Seite zu diesem Zeitpunkt keine Akzeptanz ihrer Wahrnehmung. Sie können ihr eigenes Deutungsmuster nicht mit dem der Ärzte in Einklang bringen und bleiben so mit der Situation allein. Vielfach wird in den Interviews ein Gefühl von Alleingelassensein mit der Situation deutlich. Die Eltern finden in ihren Nöten von professi-

---

100   Dieser Kontext wird daher für die frühkindliche Phase nicht dargestellt. Die ausbleibende Hilfesuche im sozialen Kontext, liegt vermutlich auch darin begründet, dass die soziale Umwelt die Deutungen der Interviewten in dieser Phase nicht teilt. Die Eltern scheinen eher für sich zu bleiben und kaum Hilfe von Familie oder Freunden in Anspruch zu nehmen.

oneller Seite keine Situation des Angenommenseins und schildern zunächst keine weitergehenden Versuche, professionelle Hilfe in Anspruch zu nehmen. Andere Professionsgruppen oder beispielsweise Schreiambulanzen werden in der früh-kindlichen Phase von den Eltern kaum als mögliche Unterstützung erwähnt, und auch soziale oder intergenerationale Unterstützung – zum Beispiel durch Großel-tern – ist anscheinend nicht relevant.

In einigen Fällen führen die Eltern die Entwicklungsverzögerung zunächst auch auf faktisch vorhandene medizinische Faktoren wie Erkrankungen, die zu einem schlechten Hörvermögen führen können, zurück:

> Obwohl das halt ziemlich spät angefangen hat mit dem Erzählen. Hatte aber auch andere Gründe. Er hatte irgendwie mit Polypen zu tun und da hat sich wohl irgend-wie Flüssigkeit in dem Trommelfell gebildet. Also, da weiß man nicht, ob das viel-leicht mit der Situation zu tun hatte, dass er gar nicht richtig gehört hat oder so. Ähm aber seit er das eigentlich kann, ist er eigentlich nur am erzählen. Also, es gibt wirklich keine Minute am Tag, wo er wirklich mal NICHTS erzählt. (137)

Und auch die Eltern, bei deren Kindern keine medizinischen Komplikationen festzustellen sind, vermuten angesichts des hohen und für sie unerklärlichen Lei-densdrucks zunächst organische Probleme als Ursache der wahrgenommenen Symptomatik und streben eine ärztliche Abklärung an:

> Ja, also, es hat sich mehr oder weniger herauskristallisiert, weil ich gedacht hab ir-gendwie, es kommt mir komisch vor, er HÖRT NICHT, ER REAGIERT NICHT. Bin dann zum Ohrenarzt gegangen, sag ich: „Hat er was an den Ohren, ich verstehe es nicht, ich kapier es nicht." (133)

5.1.3 Zwischenfazit

Die von den Befragten vorgenommenen Relevanzsetzungen zeigen in Bezug auf die frühkindliche Phase unterschiedliche Muster. Ein völliges Ausbleiben der Beschreibung der frühkindlichen Phase oder eine Darstellung dieser Zeit als völlig normal ist eher der Ausnahmefall. In diesen Fällen wird im weiteren Inter-viewverlauf klar, dass die Befragten einem Muster von „zuerst war alles normal, aber dann" folgen und damit eine sich später durch äußere Einflüsse wandelnde Entwicklung beschreiben. Als dominanteres Muster zeigt sich eine Beschreibung von Auffälligkeiten „von Anfang an". Viele der befragten Eltern nehmen das Verhalten ihres Kindes als „anders" wahr, wobei es jedoch zu sehr unterschiedlichen Deutungen dieser frühkindlichen Besonderheiten und entsprechenden Bewältigungsansätzen kommt.

Für die eine Gruppe von Eltern ist das Hervorheben und Dokumentieren der Andersartigkeit ihres Kindes „von Anfang an" von hoher Bedeutung. Hiermit betonen sie die dem Kind inhärente, angeborene Besonderheit, medikalisieren diese als Abweichung von einer erwarteten Normalentwicklung und folgen primär einem biologistischen Deutungsmuster. Die Bewältigung tendiert auf der konkreten Handlungsebene zu reaktiv-regulierenden Strategien. Die Suche nach Erklärungsansätzen und Hilfestellungen primär im medizinischen Sektor mit dem Ziel einer Re-Normalisierung des Kindes scheint eine logische Konsequenz darzustellen. Die Auseinandersetzung mit der bestehenden Irritation und die Suche nach Orientierung bzw. der Versuch, sich „ein Bild zu machen", zieht sich auch im weiteren Verlauf als dominantes Muster durch diese Interviews.

Die andere Gruppe interpretiert das vom normalen abweichende Verhalten stärker als „Besonderheit" und entdramatisiert und normalisiert die Situation dadurch. Auf der Handlungsebene finden sich hier anpassende, akzeptierende Haltungen, die es den Eltern ermöglichen, das Verhalten des Kindes in ihren familiären Alltag einzufügen.

Als zentrale Logik in den Antwortmustern beider Gruppen zeigt sich dabei ein „sich Abarbeiten" an der Frage, welche Verhaltensweisen und Entwicklungen ihres Kindes als „normal" oder „abweichend" eingestuft werden können. Die Definition einer Normalität von Kindheit gewinnt im Kontext der relativ unscharf abgegrenzten Symptombilder hohe Bedeutung. Insgesamt bleiben die Eltern in ihrem Bewältigungshandeln relativ allein, fragen Hilfe von anderen wenig nach und arbeiten sich primär allein durch die Problematik hindurch.

5.2 Kindergartenphase und Zeit vor Schulbeginn – Dramatisierung

Die ersten Interviews erfolgten zu einem Zeitpunkt, an dem die Kinder den Kindergarten besuchten und kurz vor dem Schulbeginn standen. Daher wurde in der Befragung zunächst nach der Anfangszeit und Entwicklung im Kindergartensetting und daran anschließend nach der Antizipation des Schulbeginns gefragt. Aus diesem Grund sind die beiden Bereiche im Folgenden separat dargestellt.

Insgesamt kommt es in der Kindergarten- und vorschulischen Phase in fast allen der hier analysierten Fälle zu einer *Dramatisierung der Problematik*. Auch Eltern, die ihr Kind in der frühkindlichen Phase als völlig problemlos oder lediglich „besonders" beschrieben hatten, erfahren beim Eintritt des Kindes in den Kindergarten nun häufig eine deutliche Verschärfung der Problematik. Die Belastungen führen teilweise bis zum Kindergartenwechsel, der häufig, aber nicht in allen Fällen zu einer Verbesserung der Lage führt. Nur in einem der hier untersuchten Fälle kommt es in der Kindergartenzeit kontextübergreifend zu einer Beruhigung der Gesamtsituation. Dies ist insofern interessant, als es sich hierbei um einen Fall handelt, in dem die ADHS-Diagnose schon sehr frühzeitig vor Beginn des Kindergartens getroffen wurde und die Eltern daher von Beginn an eine Integrationshilfe beantragt hatten[101]. Im überwiegenden Teil der Fälle treten vielfältige Belastungen in der Kindergartenphase auf, die vor allem mit Blick auf den Schulbeginn zu *präventiven Bewältigungsbemühungen* der Eltern führen.

5.2.1 Belastungen

Die Zuspitzung der Belastungssituation erfolgt fallabhängig in unterschiedlichen Settings. So tritt in vielen Fällen eine Dramatisierung der Situation allein im Kindergartensetting auf, während es in anderen Fällen nur im familiären Rahmen schwieriger wird und es in weiteren Fällen in mehreren Kontexten parallel zu zunehmenden Schwierigkeiten kommt. Im familiären Alltag bestehen zwar durchgängig bei allen Interviewten Belastungen durch die Symptomatik, trotzdem treten hier – wie bereits in der frühkindlichen Phase gezeigt – unterschiedliche Belastungswahrnehmungen und Bewältigungsmuster hervor. In Bezug auf die Kindergartensituation zeigen sich noch deutlich stärker unterschiedliche Modelle: Während in einigen Fällen in diesem Setting kaum Probleme bestehen, kommt es in anderen zu dramatischen Belastungen. Die Phase der Vorbereitung auf den Schulbeginn erleben fast alle Eltern angstbeladen, einige müssen im Kontext der Schulanmeldung mit sehr stigmatisierenden Erfahrungen umgehen.

5.2.1.1 Familiärer Kontext

Im familiären Rahmen nehmen fast alle befragten Eltern in der Kindergartenzeit im Vergleich zur frühkindlichen Zeit zunehmende Probleme wahr. Nur wenige Eltern beschreiben die Situation zu Hause weiterhin als relativ problemfrei. Bei diesen handelt es sich um Eltern, die bereits in der frühkindlichen Phase die Auf-

---

101 Die hohe Bedeutung von Integrationshilfen bzw. integrativen Einrichtungen wird im Verlauf der Interviews an vielen Stellen deutlich. Viele der Befragten heben Vorteile integrativer Kindergärten und Schulen deutlich hervor. Vgl. hierzu auch die Ausführungen zur Schulwahl in Abschnitt 5.2.2.4.

fälligkeiten ihrer Kinder nach dem Muster „anders, aber nur besonders" bewertet hatten:

> Wir haben im Alltag KEINE Probleme. Klar gibt es beim Essen / steht sie mal auf und ja. Aber wir können damit UMGEHEN, ja. (132)

Demgegenüber sind in den übrigen Interviews vielfältige Belastungen in folgenden Bereichen zu erkennen:

- Alltagsstress
- Belastungen der Ehe oder Partnerschaft
- Doppelte Belastung durch Betroffenheit eines Elternteils
- Emotionale Probleme.

Alltagsstress

Die befragten Eltern stellen in den Interviews eine Vielzahl verschiedener Symptome dar, die für sie zu einem stressbelasteten und wiederkehrend gestörten familiären Alltag führen. Diese Belastungen durch Alltagsstress beschreiben sie am detailliertesten und umfänglichsten, was die Bedeutung dieser Ebene unterstreicht.

Ein häufig beschriebenes Problem ist insbesondere eine mangelnde Regelbefolgung bzw. ein Fehlschlagen der (gewohnten) erzieherischen Maßnahmen, wodurch die Eltern zum Teil an die Grenzen ihrer Erziehungskompetenzen geraten:

> Nur als Beispiel, dem Großen hat man das irgendwie dreimal gesagt: „Du gehst nicht an den Fernseher oder an die Stereoanlage." und dann saß das. Bei Tom konnte man das dreihundert Mal sagen und das saß IMMER NOCH NICHT. (133)

Dieses Beispiel illustriert die Herausforderung, vor die sich viele der befragten Eltern gestellt sehen: Erzieherische Maßnahmen, die sie zum Teil bereits bei ihren anderen Kindern erfolgreich umsetzen konnten, funktionieren bei diesem Kind aus für sie unbegreiflichen Gründen nicht und führen somit zu Frustration. Die Eltern haben keine Erklärung für das Verhalten des Kindes, sondern stehen eher fassungslos davor.

Eng mit dieser mangelnden Regelbefolgung verbunden sind Probleme mit Impulsivität und unkontrollierbaren Grenzüberschreitungen:

> Er ist immer auf alle RUTSCHEN HOCH und auf ALLE TÜRME und ähm wir
> wohnen Gott sei Dank wirklich auf dem Land, also auf die Straße laufen IST
> NICHT, ja. Aber ihn an der Hand zu nehmen war auch immer in der Stadt / also so
> war ziemlich schwer. (138)

Die Dramatik der Situation wird hier deutlich hervorgehoben durch Allaussagen
und Verstärkungspartikel (immer, alle, wirklich). Die Mutter präsentiert sich
selbst an dieser Stelle nicht als wirkungsmächtig handelnde Akteurin, sondern
führt die trotzdem einigermaßen gelingende Bewältigung auf strukturelle Bedingungen zurück. Die Belastung durch das Gefühl mangelnder Kontrollmöglichkeit
ist auch im nachfolgenden Zitat wiederzuerkennen. Obwohl die Mutter quasi
vorauseilend auf die möglichen Wünsche des Kindes einzugehen versucht, läuft
dieser Versuch ins Leere:

> Also, zum Beispiel heute wollten wir in ein Einkaufscenter, hatte ich ihm verspro-
> chen. Da war eine ellenlange Schlange, da hab ich gesagt: „Ach komm, da stellen
> wir uns jetzt nicht an." Und bevor ich weiterreden konnte „außer du willst unbe-
> dingt, dann machen wir es", ist er schon ausgeflippt und weggerannt. So, er rennt
> dann halt auch weg. (149)

Dieses unwägbare Verhalten ihrer Kinder führt bei vielen der befragten Eltern zu
Angst und ständiger Beobachtung des Kindes und häufig zum Rückzug aus sozialen Situationen (vgl. Bewältigungsstrategien).

Hyperaktivität bzw. motorische Unruhe beschreiben unter den Befragten
erwartungsgemäß primär die Eltern von Jungen:

> Und dass er ADHS hat, war mir komischerweise wirklich relativ früh klar, weil er
> einfach hyperaktiv war. Er selber war wirklich, ich sag immer MEIN KLEINER
> DURAZELLHASE LÄUFT UND LÄUFT UND LÄUFT, LÄUFT UND man kann
> mit ihm auf Berge gehen und man kann mit ihm eigentlich MARATHON LAUFEN
> und er kann dann IMMER NOCH LAUFEN UND IMMER NOCH UND IMMER
> NOCH UND IMMER NOCH. (138)

> JA, DIESE KRAFT, dieses Spielen überhaupt, da war das auch so, Fangen spielen.
> Für ihn war das nur ein leichtes Antucken, aber die Kinder die lagen gleich, also
> wenn die gestürzt sind ((lacht)), weil der zu viel Kraft hatte. (134)

In beiden Beispielen wird deutlich, dass die Mütter diese Symptome zwar als
auffällig und anstrengend empfinden, sie aber – in dieser Phase – noch positiv
konnotieren und tendenziell verniedlichen. Dies wird im ersten Zitat zum Beispiel durch die Wahl der Metapher eines „kleinen Durazellhasen" deutlich, wel-

che zwar zum einen die unerschöpfliche Energie umschreibt, zum anderen aber auch Assoziationen von Niedlichkeit und Verspieltheit hervorruft. Auch der Vergleich des kindlichen Verhaltens mit dem Hochleistungssport Marathon verleiht dem Bewegungsdrang des Kindes tendenziell eine positive Bedeutung.

Wenngleich diese Eltern das hohe Aktivitätsniveau ihrer Kinder noch entdramatisieren, führt die Hyperaktivität der Kinder bei ihnen selbst zu Erschöpfungszuständen. Einige der Mütter beschreiben detailliert, wie häufig sie mit dem Kind draußen spielen und diverse Aktivitäten einplanen, um dem Bewegungsbedürfnis des Kindes nachzukommen – es scheint jedoch nie zu reichen:

> Wir sind Fahrrad gefahren, 20 Kilometer am Tag. Und er ist abgestiegen: „Und was machen wir jetzt?". Ich BRAUCHTE MICH ABENDS NUR HINSETZEN UND ICH WAR SCHON AM KNACKEN, SO FERTIG WAR ICH UND ER SAGT: „EY MAMA, WAS MACHEN WIR DENN JETZT?". Ich sag: „Ich kann nicht mehr, ICH BIN FERTIG." (134)

Hier lässt sich ablesen, welche Anstrengungen insbesondere die Mütter der hyperaktiven Söhne auf sich nehmen, um den besonderen Bedürfnissen ihrer Kinder nachzukommen.

Auch Eltern, die nicht von klassischen Hyperaktivitätssymptomen berichten, erleben bei ihren Kindern – insbesondere bei Mädchen – Schwierigkeiten auf Grund motorischer Unruhe. Diese problematisieren sie dann allerdings nicht so sehr auf Grund des Bewegungsdrangs als solchem, sondern im Zusammenhang mit mangelnder Konzentrationsfähigkeit:

> Sie hat die ganze Zeit nur gezappelt, sie hat überhaupt nicht zugehört. Sie hat / sie war einfach abwesend. (139)

> Das hat auch was mit diesem Zappeligen zu tun. Er kann auch nicht wirklich über längere Zeit ruhig sitzen und sich auf eine Sache konzentrieren, sondern er lässt sich schnell ablenken. (137)

Beide Interviewausschnitte zeigen, dass die Eltern das Verhalten ihrer Kinder als abweichend von ihrer Erwartung an Konzentrationsfähigkeit wahrnehmen, hierfür aber an dieser Stelle keine Erklärung finden. Sie schildern ihre Beobachtung, liefern jedoch keine weitere Deutung der Ursachen oder Zusammenhänge mit anderen Faktoren. Anders als in den oben angeführten Beispielen für Hyperaktivität erfolgt hier keine positive Rahmung oder Normalisierung der Symptomatik, indem diese z. B. als „auch normales" kindliches Bewegungsbedürfnis oder Interesse an anderen Dingen bezeichnet wird. Die mangelnde Konzentrationsfähigkeit wird zwar auch verniedlichend als „Zappeln" formuliert, dieses wird jedoch eher negativ hervorgehoben und mit dem „Nichtzuhören" verknüpft. Dass eine Konzentrationsfähigkeit bei Kindern dieses Alters zu erwarten und ein Mangel negativ zu bewerten ist, scheint für die Eltern an dieser Stelle unhinterfragt gültig[102].

Ebenfalls häufiger berichtete Probleme sind Auffälligkeiten im emotionalen oder sozialen Verhalten des Kindes. Die Mütter nehmen an ihren Kindern Verhaltensweisen wahr, die den gewohnten, kollektiv anerkannten sozialen Umgangsformen nicht entsprechen. In folgendem Zitat deutet die Interviewte die Ursache hierfür als Persönlichkeitseigenschaft des Kindes („liegt ihm nicht") und nimmt dem Verhalten damit die Intentionalität:

AUCH VERHALTENSFORMEN ANDEREN MENSCHEN GEGENÜBER, DIESER GANZE SOZIALE UMGANG, das LIEGT IHM NICHT, also er hat DA IRGENDWIE KEIN INTUITIVES GESPÜR FÜR, WIE MAN SICH RICHTIG VERHÄLT. Das muss man ihm alles MIT VIEL MÜHE BEIBRINGEN. Das kostet wirklich viel Mühe. Aber nichtsdestotrotz ist er ein ganz liebenswertes Kerlchen. (133)

Oft wird – wie auch in obigem Beispiel – die Darstellung problematischer Charaktermerkmale des Kindes im Gegenzug relativiert durch die Betonung positiver Eigenschaften. Dieses in den Interviews häufig zu findende Muster eines Aufwiegens problematischer mit positiven Teilen des kindlichen Verhaltens deutet darauf hin, dass die Befragten sich der impliziten normativen Erwartung, dass Eltern ihren Kindern quasi bedingungslose elterliche Liebe entgegenzubringen haben, bewusst sind. Auf diese Weise machen sie deutlich, dass ihre selbstformulierte Kritik nicht die Gesamtperson ihres Kindes betrifft, sondern nur einen Einzelaspekt, der insgesamt die elterliche Liebe nicht grundsätzlich in Frage stellt.

Dies verdeutlicht auch folgendes Zitat, in dem die Mutter ihre vorausgegangene Beschreibung des aggressiv-oppositionellen Verhaltens ihres Sohnes durch die Hervorhebung seiner grundsätzlich positiven Charaktereigenschaften ausgleicht, damit es nicht „ungleichgewichtig rüberkommt":

---

102 Die hohe Bedeutung, die die Eltern Konzentrationskompetenzen beimessen, wird später insbesondere im Kontext des Schulbeginns deutlich. Die Befragung ADHS-betroffener Kinder von Liebsch zeigt, dass auch die Kinder selbst diese Deutung z. B. im Kontext der Medikamenteneinnahme übernehmen: „damit ich mich besser konzentrieren kann". Liebsch weist darauf hin, dass der Begriff der Konzentration als ein stereotypes und absolutes Konzept verwendet wird, etwas, das man hat oder nicht hat, obwohl Konzentration kontextabhängig und graduell ist. Die Darstellungen der Kinder verweisen auch auf umgekehrte, positive Deutungen geringer Konzentration als Fähigkeit zu vielschichtigen Assoziationen, positiver Erregbarkeit, körperlicher Agilität etc. (vgl. Haubl und Liebsch 2009a).

> Wie ich ihn beschreiben würde? Der ist hilfsbereit, fürsorglich ähm liebevoll kann er
> auch sein. Der kann aber genau das Gegensätzliche sein. Also, der kann auch hinge-
> hen, er ist dann hochgradig aggressiv, hat eine geringe ähm Frustrationsgrenze, ja.
> Und macht natürlich viel kaputt. Grobe Gewalt. Grobmotorisch. Ja. Also, die Sachen
> fliegen schon mal tief im Wutanfall. (152)

Von sogenannten „Tics" berichten nur wenige Interviewte. Diese stellen die Eltern jedoch vor große Herausforderungen und lassen sie häufig hilflos und irritiert zurück:

> Ähm dann hat er wieder die Fliege beobachtet. Also, das hat so ausgesehen, als
> würde er eine Fliege beobachten und die Augen haben gezuckt und fing an, der gan-
> ze Körper war in Bewegung, aber er hat nicht die Ruhe gehabt, dass er sich einmal
> nur mal HINSETZT, STILL SITZT und ISST. Und das war als Mutter sehr belas-
> tend, weil ja WAS WILL MAN MIT EINEM VIERJÄHRIGEN MACHEN. Man /
> man / man / man schimpft ihn, dann / dann weint er, weil er selber nicht klarkommt
> und / und man selber weiß aber gar nicht, wie komm ich denn da raus. (138)

Wie auch immer die Symptomatik ausgeprägt ist, sie führt in den meisten Fällen
zu einer Zentrierung der elterlichen Aufmerksamkeit auf das betroffene Kind und
gegebenenfalls zu einer Vernachlässigung der Geschwisterkinder. Das auffällige
Verhalten und die vielfachen Bemühungen der Eltern um Normalisierung binden
die Kapazitäten der Eltern, so dass sie den Bedürfnissen der anderen Familienmitglieder in ihrer eigenen Wahrnehmung teilweise nicht ausreichend gerecht
werden können:

> Und das Schlimme ist, hier hat sich eigentlich alles um den Patrick gekümmert, und
> dadurch sind die anderen auch so ein bisschen in den Abseits teilweise geraten und
> das geht dann auch nicht. Das wurde uns dann / in dem Augenblick wurde uns das
> dann zuviel, wo der Patrick nur im Mittelpunkt stand und alle anderen immer zu-
> rückstecken sollten. (131)

In diesem Zusammenhang fällt auf, dass die Eltern das Zurückstehen der anderen
Kinder bzw. Familienmitglieder nicht – wie es bei schweren Erkrankungen wie
zum Beispiel Krebs oft relativ lange quasi alternativlos geschieht – fraglos vor-
aussetzen, sondern sich verpflichtet sehen, auch den Bedürfnissen der anderen
Familienmitglieder einen angemessenen Stellenwert einzuräumen. Die zentrale
Position, die das Kind mit seiner Symptomatik einnimmt, ist für sie so nicht dauerhaft zu akzeptieren („das ging nicht"), was darauf hindeutet, dass sie die

ADHS-Symptomatik nicht vollumfänglich als schicksalhafte Erkrankung konzipieren.

Insgesamt zeigt sich in den Interviews, dass die Eltern sehr unterschiedliche Symptomatiken und Ausprägungen beschreiben. Gemeinsam ist den Erzählungen, dass alle Eltern das Verhalten ihrer Kinder als abweichend von einer implizit vorausgesetzten Normalität darstellen und durch die oft mangelnde Reaktion der Kinder auf erzieherische Maßnahmen belastet sind. Allerdings zeigen auch hier die weiteren Analysen, dass die Eltern die Verhaltensweisen ihrer Kinder relativ unabhängig von der von außen wahrnehmbaren (objektiven) Ausprägung der Symptome sehr unterschiedlich erleben und entsprechende subjektive Deutungsmuster entwickeln.

Belastungen der Ehe oder Partnerschaft

Über ihre eigene Beziehung machen die Eltern im Rahmen der Interviews selten Aussagen, die Situation mit dem Kind steht deutlich im Vordergrund. Die wenigen Äußerungen hierzu verweisen jedoch darauf, dass die eheliche Beziehung durch die Symptomatik häufig stark belastet wird, in einigen Fällen kommt es fast zu einer Trennung:

> Vor zwei Jahren, ja. Also, da ist fast unsere Ehe dran kaputt gegangen. Weil wir uns beide selber immer die Schuld dafür gegeben haben, dass er so ist und das ist schlimm gewesen, wenn du keine Ruhe reinkriegst, nichts. Und du hast keine Zeit für dich selber dann, zusammen oder so. (134)

Die Belastung des familiären Alltags durch die ADHS-Symptomatik führt dazu, dass wenig Zeit für das Leben als Paar bleibt. Dazu kommen Fragen nach Ursachen und Verantwortung, die in diesem Fall in gegenseitige Schuldzuweisungen münden. Häufig bringen die befragten Mütter auch zur Sprache, dass die Väter auf Grund der meist klassischen Rollenteilung wenig Zeit zu Hause verbringen, daher einen anderen Blick auf die Symptomatik einnehmen und höhere – aus Sicht der Mütter meist unrealistische – Forderungen an die elterliche Erziehungskonsequenz stellen.

> Also, mein Mann war eigentlich immer derjenige, der viel mehr Konsequenz eingefordert hat bei Tom. Nun kann ich natürlich auch sagen ((lacht)), das fällt auch leichter, wenn man ihn nicht den ganzen Tag um sich hat. Abends nur mal für eine Stunde oder für zwei ist man vielleicht auch einfach konsequenter. (133)

Doppelte Belastung durch Betroffenheit eines Elternteils

In den Interviews zeigt sich, dass die befragten Eltern sich in Bezug auf die eigene Betroffenheit von ADHS-Symptomen in drei Gruppen aufteilen: So finden sich Eltern, die von der Symptomatik gänzlich unbetroffen sind, Mütter und Väter, die selbst eine ADHS-Diagnose haben, sowie Eltern, die zumindest ähnliche Verhaltensweisen aus ihrer Kindheit erinnern. Die Betroffenheit eines Elternteils von ADHS-Symptomen ist wesentlich für die Wahrnehmung und Deutung der Symptomatik des Kindes (vgl. dazu weiter unten), kann zum Teil jedoch auch eine zusätzliche Belastung der familiären Situation darstellen. Dies liegt darin begründet, dass die betroffenen Elternteile selbst Schwierigkeiten in der Bewältigung ihres Alltags haben und insofern schlechter in der Lage sind, den besonderen kindlichen Bedürfnissen und ihrer erzieherischen Rolle gerecht zu werden. So beschreibt eine selbst betroffene Mutter, dass für sie die Erfüllung ihrer pädagogischen Aufgabe an spezifischen Punkten eine Herausforderung darstellt, die durch die Einnahme ADHS-typischer Medikamente vorübergehend erleichtert wurde[103]:

> [...] und für mich war es fürchterlich halt, weil ich, wenn ich ihn abgeholt hatte, ich konnte mich nicht drauf konzentrieren, ihm zu sagen: „Mach das, zieh die Jacke an, ich geh rüber." Das war ein bisschen blöd. Also, als ich dann halt, wenn ich die Tabletten genommen hab, ging es. Dann hab ich aber irgendwann die aufgehört zu nehmen, dann ging es halt ein bisschen schwieriger. (153)

Zudem tendieren die betroffenen Eltern dazu, die Verhaltensweisen ihrer Kinder – weil sie sie bei sich selbst auch erleben – tendenziell eher zu entschuldigen oder zu tolerieren. Dies wiederum führt zu Problemen mit dem nicht betroffenen Partner. So stellt ein betroffener Vater in einer Perspektivübernahme die doppelte Belastung seiner Ehefrau durch die Symptomatik bei Vater und Sohn dar:

> Sehe, dass es für meine Frau sehr schwierig ist, sehr nervlich. Bin / im Zusammenspiel zwischen meinem Sohn und mir funktioniert es eigentlich ganz gut. Da wir beide über die gleichen Sachen hinwegsehen ((lacht)). Aber es macht das Familienleben natürlich erheblich schwieriger. Es muss viel verhandelt werden, es müssen viele Sachen vorher abgesprochen werden, strukturiert werden, auch Kleinigkeiten. Meine Frau muss immer für Drei denken. (127)

---

103 Interessanterweise handelt es sich hierbei um eine der Mütter, die – obwohl sie eine begonnene medikamentöse Behandlung als wirkungsvoll erlebt hat – diese u. a. aus Kostengründen wieder abbricht und auch für ihren Sohn nicht als Bewältigungsstrategie wählt (vgl. hierzu genauer Abschnitt 5.2.2.4).

In seiner Darstellung bringt er durch die Wahl einer faktifizierenden Sprechweise (es ist nervlich, natürlich, müssen, muss für Drei denken) zum Ausdruck, dass er die Grundsituation als gegeben bzw. wenig veränderlich sieht. Andererseits verdeutlicht er, dass er selbst mit dem Sohn gut zurechtkommt und sie sich untereinander verstehen. Es kommt hier zwischen den Ehepartnern scheinbar nicht zu einer gemeinsamen Problemwahrnehmung, was die Bearbeitung der Situation zusätzlich erschwert. Dies zeigt sich auch in einer Äußerung der Frau im zweiten Interview, in dem sie sich selbst als ausgeschlossen von der ganz besonderen Kommunikation zwischen Vater und Sohn beschreibt.

Emotionale Probleme

Die konkreten Belastungen im familiären Rahmen führen zu emotionalen Problemen, vor allem zu Irritation, Schuldgefühlen und Scham. Hierbei fällt in den Erzählungen auf, dass die befragten Väter sich praktisch gar nicht zu Momenten der Hilflosigkeit oder emotionalen Belastungen äußern, sondern die Störungen des familiären Alltagsgeschehens stärker auf der Verhaltensebene thematisieren. Tendenziell äußern auch die Eltern, die selbst von ADHS betroffen sind und sich mit ihrer Diagnose schon befasst haben, weniger emotionale Probleme. Sie scheinen die Symptomatik eher für sich selbst einordnen zu können und sie daher zwar immer noch als stressend zu erleben, aber nicht in so starkem Maß mit Irritation und Schuldgefühlen zu kämpfen.

Das am häufigsten angesprochene Problem in den Interviews ist – wie bereits in der frühkindlichen Phase – die Irritation. Diese bezieht sich vor allem auf ausbleibende Erfolge erzieherischer Maßnahmen und nicht erklärbares Verhalten des Kindes:

> […] also, so, man selber konnte sich ja auch gar nicht erklären, warum ist das jetzt so, warum reagiert er so, warum macht er das, ne. (136)

Das eigene Kind wird hier als „Black Box" wahrgenommen, deren Inneres die Eltern vielfach nicht nachvollziehen können. Diese Situation des Nicht-Verstehens empfinden viele der Eltern als sehr problematisch. Sie suchen nach Erklärungen für das Verhalten ihres Kindes, weil dieses Verstehen und die Definition des Problems für sie anscheinend die Voraussetzung für eine gezielte Bewältigung darstellt. Welche hohe Bedeutung diesem Prozess des Verstehens und Einordnens der Symptomatik zukommt, zeigt sich insbesondere im Zuge der

Diagnosestellung (vgl. Kapitel 5.2.2.5). In der Art und Weise, wie die Befragten ihre Irritation präsentieren, lassen sich jedoch auch unterschiedliche Konzeptionen ablesen. Während einige Eltern das unverständliche Verhalten des Kindes als in hohem Maß frustrierend erleben („ganz schlimm. Dass dieser Lerneffekt auch zum Teil nicht auftaucht."), verarbeiten andere Eltern dieses eher erforschend („wo ich mir halt selber im Kopf Fragen gestellt hab, ‚Mensch, was ist denn das'") und beginnen, ihr Kind in verschiedenen Situationen stärker zu beobachten und zu ergründen.

Vielfach mündet die Irritation jedoch in Situationen der Hilflosigkeit. Die Eltern erleben immer wieder, dass ihre Erziehungsmaßnahmen scheitern und wissen sich keinen Rat mehr. Dies führt besonders dann zu Belastungen der Eltern, wenn diese ihre Kinder selbst als durch die Situation belastet wahrnehmen und ihrer elterlichen Fürsorgeaufgabe nicht nachkommen können, indem sie die Situation für ihr Kind entschärfen:

> [...] aber wenn ich seh, mein Sohn kann nicht mehr, ja, und ich weiß nicht mehr, wie ich IHM HELFEN SOLL. Das war eigentlich wirklich schlimm. Und da haben wir uns wirklich den Kopf lange zerbrochen, wie wir ihn da wieder am besten rausholen können. (138)

Schuldgefühle äußern in diesen Erstinterviews nur wenige der Befragten explizit. Hierbei fällt auf, dass sie diese nur dann retrospektiv darstellen, wenn sie im selben Zug bereits wieder eine Entlastung von dieser Deutung mitliefern können.

5.2.1.2   Sozialer Kontext

Auch im sozialen Umfeld zeigt sich, dass die ADHS-Symptomatik durchgängig zu Problemen führt. Die Belastungen liegen in diesem Kontext primär in einer

- Diskriminierung und Ausgrenzung von Kind und Eltern sowie
- mangelnder Entlastung durch externe Ressourcen.

Diskriminierung und Ausgrenzung

Mit wenigen Ausnahmen bilden die Kinder der befragten Eltern in der Kindergartenzeit wenige Freundschaften. Zwar sind einige der Kinder im Kindergartenalltag noch recht gut eingebunden, Verabredungen außerhalb des Kindergartens sind jedoch problematisch. Wenn überhaupt gibt es hier eine Fokussierung auf ein bis zwei regelmäßige Spielpartner, die dann häufig jünger oder ebenfalls „gehandicappt" sind. Vor allem ausbleibende Einladungen zu Kindergeburtstagen sind für viele Kinder nach Aussage der Eltern sehr verletzend:

> Meinem Sohn geht es insofern schlecht, weil er spielt zwar mit Kindern im Kindergarten, aber es sind halt keine richtigen Freundschaften. Er ist / in dem Sinne ist er, wenn es um Geburtstage geht usw. ist er jetzt auf der Außenseiterrolle. Andere werden eingeladen und er ist dann traurig, weil er nicht eingeladen wird. (131)

Auch von Mobbingtendenzen, bei denen die auffälligen Kinder zum Sündenbock für alle Streitigkeiten im Kindergarten werden oder die anderen Kinder Witze auf Kosten der betroffenen Kinder machen, berichten die Eltern häufig.

Zusätzlich zur Problematik ausbleibender Freundschaftskontakte ihrer Kinder erleben sich die meisten befragten Eltern selbst in vielfacher Weise von Stigmatisierungsproblemen betroffen. Sie sehen sich von Seiten anderer Eltern, dem Freundeskreis, von Professionellen und dem weiteren sozialen Umfeld mit Vorwürfen bezüglich des auffälligen Verhaltens ihrer Kinder und dem dahinter liegenden Vorwurf mangelnder elterlicher Kompetenz konfrontiert und erhalten von vielen Seiten (ungefragte) Ratschläge für angemessenere Bewältigungsstrategien:

> Man hört / kriegt ja von den Leuten immer zu hören: „ER HAT ZU WENIG BEWEGUNG." Da kriegt man dann immer die KRISE. (131)

Diese Mutter reagiert verletzt auf diese Ratschläge der Umwelt, dem Kind mehr Bewegung zu verschaffen und schildert darauf hin ausführlich und legitimierend, wie viele Bemühungen sie diesbezüglich schon getätigt hat und wie wenig Erfolg diese gezeigt haben.

Die Angst, die das unkontrollierbare Verhalten ihrer Kinder in der Öffentlichkeit zum Teil bei den Eltern auslöst, wird immer wieder in Darstellungen von Einkaufssituationen deutlich:

> Ich habe mich nicht getraut, einkaufen zu gehen, weil ich dachte, der macht ein RIESENtheater, ich traue mich nicht, ich will nicht. (130)

Eine besondere Herausforderung besteht für die Eltern auch darin, ihrem Kind trotz des für andere störenden Verhaltens Freizeitaktivitäten zu ermöglichen. Hier berichten die Eltern vielfach von ausgrenzenden Erfahrungen:

> Also, ich hatte / wir hatten so ENTSPANNUNGSKURSE zum Beispiel rausgesucht.
> Es gibt hier ja ganz tolle Angebote, die werden sogar von der Krankenkasse über-
> nommen. Kinderyoga und / Also, ich meine, man erwartet da ja keine WUNDER, ja.
> Es ist einfach nur, es ist halt mal NETT. Man kann einfach mal was Neues angu-
> cken. Aber da war immer das erste: „Keine Kinder mit ADHS." (132)

Insgesamt zeigen die Interviews, dass die meisten Eltern sich vielen Angriffen und Vorwürfen bis hin zu explizitem Ausschluss von gesellschaftlicher Teilhabe ausgesetzt sehen. Die wenigen Eltern, die nicht von Ausgrenzungsmomenten berichten, erzählen jedoch umgekehrt auch nicht von positiver Unterstützung durch ihr Umfeld, so dass unklar bleibt, welche Bedeutung dieser Aspekt für sie einnimmt.

Mangelnde Entlastung durch externe Ressourcen

Die Interviews dokumentieren eindrücklich, dass die meisten Eltern über wenige externe Ressourcen verfügen, um sich selbst vom anstrengenden Alltag mit ihren Kindern zwischenzeitlich bzw. regelmäßig zu entlasten. Dadurch, dass die Kinder meist wenige Freunde haben und häufig von sozialen Aktionen ausgegrenzt wer- den, sind die Kinder permanent zuhause und die Eltern erfahren keine Entlastung zum Beispiel durch Nachmittage oder Nächte, die das Kind bei seinen Freunden verbringt.

Eine Thematisierung des erweiterten Familienkreises findet sich in den In- terviews nur selten. Es entsteht der Eindruck, dass den Befragten eine solche Unterstützung nicht zur Verfügung steht und sie diese auch nicht erwarten oder einfordern. In einigen Interviews deutet sich an, dass unabhängig vom Kind be- reits zuvor ein negatives Beziehungsverhältnis zwischen Eltern und Großeltern bestand, in anderen wird hier auf eine fehlende räumliche Nähe verwiesen:

> Also, es ist schon stressig. Also, wir haben auch keine Verwandten in der Nähe,
> überhaupt nicht, weil wir eben beide auch hier zugezogen sind. Und manchmal fehlt
> schon einfach so ein Puffer, dass man mal sagen, jetzt gehen die Kinder mal irgend-
> wie zu den Grosseltern oder so. WENN MAN IMMER SO AUF SICH ZURÜCK-
> GEWORFEN IST, dann ist das schon sehr anstrengend. (133)

Eine Unterstützung durch die Großeltern hat in den Interviews eher Ausnahme- charakter, wird dann jedoch von den Betroffenen als sehr hilfreich empfunden:

> Meine Schwiegermutter hat sich echt den Arsch aufgerissen. Die hat alles stehen
> und liegen lassen und hat gesagt: „Bring das Kind her, ich mach das schon." Oh, da

> war ich echt dankbar, [...] wo Hans dann gesagt hat: „Mutter, wir müssen einfach
> mal Lukas zu dir bringen, der dreht hier durch im Kindergarten, der brauch das und
> Birgit auch, ich auch." Hat uns allen gut getan. (130)

Ein solch intensives Engagement der Großmutter, die hier als „Retterin in der
Not" geschildert wird, die die Sorge für ihr Enkelkind in diesem Moment über
ihre eigenen Belange stellt und spontan die Betreuungsverantwortung übernimmt,
scheint unter den Befragten ein absoluter Sonderfall zu sein. Auch für diese Mutter scheint der Einsatz ihrer Schwiegermutter keinesfalls selbstverständlich gewesen zu sein, was sich daran zeigt, dass die Hilfe erst in einer akuten Krisensituati-
on (Beschwerden des Kindergartens) und vermittelt über ihren Mann angefordert
wurde. Auch die geäußerte Dankbarkeit zeigt an, dass sie die Hilfe der Großmutter nicht als normale Beteiligung an (groß)familiären Prozessen, sondern als eine
besonders zu würdigende Leistung wahrnimmt. Wie in diesem Beispiel wird
Hilfe von außen fast durchgängig nur in krisenhaften Situationen beschrieben.
Eine dauerhafte, regelmäßige Unterstützung durch Familie, Nachbarschaft oder
Freunde scheint nicht verfügbar und von den Eltern weder aktiv initiiert noch
explizit erwartet zu werden.

Es deutet sich allerdings an, dass die Väter eher in der Lage sind, Auszeiten
für sich selbst zu realisieren:

> [...] dass mein Mann denn sagte: „Komm, ich fahr eben nach meinen Eltern." Sozu-
> sagen komm wieder, wenn / wenn er im Bett ist oder wenn du ihn da reingekriegt.
> Ich hab' mir das auch oft gewünscht, ich steig ins Auto und fahr einfach. Irgendwo
> hin, nur dass du einmal KURZ WEG bist. Aber er ist so FIXIERT auf einen, da
> kann / da war nichts zu machen. (134)

Die befragten Mütter, deren Männer für sich selbst Ruhephasen organisieren,
empfinden dies meist – wie auch in obenstehendem Beispiel – als ungerechte
Lastenverteilung. In einem Fall will der Vater seinen Job aufgeben, um mehr Zeit
für den Sohn zu haben. Die Mutter bewertet die Entscheidung zwar generell
positiv, würde aber gleichzeitig selbst gern ihre Arbeitszeit reduzieren („och, ich
bin geteilter Meinung, eigentlich wollte ich reduzieren" 149). Nur in Einzelfällen
„gönnen" sich die Mütter auch selbst Auszeiten. („dann geh ich auf Nacht mal
weg alleine, zum Beispiel mit einer Freundin und spann da mal aus oder ich
schlaf dann am nächsten Tag aus oder irgendwo hol ich mir schon meine Kraft").
Wenn eine Unterstützung durch Familie oder Freunde erfolgt, scheint dies
zwar für eine temporäre Entlastung der Eltern zu sorgen, hat aber in den hier
betrachteten Fällen keinen entscheidenden Einfluss auf den weiteren Verlauf der
Bewältigungspfade der Eltern. Auch die Eltern, die eine Unterstützung des sozia-

len Umfelds nutzen können, schlagen im weiteren Verlauf ähnliche Wege ein wie
Eltern ohne Unterstützung (z. B. bezüglich des Beginns einer medikamentösen
Behandlung). Der Umfang der Unterstützung scheint im Verhältnis zum Belas-
tungserleben nur einen relativ geringen Stellenwert einzunehmen.

5.2.1.3   Kindergartenkontext

Den Beginn des Kindergartenalltags schildern viele der Befragten als deutliche
Veränderung, viele verorten hier den eigentlichen Beginn der Schwierigkeiten,
auch wenn bereits vorher Auffälligkeiten vorlagen:

> [...] bis sie dann in den Kindergarten kam [...] aber DA hat es dann leider angefan-
> gen, ja. (132)

Die Auffälligkeiten, die im Kindergartensetting auftreten, können die Eltern naturgemäß nicht aus ihrem eigenen Erleben heraus darstellen. Sie übermitteln hier
die Probleme, von denen ihnen die Erzieherinnen und Erzieher auf der einen und
ihre Kinder auf der anderen Seite berichten, in Form einer Wiedergabe erlebter
Kommunikation und Interaktion. Dies führt dazu, dass die Darstellungen häufig
vage bleiben und nicht – wie im Fall selbst erlebter Auffälligkeiten – durch Reinszenierungen konkreter Situationen spezifiziert werden.

Den Start im Kindergarten scheinen die Eltern – im Unterschied zum späteren Eintritt in die Schule – zunächst relativ unbefangen und nicht in der Antizipation dramatischer Schwierigkeiten angegangen zu sein. Sie thematisieren in den
Interviews kaum dem Kindergartenstart vorausgegangene Sorgen über das Gelingen dieses Übergangs und haben keine präventiven Maßnahmen getroffen, sondern scheinen häufig von den auftretenden Schwierigkeiten eher überrascht, auch
wenn es vorher im häuslichen Rahmen bereits Schwierigkeiten gab.

Die Belastungen im Kindergarten äußern sich primär in

- störendem Sozialverhalten des Kindes und einer
- ständigen Konfrontation der Eltern mit dem „Fehlverhalten" ihres Kindes.

Als Hauptproblematik zeigen sich im Kindergarten Auffälligkeiten im Bereich
des Sozialverhaltens, die sich – wie es vielen der interviewten Eltern bereits aus
dem familiären Rahmen bekannt ist – in mangelnder Regelbefolgung, zusätzlich

aber auch durch die Gruppe störendes und aggressives Verhalten gegenüber anderen Kindern ausdrücken:

> […] mit ihm konnte man keinen STUHLKREIS machen. Er blieb nicht wirklich sitzen, hat die ANDEREN gestört. Das sind immer so Rückmeldungen, die man dann vom Kindergarten kriegt. (131)

> […] und da fing das halt extrem irgendwie an, dass er negativ aufgefallen ist. Kevin SCHLÄGT, Kevin hat Schimpfwörter drauf, Kevin hat extreme Schimpfwörter drauf. (135)

Durch dieses Verhalten kommt es häufig zu einer Distanzierung anderer Kinder bzw. einer Ausgrenzung und Stigmatisierung der betroffenen Kinder, die zum Teil auch zu „Sündenbock-Phänomenen" führen:

> Da ist von einem Kind mal eine Brille kaputtgemacht worden und dann hieß es dann irgendwie drei, vier Tage später, das wäre ja Oskar dann und dann gewesen. Und wir auch sagten, er war doch den Tag gar nicht im Kindergarten. Mussten wir wieder beweisen, ne. (136)

An dieser Stelle deutet sich bereits in der Versprachlichung an, dass die Eltern die negativen Rückmeldungen in unterschiedlicher Form verarbeiten. Während die oberen Zitate eine stärkere Akzeptanz bzw. Übernahme der Darstellungen des Kindergartens zum Ausdruck bringen („mit ihm konnte man" „dass er negativ aufgefallen ist"), wird im letzten Beispiel eine skeptischere und das Kind in Schutz nehmende Haltung deutlich.

Konfrontation der Eltern mit dem „Fehlverhalten" ihres Kindes

Das Verhalten der Kinder führt dazu, dass die Eltern wiederkehrend und teilweise täglich mit einer „Untragbarkeit" ihres Kindes im Kindergarten konfrontiert werden. Sie erhalten Anrufe des Kindergartens oder werden in der Abholsituation mit dem Fehlverhalten ihres Kindes konfrontiert:

> Ja, und dann hatten wir im Kindergarten immer mehr Probleme. Thomas hatte wieder das gemacht, Thomas ist da wieder und er ist so UNRUHIG und wir sind sehr weit reingesteigert worden, dass man halt wirklich dann ähm Gespräche zum Schluss geführt hatten, dass ich fast / dass sie ihn rausgeschmissen haben so ungefähr. (148)

Die Probleme im Kindergarten steigern sich und die Eltern sind täglich der Situation ausgesetzt, (ausschließlich) negative Rückmeldungen zu ihrem Kind zu erhalten. Dadurch werden die Auffälligkeiten des Kindes im Kindergarten sehr
deutlich zum Problem der Eltern. Nicht die Schwierigkeiten des Kindes selbst im
Kindergarten, sondern die Folgen des kindlichen Verhaltens für die Eltern stehen
im Vordergrund der Darstellungen. Sprachlich wird diese Betroffenheit der Eltern oft durch die Verwendung der Wir-Form unterstrichen: nicht das Kind sondern „wir hatten Probleme". Auch die hier dargestellte Bedrohung durch die
Gefahr eines „Rausschmisses" aus dem Kindergarten bzw. eine zwangsweise
Reduzierung der Betreuungszeiten findet sich in vielen Interviews:

> [...] es ging also so zur Sanktionierung, dass er definitiv dann nur dreimal vier
> Stunden in den äh Kindergarten durfte. Also, wo teilweise, dass die Erzieherinnen
> gesagt haben: „Wenn Sie Ihr Kind abholen, sind wir fertig mit den Nerven." (152)

Es wird in den Interviews sehr deutlich, dass die Eltern sich durch die Art und
Weise, wie ihnen die Problematik ihres Kindes von den Erzieherinnen und Erziehern übermittelt wird, vor den Kopf gestoßen und emotional stark belastet fühlen.
Pädagogisches Personal und Eltern stellen sie als gegenüberstehende Parteien
dar, nicht als gemeinsam agierendes Team.

> Es war nachher ehrlich so im ERSTEN Kindergarten so schlimm, dass ich jedes Ge-
> spräch mit TRÄNEN in den Augen HEULEND da rausgegangen bin. (152)

In solchen Situationen beginnen die Eltern, zunehmend Zweifel an der pädagogischen Qualifikation der Erzieherinnen und Erzieher und am Gesamtkonzept des
Kindergartens zu äußern, oder sie beklagen die mangelhafte personelle Ausstat-
tung der Einrichtung:

> Und dann war halt irgendwann mal ein Punkt da, und dann hat sie halt da jeden Mit-
> tag eine Woche lang bei schönstem Sonnenschein drin sein müssen. Und das ist ja
> überhaupt keine Strafe in Bezug auf, sie hat da irgendwelche Tulpen abgerissen. Die
> Blumen, die durfte man nicht pflücken. Und dafür durfte sie dann die ganze Woche
> drin bleiben. Also, absolut total schwachsinnig. Also wenn, dann hätte man viel-
> leicht Blumenzwiebeln holen können und die wieder einpflanzen, von ihrem Spar-
> buch oder von ihrem Sparschwein. Also, das fand ich total daneben. (208)

Bilanzierend („also") und unter Verwendung von Verstärkungspartikeln („total")
stellt diese Mutter hier die erzieherische Maßnahme des Kindergartens als situa-
tionsunangemessen und nicht zielführend dar und kontrastiert sie mit einem aus
ihrer Sicht zu bevorzugenden Umgang.

Auch eine andere Mutter unterstreicht in ihrer Erzählung über Erfahrungen in einem privaten Kindergarten die aus ihrer Sicht mangelnde pädagogische Kompetenz durch die Verwendung von Verstärkungen und Allaussagen („nur", „überhaupt nicht", „jedes Mal"):

> Und es wurde im ersten Kindergarten im Waldorfkindergarten NUR MIT GANZ HARTER AUTORITÄT ihm begegnet. Die sind überhaupt nicht auf ihn eingegangen und es gab jedes Mal Drama, ich bin jeden Tag angerufen worden, ich soll ihn abholen, er würde nur schreien, er würde NUR BOCKEN. Und es war nachher eine Situation, die nicht mehr haltbar war. (133)

Die Eltern schildern hier eine Zuspitzung der Situation, in der sie ihrem Kind gegenüber kein Entgegenkommen, keine Kooperation des Kindergartens erleben und selbst nur fassungslos davor stehen. Diese Machtlosigkeit kommt auch darin zum Ausdruck, dass keine konkreten handelnden Personen benannt werden, sondern die Akteure (Agency) entweder anonym („hat halt drin sein müssen") oder kollektiv („die") beschrieben werden.

Eine besondere Dramatisierung erfährt die Lage aus Sicht der Eltern in einigen Einzelfällen, in denen der Kindergarten hinter ihrem Rücken Kontakt zum Jugendamt aufnimmt:

> [...] der eine katholische Kindergarten hier hat ja hinter unserem Rücken auch das Jugendamt an das Kind rangelassen. Und das fand ich schon HEFTIG. (152)

Diese Mutter erfährt nie Details über die Kommunikation zwischen Kindergarten und Jugendamt. Im weiteren Verlauf wird dem Kind der Wechsel in einen Integrationskindergarten ermöglicht, was die Mutter mit diesem Einbeziehen des Jugendamtes in Verbindung setzt, wozu sie aber keine genauen Informationen erhält.

Insgesamt kommt es in vielen Fällen zu deutlichen Schwierigkeiten in der Kommunikation und Zusammenarbeit von Eltern und Kindergarten. Wie noch zu zeigen ist, führen diese Schwierigkeiten zu unterschiedlichen Bewältigungsansätzen, die in einigen Fällen doch noch in einer gelingenden Zusammenarbeit münden, in anderen jedoch zum Abbruch bzw. Wechsel des Kindergartens.

5.2.1.4 Kontext der Vorbereitung auf den Schulbeginn

Zum Zeitpunkt des ersten Interviews befanden sich die Befragten in der Phase kurz vor Schulbeginn. Auf die Frage, wie sie diesem entgegensehen, explizierten sie vielfältige Ängste. Viele der hier befragten Eltern gehen nicht unvoreingenommen in die Phase der Vorbereitung auf den Schulbeginn hinein, da sie bereits durch ihre meist negativen Erfahrungen im Kindergarten oder im Vorschulprogramm geprägt sind. Belastungen im Kontext der Vorbereitung auf den Schulbeginn liegen vor allem in

- einer angstbeladenen Antizipation des Schulbeginns sowie
- stigmatisierenden Erfahrungen im Rahmen des Schulanmeldungsverfahrens.

Angstbeladene Antizipation des Schulbeginns

Ängste bringen besonders diejenigen Interviewpartnerinnen und -partner zum Ausdruck, die bereits im Kindergarten eine Dramatisierung der Symptomatik erfahren haben. Diejenigen, bei denen es in der Kindergartenphase zu einer Beruhigung gekommen ist, sehen dem Schulanfang hingegen grundsätzlich gelassener entgegen, äußern jedoch auch einige Befürchtungen, da sie eine Veränderung grundsätzlich als Risikofaktor für eine erneute Eskalation der Problematik konzipieren:

> Ich hab da schon ein bisschen Angst. Weil das was Anderes ist als im Kindergarten. Es ist ein ganz anderer Betreuungsschlüssel. (127)

Dieses Zitat eines interviewten Vaters, bei dessen Sohn sich die Situation im Kindergarten grundsätzlich positiv entwickelt hat und für den auch die Erzieherinnen eine optimistische Perspektive für die Schulzeit entwickeln, zeigt, dass trotz allem eine Angst besteht, die er kausal mit dem schlechteren Betreuungsschlüssel verknüpft. Während dieser Interviewte seine Angst durch die Modalpartikel „bisschen" einschränkt, manifestiert sich die Angst bei Interviewten, die im Kindergarten mehr Probleme erlebt haben, in deutlich dramatisierenderen Antwortmustern:

> Jetzt auch so, was die Schule angeht, sag ich mal, ist jetzt wieder so ein großer Unsicherheitsfaktor, ganz dramatisch. (152)

Die Auswertungen deuten zudem darauf hin, dass diejenigen, die schon ältere Schulkinder haben, detaillierter ihre Ängste benennen und zum Beispiel Probleme bei der Hausaufgabenbetreuung antizipieren, die sie bereits mit ihrem älteren Kind erfahren haben.

Als zentrales Muster in den Wahrnehmungsschemata der Befragten zeigt sich eine Angst vor dem Scheitern des Kindes an schulischen Anforderungen und Rahmenbedingungen zum Beispiel auf Grund mangelnder Konzentrationsfähigkeit der Kinder, strenger Lehrer, die auf die besonderen Bedürfnisse ihrer Kinder voraussichtlich nicht eingehen können, und zu viel Unruhe in großen Klassen. So beschreibt eine Interviewpartnerin die Untersuchungen im Rahmen des Einschulungstests als Bestätigung ihrer eigenen Wahrnehmung:

> [...] haben sie ihn extra getestet als Schultest direkt und da hat man schon gemerkt, dass es durch seine Unruhigkeit, durch seine / sie haben ja schon auch so Tests mit ihm gemacht alles, ähm man hat richtig gemerkt / am Anfang überhaupt nicht, schwierige Sachen ganz toll mitgemacht. Aber dann nach der vierten, fünften Aufgabe schwächt's halt ab. Er würd's halt gar nicht schaffen. (148)

Die Interviewte betont hier, dass die Unruhe der Grund für das Versagen des Sohnes im Rahmen des Testverfahrens war. Die mehrfache Verwendung der Modalpartikel „halt" hat an dieser Stelle eine objektivierende Funktion und unterstreicht, dass die Mutter sich durch die Testergebnisse in ihrer Einschätzung bestätigt sieht.

Ein weiteres zentrales Muster ist die Angst vor einer mangelnden Integration der Kinder im sozialen Kontext der Schule bzw. vor Schwierigkeiten beim Aufbau neuer Freundschaften, wie sie folgendes Zitat treffend belegt:

> Ja, schon Angst, wie alles wird irgendwie, wie sie das SCHAFFT. Sie hat ja jetzt, würde sie jetzt auf eine normale Grundschule gehen, wären da auch Bekannte aus dem Kindergarten. Aber an DER Schule sind eben alles FREMDE Kinder. Da muss man erst mal neu Freunde finden, neue Bekannte finden. Sich eben ganz neu einfinden. (132)

Hinter den häufig vage gehaltenen Befürchtungen im Kontext des Schulbeginns steht auch die Angst vor dem Scheitern der gesamten schulischen Laufbahn, die an einzelnen Stellen deutlich hervortritt. Dies illustriert beispielhaft die Erzählung einer Mutter, die bereits erste negative Vorschulerfahrungen gemacht hat:

> Und jetzt ist halt die Angst da, dass die Schulzeit komplett gescheitert ist. (149)

Obwohl die Schulzeit noch nicht begonnen hat, zeigt die sprachlich-temporale Konstruktion, dass sie das Scheitern als bereits eingetretenes Problem wahrnimmt, das sie zusätzlich durch die Formulierung als Allaussage („komplett") verstärkt. In eine ähnliche Richtung weisen Erzählabschnitte, die eine mögliche Einschulung auf einer Förderschule als drohende Gefahr konzeptualisieren:

> Ja, das ist jetzt gekommen, Anfang des Jahres. Als es dann hieß, dass er auf eine Förderschule / weil er mit seinem Verhalten auf ner Regelschule überhaupt nicht parat kommt. Dann hätte er auf eine Förderschule gemusst oder gesollt. (152)

Durch die Formulierung einer anonymen Agency („ist jetzt gekommen") hält die Mutter die Frage, ob es sich hier um einen äußeren Zwang oder eine Empfehlung handelt, offen. Bei der Interviewanalyse fällt insgesamt auf, dass die Eltern die Bedeutung des Besuchs einer Förderschule oft als diffuse Bedrohung darstellen, diese jedoch nicht näher erläutern oder konkretisieren. Für die Befragten scheint es nicht erklärungsbedürftig zu sein, *inwiefern* eine Förderschule bei ihnen Angst auslöst bzw. zu verhindern ist. Sie gehen anscheinend implizit davon aus, dies der Interviewerin nicht erklären zu müssen, um einen intersubjektiven Nachvollzug zu erzielen. Sie gehen damit von einem geteilten Wertesystem aus, in dem die negative Bedeutung eines Förderschulbesuchs unhinterfragt anerkannt ist. Dies bestätigt sich umgekehrt darin, dass Eltern, die den Förderschulbesuch als Bewältigungsstrategie wählen, diese Entscheidung ausführlich legitimieren und hier insofern ein hoher Begründungszwang zu bestehen scheint (vgl. Kapitel 5.2.2.4).

Während sich die zuvor dargestellten Ängste primär auf die Situation des Kindes in der Schule beziehen, zeigt sich als weiteres zentrales Belastungsmuster, das die Eltern selbst direkter betrifft, eine Angst vor erneuten stigmatisierenden bzw. ausgrenzenden Erfahrungen im Kontakt mit den Lehrerinnen und Lehrern bzw. der Schulleitung:

> [...] hab aber wirklich auch wieder Angst auf die / über die Auseinandersetzung mit den Lehrern. Weil ich mir denke, dass das schon kommen WIRD. Wobei ich auch immer viel das Problem sehe, dass diese VOREINGENOMMENHEIT da existiert. Wenn die in die AKTE gucken, wissen die ja, was los ist. (152)

Hier lässt sich ablesen, wie die negativen Vorerfahrungen der Eltern während der Kindergartenzeit in eine negative Antizipation des Schulbeginns münden, weil sie erwarten, dass ihr von ADHS betroffenes Kind unter den Bedingungen der Schule nicht „funktionieren" wird. Da die Eltern bereits im Kindergarten die ausgrenzenden Erfahrungen als sehr belastend erlebt haben, fürchten sie eine Wiederholung im Schulkontext sehr und versuchen mit vielen verschiedenen Mitteln, diese zu vermeiden (vgl. Kapitel 5.2.2.4).

Stigmatisierende Erfahrungen im Rahmen des Schulanmeldungsverfahrens

Das Verfahren der Schulanmeldung bzw. der Schuleingangstests wird in den Interviews augenscheinlich nur dann thematisiert, wenn es einen Einfluss auf die Schulwahl hat bzw. die Freiheit der Schulwahl durch Ergebnisse der Schuleignungstests eingeschränkt wird. Im Vordergrund steht in den Erzählungen der Eltern der selektive Charakter des Verfahrens, in dem die Interviewten die Entscheidungsgewalt bei der Schule verorten und sich selbst als wenig wirkmächtig erleben. Diese Entscheidungshoheit der Schulen bewertet ein Teil der Eltern als legitim, eine andere Gruppe erlebt den Prozess als ausgrenzend.

Die Akzeptanz des Auswahlprozesses als selektiver, aber legitimer, planvoller Prozess zeigt sich zum Beispiel in folgendem Zitat einer Mutter, deren Sohn an der gewählten Schule anschließend angenommen wird:

> Die müssen das Kind nicht nehmen. Und das ist ja so gelaufen, dass die Schule den jetzt genommen hat, aber auch darauf bestanden hat, dass das Kind persönlich mit uns vorbeikommt, dass sie persönlich ein paar Fragen und sich / sich ein bisschen mit dem Kind UNTERHALTEN KÖNNEN, um DANN zu entscheiden, ob sie dieses Kind aufnehmen.

Deutlich zeichnet sich hier ab, dass die Mutter die Handlungsgewalt der Schule zugeordnet und die Auswahl als interaktiven, individuellen Entscheidungsprozess erlebt. Durch die Nutzung von Begriffen aus dem Wortfeld eines freundlichen Austauschs („persönlich", „unterhalten", „vorbeikommen") und die zusätzliche Abschwächung durch Abtönungspartikel („ein paar", „bisschen") verleiht sie dem Prozess einen harmlosen, legitimen Charakter.

Häufiger zeigt sich jedoch in diesen Situationen ein Muster, in dem die Betroffenen den Entscheidungsprozess als intransparent, ungerecht und ausgrenzend erleben, wie folgendes Beispiel illustriert:

> Und dann kam am Ende des Schulspiels dann die Rektorin und eine Sonderschullehrerin, die wo da da war, auf mich zu und die sagten dann zu mir: „ALSO, DAS GEHT GAR NICHT", DA MEIN KIND SO GROSSE DEFIZITE und haben mir dann erklärt, was er alles NICHT KANN. (138)

Die Rektorin dieser Schule hatte der Mutter zunächst Hoffnung auf die Aufnahme ihres Sohnes gemacht. Trotzdem wird dieser dann – wie auch in anderen Interviews – am Ende des schulvorbereitenden Spielenachmittags abgelehnt.

Mehrfach berichten die Interviewten auch, dass die Aufnahme an eine Regelschule an Bedingungen gekoppelt wird, z. B. den Beginn einer medikamentösen Therapie:

> Die Grundschule würde unsere Tochter annehmen, wenn wir ihr Ritalin geben mit / bis zu den Sommerferien, wenn sie dann eingestellt wäre. (132)

Die Mutter, die eine medikamentöse Therapie kategorisch ablehnt, ist entrüstet über dieses Vorgehen der Schule und entscheidet sich für eine Einschulung der Tochter auf einer Förderschule. Insgesamt erleben sich viele Interviewte der Beurteilung der Schulämter und Direktoren ausgeliefert und haben keine Entscheidungsmacht über die Schulwahl ihrer Kinder:

> [...] aber aufgrund des Sonderschulauswahlverfahrens haben die / die Rektoren die Entscheidungsgewalt. (152)

> [...] das entscheidet schlussendlich das Schulamt. (138)

Dabei fällt auf, dass die Eltern hier nie von konkreten Individuen sprechen, sondern durchgängig von handelnden Professionen oder Institutionen, womit sie Empfindungen von Distanz und Ausgeliefertsein unterstreichen.

5.2.2 Bewältigungansätze

Anders als bei der überraschenden Diagnose einer schweren Erkrankung des Kindes handelt es sich bei der ADHS-Symptomatik nicht um einen plötzlich auftretenden Stressor, den Betroffene und ihrer Umwelt eindeutig als eine Belastung definieren, für die es entsprechende Bewältigungsstrategien zu entwickeln gilt. Vielmehr ist hier eine Aufschichtung diffuser und schwer zu bewertender Auffälligkeiten und Probleme zu konstatieren, die bei einigen Eltern früher und bei anderen später zu krisenhaften Zuspitzungen führen kann. Da für die Eltern vor allem zu Beginn nicht wirklich klar ist, *was* sie hier eigentlich bewältigen, sich die Symptomatik im Zeitverlauf ändert und in unterschiedlichen Settings verschieden präsentiert, stellt sich auch das Bewältigungshandeln als vielschichtiger Prozess dar. Die Eltern sind innerfamiliär, im sozialen Kontext, im Kindergartensetting und im Kontext der Antizipation des Schulbeginns gefordert, Bewältigungsansätze für das belastende Verhalten ihres Kindes und die erlebten Stigmatisierungstendenzen zu finden. Diese reichen von innerfamiliären Versuchen des Kontingenzmanagements über Rückzugstendenzen aus dem sozialen

Umfeld bis zu Kooperationsversuchen mit dem Kindergarten und ggf. einem Einrichtungswechsel. Der nahende Schulbeginn führt zu präventiven Bewältigungsstrategien, die vor allem die Entscheidung für oder gegen eine Diagnostik und gegebenenfalls eine medikamentöse Behandlung sowie die Wahl einer geeigneten Schulform betreffen.

5.2.2.1 Familiärer Kontext

Im familiären Kontext versuchen die Eltern, der ADHS-Symptomatik einerseits dadurch zu begegnen, dass sie den Alltag möglichst gleichförmig strukturieren, um über eine Art *Kontingenzmanagement* Ruhe in die Situation zu bringen. Andererseits bieten viele Eltern ihrem Kind möglichst viele Gelegenheiten zu *ausgleichenden Aktivitäten*.

Kontingenzmanagement und Re-Normalisierungsversuche

Ein durchgängig zu beobachtendes und grundlegendes Bewältigungsmuster ist der Versuch, den Problemen im familiären Setting zunächst durch Anpassungen des familiären Alltags und Routinisierung von Abläufen zu begegnen. Treffend belegt wird das Muster der Alltagsroutinisierung durch folgendes Zitat:

> Also, der braucht seine / sein / seinen festen Tagesablauf. Der weiß genau: morgens in Kindergarten, mittags abholen, denn ist Mittagessen, dann ist Ruhepause bis drei und denn ist Spielen angesagt. (130)

Vielfach deuten die Eltern ihr Handeln – wie auch hier – in einer Perspektivübernahme als Bedürfnis des Kindes, dem sie mit ihrem Bewältigungshandeln nachkommen. Während einige Befragte, diese Vorgehensweise (zum Beispiel durch sprachliche Phänomenalisierungen wie „einfach" „natürlich") als akzeptiert und selbstverständlich markieren („ihm tagtäglich wirklich die Struktur zu bieten, die er einfach wirklich braucht"), zeigt sich in anderen Antwortmustern deutlicher, dass diese Bewältigungsstrategie eine Herausforderung und Einschränkung familiärer Spontaneität darstellt, die zum Teil kaum umsetzbar ist:

> […] nur, so ist schwer, man kann nicht jeden Tag dasselbe machen […] aber ich sag mal so, das Familienleben und alles, das wird immer mehr zum Regelwerk sag ich, ja. (152)

Auffällig ist, dass die Eltern ihr Handeln als alternativlos betrachten und sich gezwungen sehen, so zu reagieren, was sich sprachlich in der Verwendung faktifizierender Formulierungen niederschlägt („der braucht", „dann ist", „alles wird").

Ausweitung ausgleichender Aktivitäten

Eine ebenfalls häufige Strategie der Eltern ist eine Ausweitung ausgleichender Aktivitäten. Dies können z. B. körperliche Aktivitäten durch Sportangebote, viel Zeit im Freien, regelmäßige Zoobesuche oder die Anschaffung von Sportgeräten sein, aber auch Maßnahmen, die dem Kind ein Ausleben seiner Phantasien ermöglichen.

Vermehrte körperliche Aktivitäten sollen den Kindern nach Darstellung der Eltern ermöglichen, ihren Bewegungsdrang auszuleben und mehr Ruhe zu finden:

> Ja. Und ich denke, bei uns ist das auch so gut, wir haben ja Steinbruch da, wir haben hier oben einen Campingplatz zum Schwimmen. Ich meine, wir haben im Sommer selber Riesenpool hier stehen, und wir haben diesen großen Garten, da kann er sich ebend austoben. Ich glaube, wäre das nicht, dann würde er die Wände hochgehen. (134)

Eine andere Mutter empfindet die vom Kindergarten als „überbordend" beschriebene Fantasie ihrer Tochter als positive Charaktereigenschaft und gibt dieser durch ein abendliches Ritual Raum zur Entfaltung:

> Sie hat eben wirklich ganz viel Fantasie, ja. Und sie erzählt mir abends immer Geschichten. Wir schreiben abends immer eine GESCHICHTE. (132)

Zwar erreichen die Eltern durch eine Routinisierung der familiären Abläufe und die Ausweitung ausgleichender Aktivitäten eine begrenzte Normalisierung des Alltags, dieser wird jedoch fortlaufend beeinträchtigt durch die damit einhergehende starke Zentrierung des familiären Geschehens auf das betroffene Kind.

5.2.2.2   Sozialer Kontext

Im sozialen Kontext sind in dieser Phase eher reaktive Strategien zur Bewältigung von Stigmatisierungsphänomenen zu beobachten. Die Eltern gehen nicht proaktiv gegen die Ausgrenzung ihrer Kinder vor oder versuchen, die Umwelt von einer anderen Bewertung der Situation zu überzeugen. Dies deutet darauf hin, dass sie grundsätzlich die Einstufung des Verhaltens der Kinder als abweichend von den Erwartungen teilen und (noch) nicht von der Umwelt erwarten, dass diese die Abweichungen toleriert oder integriert. Dies ändert sich im späteren Verlauf häufig durch die Diagnosestellung und einen Entwicklungsprozess der Eltern im Umgang mit ausgrenzenden Erfahrungen. Die Bewältigungsversuche in dieser Phase bewegen sich zwischen Mustern eines reinen *Aushaltens*, *Vermeidungs- und Rückzugstendenzen* sowie einer eingeschränkten bzw. *strategischen Auswahl geeigneter Freundschaften.*

Aushalten

Die Eltern reagieren auf die oben beschriebenen Stigmatisierungen, wie zum Beispiel die Ausgrenzung der Kinder von Freundschaften oder Freizeitaktivitäten und das Infragestellen der eigenen Erziehungskompetenz durch die Umwelt, zunächst relativ passiv und schildern ein Muster des „Aushaltens". In ihren Erzählungen bleiben sie oft stehen bei der Darstellung, *dass* diese Erlebnisse für sie belastend waren, erläutern aber nicht, wie sie hiermit umgegangen sind, sondern scheinen der Situation ziemlich hilflos ausgeliefert gewesen zu sein. Sie sind offenbar an diesem Punkt der Entwicklung nur begrenzt in der Lage, aktive Bewältigungshandlungen zu zeigen:

> Dann kamen sie an: „OH GOTT, HAT ER SICH WIEDER DA SO DANEBEN BENOMMEN." und unsereins steht da mit so einer BOMBE. Das war denn auch schon immer so PEINLICH. (134).

In diesem Zitat bringt die Mutter zum Ausdruck, dass sie sich als Vertreterin der Betroffenen („unsereins") den Vorwürfen einer anonymen Gruppe anderer („sie") gegenübergestellt sieht. Sie zeigt hier keine Abwehr dieser Vorwürfe von außen, sondern ist peinlich betroffen.

Vermeidungs- und Rückzugsstrategien

Häufig resultiert dieses Erleben von Peinlichkeit und Scham in Rückzugsstrategien. So führen negative Rückmeldungen des Kindergartens teilweise so weit, dass die Eltern die Abholungssituation quasi als Damoklesschwert zu empfinden beginnen und diese in der Erwartung erneuter Negativerfahrungen zu vermeiden suchen:

[…] dass ich gesagt habe, „Oh, holst du den heute Mittag ab, ich hab gar keine Lust." ((lacht)). Also nicht, dass ich ihn nicht abholen wollte, sondern einfach so, „Oh, was kommt jetzt."(136)

Interessant ist, dass die Mutter an dieser Stelle eine Rezeptionssteuerung vornimmt, indem sie expliziert, dass sich diese Vermeidungshaltung nicht gegen ihren Sohn selbst richtet – was normativen Erwartungen an die Mutterrolle entgegenstehen würde – , sondern es ihr um die eigene Angst vor der Konfrontation mit den erzieherischen Rückmeldungen geht.

Auch die folgenden Beispiele unterstreichen, dass die befragten Eltern schon präventiv auf Grund einer ängstlichen Antizipation möglicher Schwierigkeiten mit dem Kind alltägliche, öffentliche Situationen wie zum Beispiel Einkaufssituation oder Feiern meiden. Auch die eigene soziale Einbindung wird durch das Verhalten der Kinder beeinträchtigt, da Veranstaltungen gemeinsam mit den Kindern als unwägbares Risiko wahrgenommen werden:

Aber da hängt ja dann auch VIEL MEHR DRAN, also man selber zieht sich ja auch ein bisschen zurück, wenn irgendwelche Feiern sind oder irgendwelche Einladungen, dass man immer schon denkt, OH was da wieder oder ob das gut geht oder was sind das für Möglichkeiten. Also, dass man / dass man vielmehr denken muss als jetzt so bei normalen Kindern sag ich mal, man geht da jetzt hin und und das ist gut. (136)

Ein gestaltender, konstruktiver Umgang mit den eigenen Ängsten vor der sozialen Wahrnehmung scheint an dieser Stelle zwar zumindest begrenzt möglich („dass man viel mehr denken muss"), der soziale Rückzug stellt in den Interviews jedoch die vorherrschende Bewältigungsstrategie dar.

Dies zeigt auch das untenstehende Beispiel einer Mutter, die ihr Kind für einen Yogakurs anmelden will:

Ich hab's am Telefon ja noch gar nicht erwähnt, und da haben die nur gesagt: „Wenn Sie die Anmeldung abschicken / aber, ihr Kind hat ja nicht ADHS oder so was, oder?" Kam dann immer, ja ((lacht)). Dann habe ich nur gesagt: „NEIN", und ja „TSCHÜSS" und habe die Anmeldung dann gar nicht erst abgegeben dann. (132)

Zwar nimmt die Mutter durch ihr Lachen die Härte der Abweisung vordergründig auf die leichte Schulter und präsentiert ihren Rückzug als leicht trotziges Aufbegehren („ja TSCHÜSS"), erlebt das Verhalten des Anbieters jedoch als so definitiv ablehnend, dass sie keinen Versuch unternimmt, ihre Tochter für das ggf. förderliche Entspannungsangebot anzumelden.

Strategische Auswahl von Freunden

Auch in Bezug auf die mangelnden oder schwierigen Freundschaften ihrer Kinder mit Gleichaltrigen entwickeln sich in dieser Zeit vor allem Muster des Ausweichens und Begrenzens.

In den Darstellungen der Eltern zeigt sich vordringlich, dass diese das auffällige Verhalten ihres Kindes zwar anerkennen, es aber zu entdramatisieren bzw. zu entschuldigen versuchen und nach Ausweichstrategien suchen. Häufig konstatieren die Eltern zum Beispiel, dass es zwar mit vielen Kindern „nicht funktioniert", es aber doch einige passende Spielpartner gibt, die ihr Kind normal behandeln, und liefern damit quasi einen Beweis für dessen grundsätzliche „Spielfähigkeit":

> Ja, er hat ZWEI so genannte BESTE FREUNDE, mit denen er auch GUT SPIELT UND MIT DENEN DAS AUCH GUT KLAPPT. Das sind auch so beide so ein bisschen auch so von Toms Schlag, also die können auch bei ihm gut mithalten. Also, so mit anderen Kindern, die dann eher dann anfangen zu weinen, mit denen, nee, da läuft das nicht so gut. (133)

Die Auffälligkeit des Kindes wird häufig eher positiv gerahmt. In obenstehendem Zitat verweist die Ausdrucksweise „so von Toms Schlag" oder „mithalten" eher auf positive Kraft und Energie als auf destruktive Aggressivität. Das Verhalten der Kinder, die nicht mit dem eigenen spielen wollen, wird tendenziell als nicht robust genug für den Umgang mit dem Verhalten des eigenen Kindes dargestellt („anfangen zu weinen").

Eine ergänzende Strategie besteht darin, Kontakt zu Kindern zu suchen, deren Eltern die eigene Position bzw. Wahrnehmung stärken. Von Personen, die hingegen die eigene Definition nicht teilen, distanzieren sich die Eltern:

> Die Mutter sagt ihm dann immer: „Der Thommy ist halt einfach so wie er ist." [...] und das finde ich halt einfach schön und ich hab halt auch im Gegensatz zu einer andere,n Mutter, die sich dann halt dann wirklich sehr abgekapselt hat und dann immer meint, das ist da nur Schöngerede, was ich dann erzähle. (148)

Die Befragte sieht sich hier von der befreundeten, verständnisvollen Mutter in ihrer eigenen Position gestärkt und gewappnet für die Abwehr der kritisierenden Haltung anderer Eltern.

Viele Eltern leiden deutlich mit ihrem Kind mit, wenn dies von ablehnendem Verhalten anderer Kinder berichten. Sie suchen Erklärungen in äußeren Umständen, wie zum Beispiel großer Entfernung oder einem kürzlich erfolgten

Umzug. Mangelnde Peer-Kontakte kompensieren sie zum Beispiel über Aktivitäten im familiären Rahmen oder sie relativieren die aktuell fehlenden Freundschaften des Kindes mit dem Verweis auf spätere Entwicklungsoptionen:

> Und ich hab ihm einfach nur / ich hab ihm mal gesagt, dass „Weißt du es ist nicht wichtig, dass du zwanzigtausend Freunde hast", ich sag, „wichtig sind die die die die die WICHTIGSTEN Freunde und die, die kommen eh erst später" (135)

Ein anderes Muster zeigt sich bei Eltern, die Verständnis für die Ablehnung des Kindes durch andere zeigen und quasi die Sichtweise der fremden Kinder übernehmen, die durch das Verhalten ihres Kindes gestört werden:

> Weil die meisten Kinder natürlich Abstand nehmen. wenn sie von Morice irgendwas hinterher geschmissen kriegen oder mal eine vor den Kopf kriegen, dann ähm hat sich das natürlich. (152)

Indem die Interviewpartnerin hier in einer Rollenübernahme das Verhalten der anderen Kinder erklärt („weil die Kinder...") und dies als allzu verständliche Reaktion darstellt, wird deutlich, dass sie deren Verhalten versteht und akzeptiert. Eltern, die diesem Muster folgen, beschreiben kaum Ansätze zur Erklärung oder Relativierung des Verhaltens ihres Kindes und zeigen wenige aktive Bewältigungsansätze.

5.2.2.3 Kindergartenkontext

Im Kontext des Kindergartens ist festzustellen, dass die Eltern auf der kognitiven Ebene vielfältige Aspekte förderlicher bzw. hinderlicher *Rahmenbedingungen* für die Integration ihrer Kinder im Kindergartenkontext verantwortlich machen und damit die Ursachen der Problematik zu externalisieren versuchen. Auf der handlungspraktischen Ebene beschreiben die Eltern Bemühungen, das Gespräch mit den Pädagogen zu suchen und *Kooperationen* aufzubauen. Je nach Erfolg oder Misserfolg dieser Versuche resultiert dies entweder in einer konstruktiven Zusammenarbeit, einer *inneren Kündigung* oder aber – sehr häufig – in einem *Wechsel des Kindergartens*. In den Schilderungen ihrer Versuche von Kooperation und Teambuilding mit dem pädagogischen Personal zeigt sich – entweder bereits in der ersten Einrichtung oder aber nach einem Kindergartenwechsel – die hohe Bedeutung eines Gefühls des Angenommenseins und gemeinschaftlicher Problemlösung.

Verantwortlichmachen von Rahmenbedingungen

Fast alle der befragten Eltern gehen davon aus, dass die Symptomatik ihres Kindes auch oder maßgeblich von Umgebungsfaktoren beeinflusst wird. Den Einfluss der Rahmenbedingungen bringen die Eltern entweder durch Vorwürfe gegenüber dem aktuellen Kindergartensetting oder umgekehrt durch positive Hervorhebung der besseren Rahmenbedingungen im nächsten Kindergarten zum Ausdruck.

Viele der Befragten heben eine mangelnde Eignung offener und damit wenig strukturgebender Gruppenkonzepte für ihre Kinder hervor. Dies verdeutlicht beispielhaft folgendes Zitat, in dem die Mutter retrospektiv die negativen Auswirkungen eines offenen Betreuungskonzepts[104] auf ihren Sohn schildert:

> Er war vorher in einem anderen Kindergarten mit einem offenen Konzept gewesen, wo er drei war. Das hat gar nicht funktioniert. Da hat sich dann, hab ich ihn abgeholt und er war entweder so aggressiv, dass er nicht ansprechbar war, also keine Kraft für Beißen, Spucken, alles. War eigentlich nur Schreien. Oder als Alternative Einschlafen und sofort Schlafen. War damals absolut zu viel für ihn. (153)

Positiv bewerten sie hingegen Kindergärten, die mit einem klaren Regelwerk und vorgegebenen Strukturen arbeiten:

> [...] dass die Kinder halt wirklich BESCHÄFTIGT werden, und das ist für Thomas auch sehr SCHÖN GEWESEN. Hat auch sehr viel mitgebracht nach Hause. (148)

Rückzugsmöglichkeiten werden – soweit vorhanden – positiv hervorgehoben und ein diesbezüglicher Mangel umgekehrt als Mangel wahrgenommen:

> [...] und er hatte da halt einfach auch nicht so die MÖGLICHKEITEN erst mal sich irgendwie mal zurückzuziehen, wenn es ihm zuviel war. (136)

> [...] und er brauchte relativ viel Auszeit für sich selber. Die haben da so einen Schmuseraum, da kann man reingehen und sich eine Auszeit, eine halbe Stunde oder so was gönnen. (127)

Auch die Gruppengröße ist in den Augen vieler Eltern entscheidend für das Zurechtkommen der Kinder mit ADHS-Symptomatik im Kindergarten.

---

104 Gemeint sind damit Konzepte, die es den Kindern ermöglichen, Räume und Aktivitäten im Kindergarten frei zu wählen.

> Es sind VIELE Kinder in einer Gruppe, es sind auch fast dreißig Kinder in der
> Gruppe. Und so bei gemeinsamen Aktivitäten wie Turnen in der Turnhalle schaltet
> sie ganz schnell ab, da wird ihr das ZU LAUT, ZU VIEL. (132)

Während die einen die zu großen Gruppen als Problemfaktor auf Grund des
Lärm- und Reizpegels beschreiben, erleben andere analog hierzu kleine Grup-
pengrößen als Basis für einen intensiven Kontaktaufbau zwischen Erzieherin,
Eltern und Kind:

> Also, das ist / da hatten wir wahnsinniges Glück. Er geht in den Elterninitiativ-
> Kindergarten, […] und das sind in Anführungsstrichen „nur" 15 Kinder / man arbei-
> tet immer mit einer Erzieherin Hand in Hand. (138)

Bei den Schilderungen beeinträchtigender externer Rahmenbedingungen fällt
besonders auf, dass die Eltern in einer deutlichen Perspektivübernahme für ihre
Kinder sprechen. Sie überführen ihre eigene Deutung (z. B. dass ihre Kinder eine
Rückzugsmöglichkeit brauchen oder viel Lärm nicht gut ertragen können) in ein
objektives Bedürfnis des Kindes („er brauchte" „er hatte halt einfach nicht", „da
wird ihr das zu laut, zu viel"). Aus den Interviews geht jedoch nicht hervor, ob
die Eltern hierüber mit ihren Kindern gesprochen haben oder ob sie davon ausgehen, die Bedürfnisse ihrer Kinder intuitiv zu erspüren. Dass insgesamt wenig
offener Austausch mit den Kindern über ihr eigenes Erleben der Situation stattfindet, deutet sich in den Interviews vielfach an (vgl. dazu auch die Entscheidung
über den Beginn einer medikamentösen Therapie in Kapitel 5.2.2.5).

Kooperationsaufbau oder innere Kündigung

Angesichts der häufig auftretenden Probleme im Kindergarten unternehmen einige der befragten Eltern *Versuche eines Kooperationsaufbaus* mit den Erzieherinnen und Erziehern. Diese bleiben jedoch in vielen Fällen erfolglos:

> Ich habe versucht, Einfluss zu nehmen. Bloß wenn man auf taube Ohren stößt,
> braucht man das nicht weiter zu versuchen. (131)

Die Eltern erleben an dieser Stelle anscheinend erneut (wie zuvor bereits bei
ihren Kinderärzten) wenig gelingende Kommunikation mit den Zuständigen im
Kindergarten. Stattdessen weisen die Erzieher eigene Anteile an der negativen

Entwicklung des Kindes oft zurück, was die Eltern relativ schnell von weiteren Versuchen eines Kooperationsaufbaus abbringt:

> Waldorf macht ja grundsätzlich keine Fehler ((lacht)). Und wenn Fehler auftauchen, liegt das immer nur an der Familie, nie am Kindergarten. Also, es war ganz schwierig. Wir haben da auch mit der Kindergartenleitung erst noch zwei Gespräche GEFÜHRT, weil wir jetzt auch nicht einfach nur den Kindergarten wechseln wollten. Aber das war so katastrophal, dass wir gesagt haben, das geht nicht mehr. Wir tun uns als Familie keinen Gefallen damit, wir müssen uns eine andere Lösung suchen. (133)

Andere Eltern machen aus einem Gefühl der Unterlegenheit und dem Wunsch nach Konfliktvermeidung heraus hingegen erst gar keinen Versuch, mit den Erzieherinnen ins Gespräch zu kommen:

> Das hat uns denn sehr geärgert. Aber wir wollten dann auch keinen Streit, und ich bin ja auch noch ziemlich jung. (132)

Zum Teil ist in den Interviews auch das *Phänomen einer „inneren Kündigung"* zu beobachten. So erklärt zum Beispiel einer der befragten Väter, dass seine Frau trotz Unzufriedenheit mit der Betreuungssituation mit Aussicht auf das baldige Ende der Kindergartenzeit nicht mehr das Gespräch mit dem Kindergarten sucht:

> Mittlerweile denkt sie auch, ist eh bald gelaufen. (127)

Nur in einzelnen Interviews ist ein gelingender Austausch, Kooperationsaufbau und Teambuilding von Anfang an zu konstatieren:

> Er ist ein super Kerl, er ist super lieb und alles. Aber er war halt immer / er wollt nie mit andern Kindern spielen oder so, er war immer für sich und immer sehr HYPERAKTIV. Und die Erzieherinnen haben dann von Anfang gewusst, die haben auch gewusst, wie sie damit umgehen sollen. Ich hab sie auch immer gebrieft, sie haben auch immer nachgefragt und so. Und da haben wir wirklich das Glück gehabt, dass sie jetzt wirklich mitgezogen haben bis jetzt und uns wirklich auch unterstützt haben und gesagt haben: „Mei, jetzt hat er eine schlechte Phase, jetzt ist er wieder total in sich gekehrt." Und wenn er aber da auch noch FORTSCHRITTE gemacht hat: „MEI, DAS WAR EINE TOLLE PHASE UND JETZT HAT ER DAS UND KANN DAS UND jetzt, jetzt geht's voran." so nach dem Motto. (138)

Die Mutter betont hier die hohe Bedeutung eines offenen und kontinuierlichen Austauschs mit den Erzieherinnen über gute und schlechte Phasen und das positive Feedback des Kindergartens zur Entwicklung des Kindes, dessen völliges Ausbleiben – wie oben dargestellt – für viele Eltern zu einem sehr negativen Erleben der Kindergartenzeit führt. Auch das Motiv des Annehmens der Besonderheiten des Kindes benennt sie als ausschlaggebende Faktoren für das Gelingen des Kindergartenbesuchs trotz der von der Mutter selbst attestierten Schwierigkeiten des Sohnes.

Auffällig in den Erzählungen derjenigen Eltern, die gleich im ersten Kindergarten eine gute Situation erleben ist, dass sie dies – wie in obenstehendem Interview – als „Glück" beschreiben und somit eher zufälligen strukturellen Bedingungen als der eigenen Handlungsinitiative bzw. dem eigenen Einflussbereich zuordnen.

Kindergartenwechsel

Da der Austausch mit den Erzieherinnen in den meisten Fällen nicht zu einer Verbesserung der Situation führt, sehen sich die Eltern schlussendlich vor der Frage, ob sie einen Wechsel des Kindergartens oder die gänzliche Beendigung einer externen Betreuung anstreben sollen:

> Und wenn du dann die erste Zeit da nur Anrufe „HOLEN SIE IHR KIND AB, HOLEN SIE IHR KIND AB." Dann / da denkst du auch: „Mein Gott, nimmst du ihn GANZ AUS DEM Kindergarten raus?" oder so. (134)

Die Entscheidung zwischen einem Wechsel und dem Verbleib im ursprünglichen Kindergarten ist jedoch von widerstrebenden Motiven geprägt: Auf der einen Seite sehen sich die Eltern in der Verantwortung, das Leid, das ihr Kind im aktuellen Kindergarten zum Beispiel durch Sanktionen für sein Verhalten erlebt, zu beenden:

> War halt nur immer Strafstuhl, immer da und das war irgendwann für ihn halt wirklich nicht mehr auszuhalten. (148)

Und auch die durchgängig negative Wahrnehmung des Kindes durch die Erzieherinnen ist für einige der Eltern schließlich nicht mehr tragbar und sie beginnen, sich gegen diese Einschätzung aufzulehnen:

> Eine halbe Stunde habe ich da neben ihr gesessen und nur Negatives. „Kevin ist so, Kevin haut, Kevin schlägt und dies und. Er kann er nicht ruhig sitzen bleiben und." NA JA. Und dann hab ich, hab ich, hab ich sie gefragt: „Mensch, sagen Sie mal, hat

er nichts Positives?" So, und darauf konnte sie mir keine Antwort geben. Und da hab ich sie, hab ich sie gefragt: „Glauben Sie wirklich, der ist hier richtig gut aufgehoben?" (135)

Auf der anderen Seite spricht jedoch der Wunsch der Eltern, die – ohnehin begrenzten – Peerbeziehungen des Kindes erhalten zu wollen, gegen einen Wechsel des Kindergartens:

> Er hätte sie am liebsten RAUSGENOMMEN, aber sie hat da eben auch / sie hat nicht viele Freunde, weil sie immer BESTIMMT. Aber sie hat da zwei wirklich GUTE Freunde und das wäre schlimm gewesen, wenn wir sie da jetzt rausgenommen hätten in dem letzten Jahr. (132)

Auch praktische Gründe wie der hohe Aufwand für eine Antragstellung in einem integrativen Kindergarten und die Frage, ob dieser ohne „echte" Behinderung des Kindes wohl gewährt würde, halten die Eltern von einem Wechsel ab:

> [...] und oder oder dass man halt gedacht hat, OB WIR DAS DORT GENEHMIGT KRIEGEN, weil ne, reicht's dafür überhaupt. Also, wenn / man denkt immer ein Integrationsplatz, das ist jetzt bloß für SCHWERBEHINDERTE KINDER. (136)

Fast immer geht es in den Interviews um die Frage eines endgültigen Abbruchs der Betreuung im aktuellen Kindergarten. Nur eine der Interviewten berichtet von einer vorübergehenden Betreuungspause, die in diesem Fall auch zu einer Beruhigung der Situation führt:

> Also, für zwei Wochen hat er eine Pause gemacht, weil er wirklich aggressiv geworden ist, den Erziehern gegenüber. Das war eine ganz schlimme Phase, Also, da war er auch im Urlaub bei Oma. Und als er dann wiederkam, da war er so ein bisschen ruhiger dann, ist er mit sich selber ins Reine gekommen. (130)

In diesem Fall kommt es im weiteren Verlauf zu einer sehr positiven Beziehungsentwicklung zwischen Eltern und Pädagogen:

> Also, ich hab wirklich einen GANZ TOLLEN KONTAKT mit dem Kindergarten. Wir arbeiten super, super eng zusammen und wir reden wirklich GANZ OFT und wenn was mit Lukas ist. Also, die haben ihn auch wirklich lieb und gerne. Und arbeiten da ganz eng mit mir zusammen, dass die auch sagen: „Mensch, heute war so und so und da müssen wir mal dran arbeiten." Und da / haben halt auch viel Tipps gegeben und da hat auch gesagt „Internet, Lernkreis, es gibt Kurse". (130)

Ein Kindergartenwechsel ist die häufigste Bewältigungsstrategie und eng mit einer kognitiven Bewältigungsstrategie der Externalisierung von Ursachen für das Verhalten der Kinder verknüpft.

Ein Wechsel erfolgt dann meist gezielt in Kindergärten mit deutlich anderen Rahmenbedingungen. So wählen die Eltern entweder integrative Kindergärten, schulvorbereitende Einrichtungen (SVE) oder kleinere Einrichtungen mit besserem Personalschlüssel und besseren räumlichen Bedingungen.

Bei diesen „zweiten Anläufen" in einer neuen Einrichtung kommt es häufig zu einem deutlich besseren Verhältnis zwischen Erzieherinnen und Eltern. Oft thematisieren die Eltern die Probleme im ersten Kindergarten im Interview auch nur retrospektiv im Vergleich mit der – jetzt besseren – Situation im neuen Kindergarten.

So wechselt zum Beispiel die Mutter, deren Kind im (größeren) Waldorfkindergarten Probleme hatte, in eine kleinere und personell besser ausgestattete Einrichtung:

> Und dann haben wir in einen ganz kleinen Dorfkindergarten gewechselt, der nur fünfunddreißig Kinder hat, dafür aber vier Erzieherinnen, also Luxusbetreuung ((lacht)). Und das lief vom ersten Tag an super. Ein sehr, sehr zugewandter Kindergarten mit sehr engagierten Erzieherinnen. Und die Erzieherinnen da sind einfach / die gehen halt auf ihn ein. Die nehmen ihn in seinen Eigenarten AN und das ist dann auch okay. Also, wenn er da über die Stränge schlägt oder irgendwas, dann finden die IMMER EINE NETTE Lösung. Das wird da einfach nicht geschrien, gemotzt oder irgendwas, sondern die nehmen ihn zur Seite, reden kurz mit ihm und dann läuft das auch. Er geht halt super gerne hin, er ist jetzt im vierten Jahr da. (133)

Das Gefühl, dass den Besonderheiten und Auffälligkeiten ihrer Kinder und auch ihnen selbst Verständnis entgegengebracht wird und die Erzieherinnen auf diese ein- und mit ihnen umgehen, sehen viele der Befragten als Ursache dafür, dass ihre Kinder im Kindergarten besser klarkommen:

> Also, ich weiß nicht, wo wir jetzt mit Tom stünden, wenn der nicht so einen guten Kindergarten hätte. (133)

> [...] und ja gut, jetzt durch den Kindergarten ähm durch den integrativen Kindergarten ist natürlich viel Ruhe auch für uns reingekommen als Eltern. (152)

Die Entlastung durch einen akzeptierenden Umgang mit Eltern und Kind und das Ausbleiben dauerhafter Negativrückmeldungen ist in den Interviews als durchgängiges Motiv nach einem Wechsel des Kindergartens zu erkennen.

Unabhängig davon, ob in der ursprünglichen oder neuen Einrichtung eine positive Zusammenarbeit mit dem Kindergarten entsteht, sind hierfür insbesondere ein Gefühl des Angenommenseins mit den Besonderheiten des Kindes und ein ruhiger und entspannter Austausch über mögliche Umgangsweisen und Entwicklungsbedarfe entscheidend.

Insgesamt ist festzuhalten, dass negative Rückmeldungen aus dem Kindergarten eine extreme Belastung für die betroffenen Eltern darstellen, und eine gemeinsame Bearbeitung der Problematik meist nicht gelingt. Die häufigste Bewältigungsstrategie ist daher ein Wechsel des Settings. In den Fällen, wo im ursprünglichen oder neuen Kindergarten eine gute Kommunikation und Zusammenarbeit erreicht werden kann, wird diese als äußerst hilfreich und entlastend beschrieben. Bei fortdauernden Problemen erfolgen keine weiteren Versuche – etwa unter Hinzuziehen anderer Eltern oder Fachkräfte – innerhalb des Kindergartens eine Verbesserung zu erzielen. Das Bewältigungsverhalten verlagert sich dann auf den diagnostischen Prozess und ggf. den Beginn (weiterer) therapeutischer Maßnahmen (vgl. Kapitel 5.2.2.5 zum Kontext von Diagnose und Behandlung).

5.2.2.4 Kontext der Vorbereitung auf den Schulbeginn

Den kommenden Schulbeginn gehen die Eltern auf Basis der in der Kindergartenzeit gewonnenen Erfahrungen deutlich bewusster und aktiver an.

Zur Bewältigung des Schulanfangs zeichnen sich im Unterschied zur Kindergartenzeit, in der die Eltern von der Dramatik überrascht wurden und erst nach und nach Bewältigungsstrategien entwickelten, in vielen Interviews Muster einer strategisch-präventiven Herangehensweise ab. Die Eltern ergreifen verschiedene (kombinierte) Maßnahmen, um antizipierten Problemen des Kindes im schulischen Kontext zuvorzukommen, das Wohlbefinden ihres Kindes abzusichern und ihm oder ihr „den Weg zu ebnen". Als ein wesentlicher Bewältigungsansatz zeigt sich in diesem Rahmen eine sehr *gezielte Schulwahl* ab.[105] Weitere Bewältigungsansätze drücken sich in elterlichen *(Selbst-)beruhigungsstrategien*, Maßnahmen der *praktischen Schulvorbereitung* und einem *spezifischen Informationsmanagement* aus.

---

105 Eng mit dieser Wahl verknüpft ist die Entscheidung für oder gegen eine medikamentöse Behandlung, die der Abschnitt zu Bewältigungsansätzen im Kontext von Diagnostik und Behandlung beschreibt (vgl. Kapitel 5.2.2.5).

Gezielte Schulwahl

In allen Interviews zeigt sich deutlich, dass die Eltern versuchen, über die Anpassung der schulischen Rahmenbedingungen eine möglichst positive weitere Entwicklung zu bahnen.

Hier lassen sich in den Interviews zwei Gruppen von Eltern ausmachen:

- Einige Befragte folgen einem *individualisierenden Ansatz*, indem sie sich für eine Förderschule, Integrationsklasse oder ähnliche Modelle entscheiden, womit sie ihrem Kind mit seinen spezifischen Eigenschaften einen „erleichterten Einstieg" ermöglichen wollen.
- Andere Eltern bevorzugen eher eine *normalisierende Herangehensweise* und entscheiden sich trotz der Auffälligkeiten für eine Regelgrundschule, um ihrem Kind eine möglichst „normale" schulische Laufbahn zu ermöglichen.

Die Eltern, die sich im Rahmen eines *individualisierenden Ansatzes* für die Einschulung ihres Kindes in einer fördernden Schulform[106] entscheiden, betonen meist das Ziel, ihrem Kind durch die Betreuung in kleineren Gruppen einen besseren Einstieg zu ermöglichen. Ihre Erfahrungen im Kindergarten haben ihnen gezeigt, dass die Kinder in größeren Gruppen nicht so gut zurechtkommen. Sie wählen gezielt entsprechend der Förderbedarfe ihrer Kinder zum Beispiel eine Sprachförderschule, eine Einrichtung für Kinder mit sonderpädagogischem Förderbedarf oder eine Schule, die sich auf die Stärkung sozialer und emotionaler Kompetenzen spezialisiert hat.

In ihren Schilderungen heben auffälligerweise alle Befragten die Vorläufigkeit („erstmal" „wir gucken mal") dieser Entscheidung für einen erleichterten Schulbeginn und die Möglichkeit eines späteren Wechsels in eine Regelschule hervor:

> Wer weiß, wie sich alles entwickelt, ja. (.) Aber erst mal eben, dass sie einen leichteren Einstieg hat. (132)

Wie in folgendem Beispiel deutlich wird, entscheiden sich die Eltern trotz der ebenfalls in Antizipation des Schulbeginns bereits beschlossenen medikamentösen Therapie für die Einschulung auf einer Förderschule. Sie positionieren ihre Entscheidung als Versuch („probieren das") und dokumentieren durch die Nut-

---

106 Wie die folgenden Zitate zeigen werden, ist die Definition der Schulform in den Interviews nicht immer eindeutig.

zung von Vagheits- bzw. Vorsichtigkeitsmarkierungen („glaube ich", „glaube schon") die noch bestehende Unsicherheit über den eingeschlagenen Weg:

> Wir gehen allerdings trotzdem auf die Förderschule, probieren das, also er geht auf diese Zweijährige. Trotzdem halt die/die Regelschule, aber trotzdem Förderschule, weil es halt einfach kleinere Klassen sind und auch für ihn halt einfach, äh, glaube ich, auch sinnvoller wäre. Ja, am Anfang auch für uns selber irgendwo immer so, machen wir es richtig, machen wir es nicht. Also, ist schon schwierig gewesen, aber ich glaube schon, dass wir so jetzt den richtigen Weg GEHEN. (148)

Das hier zu beobachtende Verschwimmen der Grenzen von Förder- und Regelschule fällt auch in anderen Interviews ins Auge. Häufig unterstreichen die Eltern sehr deutlich, dass in der gewählten Schulform trotz des fördernden Charakters eigentlich ein Regelschulpensum gelehrt wird:

> […] eine Förderschule, aber mit ganz normalem Grundschullehrplan. Die haben den normalen Lehrstoff. Und das Ziel ist, dass die Kinder bis spätestens Ende vierte Klasse auf eine Regelschule gehen können. (132)

Die Eltern nehmen für die Wahl einer besonderen Schulform zum Teil eine Einschulung ohne vorherige Freunde und lange Schulwege in Kauf, was sie jedoch auch als Chance sehen, die stigmatisierte Position des Kindes im Kindergarten hinter sich zu lassen und ihm oder ihr einen Neuanfang zu ermöglichen:

> Er hat da dann gesagt: „Wenn ich da hinkomme, dann gibt das bestimmt Ärger, weil da sind ja auch andere Kinder, die mich noch aus dem anderen Kindergarten kennen." Und er hätte dann Angst. Da hab ich zu ihm gesagt: „Du, da brauchst du dir eigentlich keine Gedanken machen, zu der Schule wirst du wahrscheinlich nicht GEHEN." (136)

Insgesamt verdeutlichen die Erzählungen, dass es den Befragten sehr wichtig ist zu betonen, dass die Entscheidung für eine Förderschule nicht endgültig ist, sich der Förderbedarf nur auf Teilbereiche bezieht, die Kinder auch in der Förderschule mit dem „normalen" Lernpensum konfrontiert werden und eine spätere Reintegration weiterhin möglich ist:

> Ich setze auch die Hoffnung rein, wenn die Medikamententherapie angeschlagen hat richtig, dass er dann den Sprung nach der ersten Klasse halt in die normale Grundschule schaffen könnte. Von den Berichten her der Lehrer ist es eigentlich eine recht große Wahrscheinlichkeit, dass es funktioniert. (131)

Die andere Gruppe der befragten Eltern entscheidet sich im Kontext eines *normalisierenden Ansatzes* gezielt für die Einschulung an einer Regelgrundschule. Ein wesentlicher Grund für diese Entscheidung ist hier der Erhalt sozialer Kontinuität, also die Einschulung gemeinsam mit Freunden oder Geschwistern und die Nähe zum Wohnort:

> Er muss Leute um sich haben, andere Kinder um sich haben, auf die er sich verlassen kann, die er kennt […] das sind so die Gedanken, die wir uns gemacht haben. Wir wollen es also erst mal mit einer ganz normalen Grundschule probieren, bei uns im Stadtteil, wenn das nicht hinhaut, dann werden wir wohl irgendwo eine andere Grundschule ausprobieren. (127)

Wie in der Erläuterung zu erkennen, verstehen aber auch diese Eltern ihre Entscheidung als vorläufigen Versuch, und ein mögliches Scheitern ist bereits mitgedacht. Es ist den Befragten wichtig, den Kindern den gewohnten sozialen Rahmen zu erhalten und einen „ganz normalen" Schulanfang zu ermöglichen. Dieses Motiv einer Bewältigung durch Normalisierung findet sich in vielen dieser Interviews und manifestiert sich besonders deutlich in folgendem Zitat:

> Und dann haben wir über die Montessorischule gesprochen, wo ich mich erkundigt hatte, mir Material besorgt hatte, ob das vielleicht eine Option wäre für Lukas. Bin ich aber wieder weg von, also er soll schon normal irgendwie. Sie hat auch gesagt, denn bleibt er immer was Besonderes. Ich meine, er ist eh was Besonderes, aber er bleibt denn in der ÖFFENTLICHKEIT immer was Besonderes. Und denn haben wir gesagt: „Nein, er kommt jetzt auf die normale Schule, er muss im normalen Leben auch zurechtkommen."Und denn haben wir das so entschieden. (130)

Die Interviewpartnerin differenziert hierbei zwischen ihrer eigenen Akzeptanz der Besonderheit des Kindes im Privaten und der aus ihrer Sicht zu vermeidenden Auffälligkeit im sozialen Kontext. Durch die Einschulung in einer Regelschule erhofft sie sich insgesamt eine Anpassung des Kindes an die Erwartungen und Regeln des sozialen Lebens.

In den Darstellungen der Eltern schwingt insgesamt die Hoffnung mit, dass sich die Gesamtsituation nach dem Schulbeginn von alleine bessert und ihre Sorgen vielleicht unberechtigt sind.

Auch die tägliche Dauer des Schulbesuchs versuchen Eltern beider Gruppen gezielt auszuwählen. In vielen Fällen haben sie die Möglichkeit, entweder eine Betreuung bis mittags oder ein ganztäiges Modell zu nutzen. Die Entscheidung für eine Betreuung nur bis zum Mittag fällt meist mit dem Verweis auf eine antizipierte Überforderung des Kindes durch einen längeren Schultag:

> Und ich denke, dass die Situation bis / bis spätnachmittags ihn halt auch überfordern würde. Aber ich wollte, dass er eine geregelte Schulzeit hat. Darum habe ich dieses Schulmodell acht bis eins genommen. (152)

Die Eltern, die sich für eine ganztägige Betreuung entscheiden, tun dies zum einen, weil ihre beruflichen Tätigkeiten dies erforderlich machen, zum anderen, weil sie darauf vertrauen, dass der immer gleiche Ablauf dem Kind helfen kann. In beiden Mustern fällt auf, dass die Eltern „geregelte" Abläufe des Schulalltags anstreben und hoffen, dass eine starke Strukturierung den Kindern die Bewältigung des Schulanfangs erleichtern wird:

> [...] aber ich glaube, es tut ihr ganz gut, wenn sie den geregelten Ablauf hat jeden Tag. Und darum haben wir das im Moment beantragt. (132)

Damit bleiben die Eltern ihrer auch schon in der Kindergartenzeit zu beobachtenden Strategie von Kontingenzmanagement bzw. Komplexitätsreduktion weiterhin treu.

Auch an dieser Stelle wird wieder deutlich, dass die Entscheidungen vieler der befragten Eltern von Vorläufigkeit und Unsicherheit geprägt sind („ich denke", „ich glaube", „im Moment"), was zum Teil darin begründet liegen mag, dass sie nicht auf Vorerfahrungen zurückgreifen können, da es sich um das erste (Schul-)Kind handelt. Besonders im Kontext der Nachmittagsbetreuung zeigt sich nach Schulbeginn häufig, dass die Eltern zu einer neuen Bewertung der Situation gelangen (vgl. Kapitel 5.3).

(Selbst-)beruhigungsstrategien

Auf der emotionalen Ebene nutzen die Eltern Mittel der Selbstberuhigung beziehungsweise -vergewisserung. Dies ist angesichts der bereits erlebten Problematik im Kindergarten, der oft mangelnden Erfahrung mit dem Schulkontext und den damit verbundenen Unsicherheiten nicht überraschend. Neben der bereits dargestellten Betonung der Vorläufigkeit der Entscheidung zeigt sich insbesondere eine *Hervorhebung der kognitiven Kompetenzen* und der *Lernbegierde* ihrer Kinder, auf Grund derer die Eltern den Erfolg des Schulstarts zumindest teilweise gesichert sehen:

> Ich sehe dem eigentlich recht POSITIV entgegen. Weil er wirklich sehr wissbegierig ist, weil er sehr viel lernen will. Er hat da wirklich auch einen WAHNSINNIGEN Wortschatz. Man kann mit ihm wirklich schon, er ist sehr offen oder auch von die Wörter her, ne, hat er schon ein wahnsinniges Sammelvolumen an Wörtern, wo ich sag, dass er sehr wissbegierig einfach ist. (148)

Das Nebeneinander von Be- und Abtönungsformulierungen („eigentlich recht" vs. „wirklich sehr" „wahnsinnig") zeigt die Bemühung der Mutter, sich selbst in dieser positiven Einschätzung zu bestärken. Die Eltern betonen in den Interviews die kognitiven Entwicklungen ihrer Kinder in den letzten Monaten, das Bestreben, erste Texte zu lesen und zu rechnen, und sie stützen sich dabei auch auf die Aussagen Außenstehender, die die Schulreife der Kinder bestätigen:

> Also, die Zeit ist jetzt einfach auch DA. Das, das sagen die andern ja auch, also er brauch auch, ich sag mal, Input. Er ist sehr wissbegierig und so, also dass / dass er da auch ja, ja sehr lernbegierig ist und so. (136)

Ängsten, die die Kinder ggf. selbst vor dem Schulbeginn äußern, begegnen die Eltern ebenfalls mit Beruhigungsstrategien. Sie betonen die innerfamiliären Hilfemöglichkeiten, die dem Kind zur Verfügung stehen, und entdramatisieren die Situation mit dem Verweis auf den prozesshaften Charakter des schulischen Lernens:

> Ja, jetzt mach langsam, dafür gehst du in die Schule. (148)

> Und da hab ich nur gesagt: „Wir helfen dir doch alle. Und wenn du Hausaufgaben, deine Schwester ist ja auch da, die kann dir auch helfen." (208)

Praktische Schulvorbereitungen

Eine weitere Form der Bewältigung des nahenden Schulbeginns liegt in konkreten praktischen Vorbereitungen. Hier fokussieren die Eltern vor allem die Ebene von Kompetenzen und Fertigkeiten ihrer Kinder. Diese trainieren die Kinder vor allem im Rahmen vorschulischer Gruppen im Kindergarten:

> Ja, die haben Programm, dass alle Vorschulkinder regelmäßig zusammen Vorschulaufgaben machen müssen. Das ist da eine spezielle Aufgabenstellung, die halt nur die großen Kinder kriegen. Da wird schon auch darauf geachtet, um so ein bisschen selbstständiges LERNEN mit reinzubringen, vermehrt schwierigere BASTELSACHEN, also wo er einfach dann halt / mit der Schere schneiden geübt wird, geklebt wird, bisschen schreiben schon. Aber alles sehr spielerisch. (133)

Der Fokus der vorschulischen Angebote scheint dabei auf der Entwicklung von Fertigkeiten wie Basteln und Schreiben zu liegen. Zusätzlich lernen die Kinder häufig ihre zukünftige Schule schon einmal kennen. Im Rahmen spezieller ergotherapeutischer Schulvorbereitungskurse werden auch Konzentrationsfähigkeit und Stillsitzen eingeübt. Die Eltern flankieren diese Angebote des Kindergartens, indem sie die Kinder in die Besorgung der nötigen Materialien, zum Beispiel des Ranzens, der Schultüte, der Hefte etc. einbeziehen:

> [...] also, wo es dran ging, einen Schulranzen aussuchen und / oder auch wegen der Schultüte, also, dass man ihn mit einbezieht und Mitspracherecht hat, sag ich mal bei diesen Sachen. (136)

Die Interviewten beschreiben diese Vorgehensweisen jedoch im Interview nur auf Nachfrage und eher am Rande, so dass der Eindruck entsteht, dass diese Maßnahmen für sie nicht sehr bedeutsam sind.

Spezifisches Informationsmanagement

Im Kontext des Schulanfangs sehen sich die Eltern auch mit der Frage konfrontiert, ob und wie sie der Schule die ADHS-Symptomatik bzw. die Diagnose ihres Kindes mitteilen. Dabei treten Muster eines Informationsmanagements *zwischen Offenbaren oder Verheimlichen* hervor.

Diejenigen Eltern, die sich für eine Förderschule entschieden haben, offenbaren im Rahmen des Aufnahmeverfahrens zwangsläufig auch die Symptomatik. Unter den Eltern, die sich für eine Regelschule entscheiden, wählen nur diejenigen eine Strategie des Verheimlichens, bei deren Kindern die Symptomatik im Kindergarten relativ unauffällig und handhabbar war. Dies könnte sich dadurch erklären, dass nur sie Anlass zur Hoffnung haben, die ADHS-Symptomatik verbergen zu können.

In der Gruppe derjenigen Eltern, die sich für das *Verheimlichen* der ADHS-Symptomatik entscheiden, gibt es solche, die diese komplett verbergen möchten:

> Die Lehrer und Lehrerinnen wissen noch nichts. Und wir werden auch vorher nichts sagen, nichts erwähnen. Das halte ich für keine so gute Idee, das zu tun. (127)

Andere wiederum wählen eine Strategie der „Teil-Offenbarung", indem sie der Lehrerin gegenüber zwar besondere Bedürfnisse des Kindes für eine gelingende Lernsituation thematisieren, das Label ADHS jedoch aus Angst vor Diskriminierung (noch) nicht ansprechen:

> Ich hab auf dem Elternabend mit der Lehrerin gesprochen und gesagt, dass es für mein Kind halt nicht gut ist, wenn es unstrukturiert ist. Dass ich weiß, dass er dann nicht mitarbeiten wird und dass / Aber ich hab ihr nicht gesagt, dass er ADS wahrscheinlich / sehr wahrscheinlich hat. Ich ADS hab auch nicht, weil es gibt einfach genügend Vorurteile und man weiß immer nicht, auf wen man setzt. (153)

In den Gesprächen mit diesen Eltern zeigt sich deutlich, dass die Eltern mit einer erneuten Stigmatisierung des Kindes rechnen, wenn sie die ADHS-Symptomatik offen thematisieren. Zudem bringen sie die Hoffnung zum Ausdruck, dass ihr Kind im schulischen Rahmen zurechtkommt und eine Offenbarung auch im weiteren Verlauf nicht nötig werden wird.

Ein weiterer Teil der Eltern sieht das *Offenbaren* der Symptomatik als präventive Strategie, die verknüpft ist mit dem Ziel, einen guten Kontakt zur Lehrerin aufzubauen, durch den sie Problemen ihres Kindes vorbeugen wollen:

> Aber so denk ich mal schon, ich werde sehr engen Kontakt mit der Lehrerin haben, das auf jeden Fall. Werde vorher auch die ganzen Situationen, was wir halt wirklich schon für Probleme hatten oder was auch Richtung ADHS jetzt ebend mit der Lehrerin sehr explizit zusammen arbeite. (148)

Dabei kommt es zu unterschiedlichen Erfahrungen bei der Offenbarung der Symptomatik. Einige Eltern sind positiv überrascht von der Reaktion der Lehrerin bzw. Schulleiterin:

> Ich hatte eigentlich eher Angst, dass die abweisend sein wird von der Vorgeschichte, aber war sie NICHT. (149)

Andere machen hingegen die Erfahrung, dass die offene Kommunikation unerwartet zu einer Ablehnung der Aufnahme des Kindes an der gewünschten Schule führt. Eine Mutter erlebt zwar zunächst eine verständnisvolle Reaktion der Direktorin, im Nachhinein wird ihr Kind jedoch trotz eines positiv verlaufenden Kennenlerntages mit der Begründung abgelehnt, dass die Lehrerin den anderen Kindern in der Klasse nicht gerecht werden könne, wenn sie ihren Sohn aufnehmen würden:

> Und ich war dann natürlich auch noch so offen und ehrlich und bin zur DIREKTO-RIN GEGANGEN und hab ihr die Untersuchungsergebnisse gezeigt und hab gesagt: „Das ist so, der Luke HAT ADHS." (138)

Die zynisch-ironische Versprachlichung der Mutter verweist darauf, dass die Mutter im Nachhinein ihre Offenheit als Naivität deutet und ihr Vorgehen bereut.

5.2.2.5   Kontext von Diagnostik und Behandlung

Die Interviews zeigen besonders in dieser Phase an vielen Stellen wie wichtig es für die Eltern ist, der Symptomatik einen Namen geben zu können oder für sich zu definieren. Die Suche nach einer Definition und der richtigen Behandlung präsentiert sich in den Interviews als vielschichtiger Suchprozess. Im Rahmen dieses Prozesses zeigen sich folgende Bewältigungsansätze:

- Anknüpfen an eigene Erfahrungen mit ADHS (soweit vorhanden)
- Abklärung einer Hochbegabung als alternatives Erklärungsmodell
- Nutzung niedrigschwelliger Therapieansätze (prädiagnostisch)
- Professionelle Diagnostik als (vorläufiger) Wendepunkt
- Entscheidung über den Beginn einer medikamentösen Behandlung und Anpassung des elterlichen Erziehungsverhaltens (postdiagnostisch) und
- Nutzung weiterer professioneller Hilfsangebote.

Anknüpfen an eigene Erfahrungen

In der Auseinandersetzung mit der ADHS-Symptomatik zeigt sich, dass diejenigen Eltern, die selbst von ADHS-Symptomen betroffen sind, die „Vergleichsfolie" ihrer eigenen Betroffenheit als ein vordringliches Bewältigungsmuster nutzen. Dabei folgen ihre Erzählungen den zwei Diskursivierungsmustern einer *„Erfolgsgeschichte"* und einer *„Leidvermeidungsgeschichte"*.

Das Motiv einer „Erfolgsgeschichte" dokumentiert zum Beispiel die Darstellung einer befragten Mutter, die von außen an sie herangetragene Hinweise zur mangelhaften Konzentrationsfähigkeit ihrer Tochter durch den Verweis auf die eigene erfolgreiche Entwicklung relativiert:

> Sie kann sich nicht so gut konzentrieren, das gebe ich ja auch zu. Sie lässt sich leicht ablenken. Aber ich war als Kind GENAUSO ((lacht)). Und ich habe AUCH die SCHULE geschafft, ich habe eine AUSBILDUNG gemacht, einen BERUF bekommen. Da gab es NIE so ein THEATER. (132)

Indem die Mutter den Umgang der Umwelt mit der Problematik als „so ein Theater" bezeichnet, bagatellisiert sie diese und macht zusätzlich durch ihr Lachen deutlich, dass sie den Konzentrationsmangel nicht als ernstzunehmendes Problem einstuft. Für sie ist an dieser Stelle wichtig, dass sie selbst trotz der gleichen Eigenschaften ihren Lebensweg erfolgreich gemeistert hat, woraus sie extrapoliert, dass dies auch ihrer Tochter gelingen wird.

Ähnlich zeigt sich dies auch in der Darstellung einer anderen Befragten, die in ihrer Kindheit eine ähnliche Symptomatik wie ihr Sohn erlebt hat, und dennoch eine erfolgreiche Entwicklung erfahren hat:

> Ich war früher extrem wusig. Ich hab zum Beispiel in der Schule auch nie stillsitzen können [...] wenn ich früher, daran denke wie ich in der Schule gewesen bin, in meiner Ausbildung gewesen bin. Wenn ich jetzt sehe, wo ich / wo ich mit meiner Auffassungsgabe her auch / wie weit ich gekommen bin in meinem Beruf. Und da merke ich, dass es mir jetzt gerade gut tut. Früher hat es mir geschadet, aber jetzt tut es mir gut. (135)

In diesem Beispiel schildert die Befragte ihr unruhiges Verhalten in der Kindheit und ihre jetzige besondere Auffassungsgabe als zwei Seiten einer Medaille. Das Verhalten, das in ihrer eigenen Kindheit im Rahmen der Bildungsinstitutionen zu Problemen geführt hat, deutet sie für ihre berufliche Entwicklung und ihre aktuelle Situation sogar als Vorteil bzw. besondere Kompetenz.

Nicht alle der selbst Betroffenen haben jedoch ihre eigene Gesamtsituation positiv erlebt. Die Konfrontation mit ADHS-Symptomen der Kinder führt in diesen Fällen dazu, dass sich die Mütter oder Väter in ihren Kindern wiedererkennen und ihre eigene Leidensgeschichte rekapitulieren. Besonders deutlich wird dieses Muster in der Darstellung der eigenen Leidensgeschichte einer Befragten, die jahrzehntelang unter ungeklärten Depressionen gelitten hatte. Durch die zwei Jahre zuvor erfolgte ADHS-Diagnose und anschließende medikamentöse Behandlung der Mutter ist es für sie zu einer deutlichen Besserung der Symptomatik gekommen. In diesem Fall hat das Wiedererkennen in der Tochter die Mutter erst zu ihrer eigenen Diagnose geführt:

> Ich muss dazu sagen, ich hab ja noch eine GROSSE Tochter, die ist jetzt / wird VIERZEHN. Bei der hab ich nie so Parallelen gesehen, aber die KLEINE, als die dann GRÖSSER wurde, hab ich immer gedacht, so wie sie äh das bin ICH als Kind. Also, hab mich in ihr wieder / wiedergesehen in vielen Situationen. wo einfach die Reizüberflutung dann da war von AUSSEN. Und dann als Kind kann man dann halt nur mit, ja, Aggressionen oder einfach äh Ausflippen halt wahrscheinlich das äußern, weil selber weiß man ja auch nicht was los ist. Und so bin ich eigentlich auf MEINE Diagnose gestoßen. (208)

In ihrem subjektiven Deutungsmuster begreift sie die Gesamtsituation entlang eines biologistischen Konzepts, indem sie quasi ein Reizreaktionsschema beschreibt.

Insgesamt ist somit die Betroffenheit eines Elternteils von ADHS-Symptomen ein wesentlicher Faktor bei der Analyse der Belastungen und Bewältigung von ADHS-Symptomen eines Kindes (vgl. dazu auch die Ausführungen zur Entscheidung über eine medikamentöse Therapie)

Hochbegabung als alternatives Erklärungsmodell

Ein Thema, das viele der Befragten beschäftigt, ist die Frage, wie intelligent oder vielleicht hochbegabt ihre Kinder sind. Im Rahmen der ADHS-Diagnostik wird häufig auch der Intelligenzquotient gemessen, so dass die Eltern hierzu über detaillierte Informationen verfügen.

In den Interviews thematisieren die Eltern häufig die intellektuellen Kompetenzen ihrer Kinder und vermitteln ihre Wahrnehmung des Kindes als zwar problematisch, aber eigentlich intelligent. Hierfür liefern sie meist vielfältige „Belegerzählungen", die illustrieren, inwiefern das Kind besonders intelligent oder begabt ist. Diese reichen von Schilderungen musikalischer Vorlieben für klassische Musik über frühes Schreiben und Lesen bis hin zu einem für das kindliche Alter sehr reifen Hinterfragen komplizierter Sachverhalte.

Für einige Eltern ist es aber zunächst vor allem wichtig, die Normalität ihrer Kinder in einer Art „Abgrenzung nach unten" zu betonen:

> [...] Intelligenztest gemacht. Sie ist ganz NORMAL, DURCHSCHNITTLICH, sie ist / hat KEINE DEFIZITE (132)

In anderen Interviews stellen die Befragten hingegen die nicht-normale Hochbegabung in den Vordergrund. Die Eltern liefern – auch unter Berufung auf Aussagen außenstehender Professioneller – auf diese Weise Begründungen für das Scheitern in vorschulischen Programmen („sie hat vermutet, dass er unterfordert war") oder hoffen darauf, dass das Kind vorhandene Defizite durch die Hochbegabung ausgleichen kann. Besonders relevant wird die Frage einer Hochbegabung im Kontext der Schulentscheidung, insbesondere wenn eine Einschulung auf einer Förderschule zur Diskussion steht:

> Und wir haben das dann in diesen Elterngesprächen mit der Verhaltenstherapeutin auch besprochen und die hat gesagt: „Nee nee, das würde ich nicht zulassen.", weil man bestätigt ihm eben auf der anderen Seite ja auch eine gewisse Hochbegabung. Ja, im Bereich Mathematik und so, also er ist schon clever. Das sagt auch das SBZ. Das ist auch bei den Testungen rausgekommen. (152)

Die in diesem Beispiel deutlich zu erkennende Anrufung von Autoritäten ist im Kontext der elterlichen Ausführungen zu einer möglichen Hochbegabung häufig zu beobachten. Die Eltern äußern oft nicht selbst, dass sie ihr Kind als hochbegabt empfinden, sondern lassen andere Autoritäten für sie sprechen („die Psychologin hat gesagt" „der Test hat ergeben"). Es entsteht dadurch der Eindruck, dass die Eltern sich von dem Verdacht distanzieren möchten, sie selbst würden die Hochbegabung vorschieben, um die Verhaltensauffälligkeiten ihres Kindes zu rechtfertigen. Zum Teil betonen sie zusätzlich, dass sie selbst sich gar nicht freuen würden, wenn sie ein hochbegabtes Kind hätten:

> Ich möchte ja nicht so ein super intelligentes Kind haben, weißt du, der mir dann irgendwann erzählt: „Hier, deine Kaffeemaschine ist kaputt, ich kann dir auch sagen warum." Nein, will ich nicht. (130)

Eine vermutete Hochbegabung des Kindes führt in den Interviews jedoch immer dazu, dass die Eltern eine Einschulung an einer Regelschule forcieren (vgl. dazu auch Kapitel 5.2.2.4) [107]

---

[107] Weiterführende Aussagen zum Thema Hochbegabung finden sich z. B. bei Räty und Kasanen (2013).

Nutzung niedrigschwelliger therapeutischer Angebote

Der Einstieg in die Nutzung therapeutischer Angebote erfolgt in fast allen Fällen bereits vor der ADHS Diagnose über die Verschreibung von Logo- und/oder Ergotherapie. Meist erhalten die Kinder im Kindergartenalter zunächst eine Förderung in ihrer sprachlichen Entwicklung:

> Also, ganz zu Anfang war es halt Logopädie. (136)

Auf der sprachlichen Ebene deuten Formulierungen, die wie in diesem Zitat eine passive oder indirekte Agency ausdrücken („war es halt" oder in anderen Interviews „hat er bekommen") an, dass sich die Eltern bei der Wahl dieser therapeutischen Maßnahmen keine aktive Rolle zuordnen, sondern sie eher passiv akzeptierend angenommen haben, ohne diese zu hinterfragen oder kritisch zu bewerten.

Die Nutzung dieser Therapieverfahren nimmt in den Darstellungen der Eltern einen harmlosen und alltäglichen Charakter an. Sie positionieren die Maßnahmen fast wie selbstverständlich und nichts Besonderes, was sprachlich unter anderem durch die häufige Verwendung der Kurzbezeichnungen „Logo" und „Ergo" deutlich wird. Auch scheinen die beiden Therapieansätze häufig im „Doppelpack" durchgeführt zu werden und bei den Eltern eine Art selbstverständlichen „Paketcharakter" einzunehmen[108]:

> Wir machen Ergo mit ihm, also Frühförderung, Ergo und Logo mit ihm. (138)

Der Prozess, in dem es zur Verordnung dieser Maßnahmen kommt, wird von den Eltern kaum thematisiert und scheint im Ergebnis bei den Eltern das Gefühl einer gewissen Beliebigkeit zu hinterlassen:

> Er kriegt jetzt irgendeine Therapie, Ergotherapie. (131)

Zur Wirksamkeit der Logopädie machen die Eltern im Rahmen des ersten Interviews kaum Aussagen, die Ergotherapie bewerten sie durchgängig positiv, schränken dies aber in ihrer Darstellungsweise durch die Verwendung von Abtö-

---

108 Diese „Normalität" von Ergotherapie und Logopädie passt zu aktuellen Ergebnissen des Heilmittelberichts des Wissenschaftlichen Instituts der AOK, nach dem zum Beispiel fast jeder vierte bei der AOK versicherte sechsjährige Junge Logopädie erhielt (vgl. Wissenschaftliches Institut der AOK 2013).

nungspartikeln oder Vagheitspartikeln („eigentlich", „bisschen") immer etwas ein:

> [...] eigentlich besser geworden. (130)

> Wir haben Ergotherapie angefangen und so. Er wurde auch ein bisschen vernünftiger VIELLEICHT. (149)

Die Ergotherapie führt in den Darstellungen der Eltern zwar zu einer Verbesserung der Situation, ist jedoch meist ebenfalls nicht hinreichend für eine Bewältigung der Symptomatik[109].

Professionelle Diagnostik als (vorläufiger) Wendepunkt

Alle Interviewpartner und -partnerinnen haben zum Zeitpunkt des ersten Interviews bereits einen (unterschiedlich gearteten) professionellen diagnostischen Prozess erlebt.

Auslöser oder Anlass für die verstärkte Suche nach einer Diagnose ist häufig eine deutliche, krisenhafte Zuspitzung im Kindergarten oder eine im privaten Umfeld erlebte hohe Belastung durch die Symptomatik der Kinder. Insbesondere dem bevorstehenden Schulanfang kommt in diesem Kontext eine hohe Bedeutung zu, da sich die Eltern aus Angst vor schulischen Problemen nun häufig die Frage stellen, ob eine medikamentöse Behandlung für ihr Kind sinnvoll sein könnte und hierfür eine Diagnose erforderlich ist.

Die Interviews dokumentieren jedoch unterschiedliche Muster der Wege zur Diagnose:

- eine Gruppe der Eltern fordert eine Diagnose selbst aktiv ein,
- andere fühlen sich durch ihr Umfeld zur Diagnostik gedrängt und
- für die dritte Gruppe hat die Diagnostik eher den Charakter einer logischen Abklärungshandlung.

Die folgenden Abschnitte legen detaillierter dar, welche Prozesse in den jeweiligen Gruppen zur ADHS-Diagnose führen, welche Konsequenzen die Diagnose

---

109 Dieses Analyseergebnis sollte nicht fehlgedeutet werden als allgemeine Aussage über die Wirksamkeit dieser Therapieformen. Eltern, die zum Beispiel mit Ergo- oder Logotherapie bereits die gewünschten Erfolge erzielen konnten, sind wahrscheinlich systematisch aus dieser Untersuchung ausgeschlossen, weil diese das Problem dann gelöst haben und einen eventuellen ADHS-Verdacht nicht weiter bearbeiten.

zu diesem Zeitpunkt hat und welche Krankheitskonzepte die Gruppen zum Ausdruck bringen.

Bei dem Teil der Befragten, der eine *selbstinduzierte diagnostische Suche* vorantreibt, unternehmen die Interviewten teilweise mehrere Anläufe, um die selbst bereits lange Zeit vermutete Diagnose endlich professionell zu legitimieren. Dieser Prozess wird primär durch das fortwährende Bewusstsein der Mutter bzw. der Eltern getrieben, dass andere meinen mögen, es handele sich nicht um ADHS, sie selbst sich aber sicher sind, dass „etwas nicht stimmen kann". Folgendes Beispiel illustriert dieses Muster besonders deutlich:

> Da kam einmal in der Woche immer eine Logopädin zu ihr in den KINDERGARTEN […] und die hat aber das ADHS eigentlich GAR NIE in Erwägung gezogen. Also, man hat ja immer DAMALS was gehört davon und „NEIN, das hat sie NICHT." Und dann war man wieder froh, aber irgendwo wollten wir dann wieder, ja / war uns das eigentlich auch nicht genügend, weil irgendwie WAR sie ja oder IST sie anstrengend oder wird auch mal AGGRESSIV und so. Aber des / haben wir halt einen weiteren Weg getan und sind dann eben da an die / an eine PRAXIS geraten in A-Stadt und haben sie da mal in Richtung ADHS abtesten lassen. Und des kam dann eben, das ist jetzt im MAI ein Jahr her, wo dann halt, da war sie ja unter sechs, da heißt es dann ja VERDACHT AUF, also wird da noch keine richtige Diagnose gestellt, aber ich denke schon. Also, das war dann klar, dass sie es HAT. Und haben dann auch ENDE des Jahres dann BEGONNEN mit MEDIKAMENTEN. (208)

Diese Mutter erlebt im Kindergarten von Seiten der professionellen Betreuerin eine deutliche Ablehnung ihrer eigenen Einordnung der Auffälligkeiten als ADHS-Symptomatik. Die Schilderung der Mutter deutet darauf hin, dass hierüber auch kein Gesprächsprozess entstanden ist, sondern die Logopädin eine sehr klare Gegenposition bezogen hat. Zwar führt diese Expertinnenmeinung einerseits zu einer kurzfristigen Erleichterung, sie lässt die Eltern angesichts der weiterbestehenden Symptomatik aber ratlos und unbefriedigt zurück. Der weitere diagnostische Prozess zeigt, dass die Mutter nun eine definitive Diagnose selbst aktiv „erwirkt": Obwohl die professionelle Aussage angesichts des Alters der Tochter nicht endgültig ist, überführt die Mutter diese sprachlich von einer zunächst noch subjektivierenden Deutung („ich denke schon") in ein Faktum („das war dann klar, dass sie es HAT"). Auf Basis der für die Mutter nun klaren Diagnose beginnt dann eine medikamentöse Behandlung, wobei sie allerdings unklar lässt, wer die Entscheidung hierfür getroffen hat („haben dann"). Diese hier zu erkennende sehr zeitnahe Verknüpfung der Diagnose mit dem Einstieg in eine medikamentöse Behandlung ist häufiger in den Interviews zu beobachten. Die medikamentöse Behandlung erscheint in diesem Muster als logische Folge der

Diagnosestellung, andere mögliche therapeutische Maßnahmen (z. B. Verhaltenstherapie) kommen zunächst nicht zur Sprache.

Für diejenigen Eltern, die sich *zur Diagnostik gedrängt* fühlen, steht exemplarisch folgendes Zitat einer Mutter, deren Kind im Kindergarten „auffällig" geworden ist, obwohl die Mutter das Verhalten ihres Kindes zu Hause als unproblematisch empfindet. Sie nimmt auf Veranlassung des Kindergartens einen sehr aufwändigen diagnostischen Prozess auf sich:

> Ja, und dann wurde uns geraten, dass wir uns an die AMTSKINDERÄRZTIN wenden. Da hatten wir dann den TERMIN bekommen noch mal zwei Monate später. […] Ja, also hat sie den Test dann / wir sind da rausgekommen mit „OH, das ist ja eine KATASTROPHE." ((lacht)). „Das Kind kann sich ÜBERHAUPT nicht konzentrieren." Ja, mit drei Jahren. Dann wurde uns / haben wir direkt eine Visitenkarte für eine FRÜHFÖRDERSTELLE bekommen und sollten uns an die Frühförderstelle wenden. (132)

Hier wird im Unterschied zum obigen Beispiel die Diagnostik schon sehr früh durchgeführt und führt zu weiteren Tests. Der direkte Verweis an die Amtskinderärztin verleiht dem Ganzen, obwohl die Mutter es nicht als Zwang sondern Rat positioniert, einen sehr offiziellen und ernsten Charakter. Die Mutter erlebt sich konfrontiert mit sehr harschen Aussagen zur Konzentrationsfähigkeit ihrer Tochter, die sie selbst durch den Verweis auf das Alter des Mädchens entkräftet bzw. diskreditiert. Obwohl sie nicht von der Aussage der Ärztin überzeugt ist, folgt sie weiter dem empfohlenen Diagnoseverfahren:

> […] und die haben uns dann geraten, nach ner / nach ner Absprache mit dem Kindergarten, dass wir sie TESTEN lassen, da war sie VIER, auf / ja ob irgendwas vorliegt, ob es irgendwelche WAHRNEHMUNGSSTÖRUNG oder / ja, und dann mussten wir nach A-Stadt in die spezielle Kinderklinik. (132)

Im Rückblick bedauert die Interviewte die Entscheidung für den aufwändigen diagnostischen Prozess, der sich insgesamt über mehrere Monate hinzieht. Die Übermittlung der Diagnose beschreibt sie sehr distanziert und passiv:

> […] und heute bereue ich, dass wir es gemacht haben, weil ich finde, sie war damals einfach zu jung für so einen RIESENAUFWAND an Diagnostik. Das war absolut übertrieben. Und der KINDERGARTEN war damit aber glücklich. Dann haben wir einen DIAGNOSEBOGEN bekommen, da stand eben drauf, AUFMERKSAMKEITSSTÖRUNG. (132)

Sie grenzt sich hier deutlich von den Bestrebungen des Kindergartens ab, und entschuldigt ihr Nachgeben mit ihrer eigenen Unerfahrenheit. Allerdings führt die Diagnose im weiteren Verlauf zur Bewilligung einer Integrationskraft, durch die sich die Lage im Kindergarten zwischenzeitig deutlich beruhigt. Als die Bewilligung ausläuft, beginnen die Beschwerden des Kindergartens erneut.

Die dritte Gruppe von Eltern bewegt sich bei der diagnostischen Suche zwischen diesen beiden Extrempolen. So holen viele der Befragten die Diagnose zwar ein, dies erfolgt aber eher aus einer Mischung aus eigenem Antrieb und externen Anstößen heraus, und steht zunächst einmal nicht unbedingt in direkter Verbindung mit der Entscheidung für eine medikamentöse Behandlung. Vielmehr dient dieses Vorgehen als *vorläufige naheliegende Abklärung*, zum Beispiel auf Grund einer eigenen Diagnose bzw. einer familiären Häufung der Symptomatik:

> Es ist halt so, dass ich meine ADS-Diagnose habe. Und dass er quasi genauso ist wie ich. Mein kleiner Bruder als Kind. Mein kleiner Bruder hat vom Kinderarzt auch eine Hyperaktivität diagnostiziert bekommen. Und ich hab mit meinem Kinderarzt oder Kinderpsychologen, weil die Ärztin hat gesagt, ich hab mich mit ihr so drüber unterhalten und sie meinte: „JA", meinte sie, „das ist schon so in der Richtung." (153)

Im Kontext der Diagnostik bringen die drei Gruppen auch mehr oder weniger deutlich ihr *subjektives Krankheitskonzept* beziehungsweise ihr Verständnis von ADHS zum Ausdruck.

Die Gruppe der Eltern, die die Diagnose selbst angestrebt hat, definiert *ADHS* auf Grund eigener Wahrnehmungen und bestärkt durch die Diagnose biologistisch *als Krankheit bzw. neurologische Störung*. Dies geht – früher oder später – immer auch mit einer Entscheidung für eine medikamentöse Behandlung einher.

Sehr prägnant kommt dieses biologistische Konzept zum Beispiel in folgendem Zitat zum Ausdruck:

> [...] dass einfach in seinem Gehirn eine Stelle nicht funktioniert. (131)

Die positive Entwicklung nach Beginn der medikamentösen Behandlung deutet eine andere Mutter so:

> Er hat jetzt diese positiven Rückmeldungen, weil einfach auch EIN STOPP in seinem Gehirn drin ist. (138)

Ganz klar fokussieren diese Eltern also die wahrgenommenen Verhaltensauffälligkeiten auf eine neurologische Gehirnstörung.

Anders ist dies bei den Interviewpartnern, die zur Diagnostik gedrängt wurden. Sie definieren ADHS selbst nicht als Krankheit und lehnen diese Kategorisierung durch die Umwelt ab. Sie verstehen die Symptomatik als *Persönlichkeitsmerkmal oder Charaktereigenschaft*, das sie häufig selbst auch haben, und lehnen eine medikamentöse Behandlung – bis auf Ausnahmefälle – strikt ab. So konstatiert ein interviewter Vater:

> Also, ich selber bin mittlerweile weit davon ab, das als eine Krankheit zu bezeichnen. Ich bezeichne es als Eigenart. (127)

Häufig sind sie mit dieser Position jedoch sehr allein und müssen sich gegen andere Deutungen der Umwelt abgrenzen:

> Und ich hab immer das Gefühl bekommen, irgendwie mein Kind ist krank. Und ich hab denn einfach dann auch irgendwie immer versucht zu übermitteln, dass er einfach nur anders ist. (135)

Die Eltern der dritten Gruppe definieren *ADHS* (zunächst) *weder ausschließlich als Krankheit noch ausschließlich als Persönlichkeitsmerkmal*. Für sie ist die Diagnose noch nicht definitiv und sie stehen einer medikamentösen Behandlung ambivalent gegenüber.

Insgesamt fällt in den Interviews auf, dass sowohl Eltern, die ADHS als neurologisches Problem bzw. Krankheit verstehen als auch Eltern, die es als Charakterzug wahrnehmen, einem weitgehend als naturalistisch zu bezeichnenden Deutungsmuster folgen. Auch die Interviewten, die sich von einer Krankhaftigkeit der Symptomatik abgrenzen, sehen diese als originären Teil der Persönlichkeit ihrer Kinder. Die Kinder sind – naturgegeben – als Gesamtperson „anders". Dies kommt ebenso in Ausdrücken wie „ADHS-Kinder" oder „ADHSler" zum Ausdruck.

Die eigene Erziehung oder familiäre Bedingungen als Ursache für die Symptomatik kommen in den Interviews nur indirekt und dann meist in abgrenzender Form zur Sprache. So schließt zum Beispiel eine Mutter diese Möglichkeit kategorisch aus, indem sie auf die nicht betroffenen Geschwisterkinder als Gegenbeweis verweist:

> […] aber ich sag immer, das KANN NICHT AN DER ERZIEHUNG liegen, er ist ja nicht DER ERSTE DEN MAN HAT. (134)

Die ADHS-Diagnose hat für viele der befragten Eltern eine sehr hohe Relevanz, vor allem für diejenigen Eltern, die nicht selbst betroffen sind und vorher keinen Zugang zur Symptomatik ihrer Kinder fanden. Die Diagnose bietet ihnen eine neue Klarheit und Definition des Problems, die sie zu einem veränderten Umgang mit der Symptomatik befähigt und somit einen (vorläufigen) Wendepunkt darstellt:

> Also, seitdem ich das weiß, geh ich anders mit ihm um. (130)

> Aufgrund dessen, dass ich jetzt halt genau weiß, was das ist, was dahintersteckt, kann ich ihn besser verstehen. (135)

Dieses „Wissen, was es ist" versetzt die Eltern in die Lage, von ihrem vorherigen Umgang mit den Kindern abzuweichen und sich dabei durch die Diagnose legitimiert zu wissen. Wie oben bereits dargestellt, ist der Zeitpunkt der Diagnose häufig eng mit der Entscheidung für oder gegen den Beginn einer medikamentösen Therapie verbunden und verleiht auch deshalb der Diagnose große Bedeutung.

Häufig bringen die Interviewten im Kontext mit der Diagnosestellung auch eine *Schuldentlastung* – ihrer selbst oder des Kindes – zum Ausdruck, die auf vorher wohl doch empfundene, aber im Interview nicht offen angesprochene Schuldgefühle verweist:

> Dadurch dass wir jetzt die Diagnose haben usw. kommen wir eigentlich dann RECHT GUT damit klar. Weil wir jetzt auch begriffen haben, er KANN zum Teil gar nichts dafür. Das ist / dass einfach in seinem Gehirn eine Stelle nicht funktioniert, ja. Er KANN halt nichts unbedingt dafür. Er KANN zwar damit umgehen lernen und das auch beeinflussen lernen, aber es DAUERT halt. (131)

Hier wird deutlich, dass sich die Mutter vor der Diagnose immer wieder mit der schwierigen Frage konfrontiert sah, ob es sich bei dem abweichenden Verhalten des Kindes nicht doch um dessen „eigene Schuld" bzw. ein bewusstes, vermeidbares Fehlverhalten handelt. Die Diagnose befreit sie von der Last dieser Zweifel und erleichtert ihr die Bewältigung der Situation. In anderen Interviews zeigt sich deutlich, dass die Eltern vor der Diagnose auch an ihrer Erziehungskompetenz gezweifelt haben und nun eine große Erleichterung empfinden:

> Weil man dann auch wusste so, woran ist man eigentlich. Weil ich so das Gefühl hatte, ja, so wie wir hier alles falsch machen oder so, ne. (136)

Am Anfang kreidet man sich das selber an und denkt, warum hab ich das Kind nicht im Griff und geht vieles nicht toll oder irgendwie, ja, wo man halt selber denkt, was macht man alles falsch. Wenn man denn so die Bücher liest und dann denkt, da wieder und dort wieder. Und das kein Erziehungsfehler ist in dem Sinne, ist man dann schon erleichtert. (208)

Insgesamt kann damit die Diagnose als (zumindest vorläufiger) Wendepunkt im Bewältigungsprozess gesehen werden. Allerdings zeigt sich im weiteren Verlauf, dass die Diagnose nicht vergleichbar mit der Diagnose einer eindeutig durch biologische Parameter definierbaren Diagnose ist und zum Beispiel therapeutische Misserfolge oder positive Entwicklungen der Kinder ohne Therapie zu Zweifeln an der Diagnose und in einigen Fällen zu einem erneut beginnenden Suchprozess führen.

Entscheidung über den Beginn einer medikamentösen Behandlung und Anpassungen des elterlichen Erziehungsverhaltens

Im Anschluss an die Diagnosestellung kommt es zu deutlichen Veränderungen im Bewältigungshandeln. Diese betreffen vor allem die Entscheidung für oder gegen eine medikamentöse Behandlung, aber auch Anpassungen des elterlichen Erziehungsverhaltens[110] und die verstärkte Nutzung weiterer professioneller Hilfsangebote.

Die Entscheidung für oder gegen eine medikamentöse Behandlung ist oft eng mit der Diagnosestellung verknüpft. Ganz besonders deutlich zeigt sich jedoch, dass der bevorstehende Schulbeginn und die mit ihm antizipierten neuen Probleme und Herausforderungen viele der Eltern mit der Entscheidung für oder gegen eine medikamentöse Behandlung konfrontieren.

Im Rahmen dieses Entscheidungsprozesses manifestieren sich verschiedene Bewältigungsmuster, die sich in drei Gruppen unterteilen lassen:

- Eine Gruppe der Befragten beschreibt einen Prozess, der über die bereits beschriebenen, niedrigschwelligen therapeutischen Maßnahmen nach der Diagnose relativ schnell in eine Entscheidung für eine medikamentöse Therapie mündet. Für sie ist die *medikamentöse Behandlung die alternativlose „Maßnahme der Wahl"*.

---

110 Die postdiagnostischen Anpassungen des Erziehungsverhaltens werden in diesem Abschnitt dargestellt, auch wenn sie sich ebenfalls im familiären Kontext einordnen ließen. Es erschien für die Darstellung der Gesamtzusammenhänge wesentlich, den breiten Einfluss der Diagnose auf verschiedene Bereiche in gebündelter Form noch einmal besonders deutlich zu machen.

- Als zweites Muster zeigt sich eine *aktuell fundamentale Ablehnung einer medikamentösen Behandlung*. Allerdings äußern die Befragten trotz ihrer derzeitigen vehementen Abwehr in diesem Modell gleichzeitig schon Hinweise auf eine mögliche spätere Änderung dieser Entscheidung.
- Im dritten Muster nimmt die *medikamentöse Behandlung* die Gestalt einer *Notlösung* an. Die Befragten bringen zwar eine prinzipiell ablehnende Haltung gegenüber einer medikamentösen Behandlung zum Ausdruck, nutzen sie aber dennoch, weil die (vor)schulische Situation dies notwendig erscheinen lässt. Diese verschiedenen Pfade sollen im Folgenden anhand von Beispielzitaten näher illustriert werden.

Bei der *ersten Gruppe* von Eltern zeigt sich, dass der wesentliche Partner in der Behandlungsentscheidung für sie ihr Kinderarzt oder ihre Kinderärztin ist. Es scheint für die Eltern quasi selbstverständlich, sich nach der Diagnosestellung an diese zu wenden, was folgende Zitate dokumentieren:

> […] als Erstes logischerweise zum Kinderarzt. (152)

> […] und dann, na / war ich natürlich auch bei der Kinderärztin. (136)

Es deutet sich in den Interviews an, dass viele derjenigen Eltern, die schon in der frühkindlichen Phase für das von ihnen als normabweichend und tendenziell krankhaft wahrgenommene Verhalten ihres Kindes medizinischen Rat eingeholt hatten, dies auch an dieser Stelle des Verlaufs tun.

Deutlich wird an vielen Stellen, dass viele dieser Eltern den bevorstehenden Schulbeginn als Auslöser für ihre Entscheidung für den Beginn einer medikamentösen Therapie sehen, vor allem um die Kinder in ihrer – als notwendige Voraussetzung für schulischen Erfolg konzeptualisierten – Konzentrationsfähigkeit zu unterstützen:

> Also, für die Schule braucht sie einfach ein bisschen mehr Konzentration. (208)

Häufig werden sie aber auch von den diagnostizierenden Ärzten in diese Richtung beraten und folgen dem fachlichen Rat im Einvernehmen über die Sinnhaftigkeit dieser präventiven Maßnahme, um negatives Auffallen – wie bereits im Kindergarten leidvoll erlebt – zu vermeiden:

> Ich fühl mich im Ganzen sehr gut betreut, weil ich finde, das halt kein aufdringliches Ding ist, weil es geht jetzt auch Richtung Medikamente bei uns, ähm wo es halt

nicht irgendwie auf Druck war, sie MÜSSEN ihrem Kind das jetzt geben, WEIL
WEIL WEIL, sondern die haben gesagt, sie KÖNNEN. Einfach um ihm den Schulstart positiv äh einfach, damit er positiv an die Sache rangeht und nicht gleich schon
wieder Thomas und Thomas und Thomas. (148)

Die Legitimation ihrer Entscheidung für eine medikamentöse Behandlung nimmt
in diesen Interviews viel Raum ein. Neben dem Verweis auf den bevorstehenden
Schulanfang nutzen die Eltern viele weitere Argumente, um die medikamentöse
Behandlung zu legitimieren. Dabei beziehen sie sich unter anderem auf den
Schweregrad der Symptomatik sowie Expertenempfehlungen. Auch indem die
Befragten vielfach detailliert schildern, dass ihr Kind nur eine möglichst geringe
Dosierung erhält, stärken sie den Eindruck, dass es ihnen wichtig ist, ihren ver-
antwortungsvollen und vorsichtigen Umgang mit der Medikation zu dokumentie-
ren:

> Er hat eine ganz geringe Dosis. (152)

> [...] und bei der geringen Dosis von 17 Milligramm momentan sehe ich da auch
> keine Probleme. (135)

Folgerichtig werten die Interviewpartner zu hohe Dosierungen ab. So sprechen
sie sich gegen ein „Vollstopfen" mit Medikamenten oder die Verschreibung von
„Hammermedikamenten" aus oder grenzen sich gegenüber Eltern ab, die ihrem
Kind „von früh bis spät was geben".

Andere Befragte machen den Erfolg daran fest, dass das betroffene Kind
plötzlich deutlich besser Bilder malen kann, längere Zeit konzentriert liest oder
spielt:

> Er ist umgänglicher, aufnahmefähiger, kann sich auch besser auf seine Sachen kon-
> zentrieren. Ähm / kann auch mal länger bei der Sache bleiben. Das merkt man halt
> schon. Er setzt sich jetzt an den Tisch und schreibt dann stundenlang Zahlen oder
> malt. Wirklich lange, was sonst immer nur so ein paar Minuten und dann schnell
> wieder was anderes und aufstehen und durch die Gegend flippen. (152).

Auch den Kontakt mit anderen Kindern beschreiben einige Interviewpartnerinnen
nach dem Beginn der medikamentösen Therapie als deutlich verbessert. Sie
kommen im Kindergarten besser zurecht oder nehmen zum Beispiel wieder am
Fußballspielen mit anderen Kindern teil. Dies führt auch dazu, dass die Mütter
ihr Kind wieder deutlich fröhlicher und integrierter erleben.

Im Umgang mit der medikamentösen Therapie zeigen sich erneut Strategien des Verheimlichens bzw. Offenbarens gegenüber Außenstehenden. Die Befragten tendieren dazu und werden in Einzelfällen auch vom Arzt in diese Richtung beraten, die Behandlung zunächst dem Kindergarten gegenüber zu verheimlichen, weil mit einer Ablehnung des Vorgehens gerechnet wird oder die diesbezügliche Kompetenz des Kindergartens angezweifelt wird. Häufig erst nach Eintreten positiver Wirkungen erfolgt eine Offenbarung der Therapie:

> Dann hieß es auch erst vom Kinderarzt, wo ich anfing mit Ritalin: „Sagen Sie / erzählen Sie das bloß nicht im Kindergarten." Ich sag: „WIESO?" „JA, MIT MEDI-KAMENTE, DIE SIND DA NICHT SO." Ich weiß es nicht, also ich habe es ihr ERZÄHLT, der Kindergärtnerin. und sie sagte: „NA ENDLICH" zu mir, weil sie selber die / den Unterschied gemerkt hat wie Tag und Nacht, wie das Kind dann war. (134)

Es ist anzunehmen, dass der Arzt die Eltern zur Geheimhaltung auffordert, um sie vor Ressentiments der Erzieherinnen zu schützen. Dies unterstreicht aber noch einmal deutlich das Stigmatisierungspotenzial der medikamentösen Behandlung (z. B. im Unterschied zu einer Insulinbehandlung). Dass die Reaktion des Kindergartens dann doch anders ausfällt, legt das Dilemma der Eltern zwischen Strategien des Offenbarens und Verheimlichens offen.

Insgesamt betonen viele dieser Eltern, dass keine oder nur tolerierbare, vorübergehende Nebenwirkungen eingetreten sind. Aber auch wenn deutliche Nebenwirkungen der medikamentösen Behandlung eintreten, insbesondere sogenannte Rebound-Effekte nach Abklingen der Wirkung des Medikaments[111], führen diese nicht zu einer grundsätzlichen Revision der Entscheidung, sondern eher zu einer Anpassung der Dosierung oder einem Präparatwechsel. Die Entwicklungen der Kinder unter Einnahme ADHS-spezifischer Medikamente sind für die Eltern in dieser Phase so positiv, dass sie trotz auftretender Nebenwirkung von der Richtigkeit der Entscheidung überzeugt sind und – zumindest vorerst – weiter diesem Weg folgen.

Die *zweite Gruppe* unter den interviewten Eltern lehnt eine medikamentöse Behandlung zum aktuellen Zeitpunkt ab. Sie nutzen die Diagnose zwar auch als Basis für veränderte Bewältigungsmaßnahmen und therapeutische Optionen, sehen aber (noch) keine Notwendigkeit für den Beginn einer medikamentösen Behandlung. Auffällig ist in den Analysen insgesamt, dass im Unterschied zur ersten Gruppe, die den Kinderarzt als selbstverständlichen primären Ansprech-

---

111 Die Kinder wirken dann häufig noch stärker von der Symptomatik betroffen als ohne Medikamente.

partner präsentieren, viele dieser Eltern neben oder anstelle eines Arztes psychologische Experten aufsuchen („auch auf Rat der Psychologin im SBZ"), wobei
die Grenzen der Professionen für die Befragten manchmal nicht ganz klar zu sein
scheinen („also beim Arzt, also beim Psychologen waren wir im Juni letztes
Jahr").

Die Eltern legitimieren innerhalb dieses zweiten Musters ihre Entscheidung
gegen Medikamente mit dem Verweis auf die noch (oder wieder) tragbare Situation und präsentieren insgesamt eine negative Bewertung der medikamentösen
Behandlung:

> Wir haben dann noch mal ein Gespräch gehabt mit dem / mit dem Doktor F. Und
> der hat auch gesagt: „Also, das ist schon, er hat ADS", sagt er. Er möchte aber erst
> noch mit Ergotherapie probieren und noch nicht auf Medikamente einstellen, weil
> ich gesagt habe: „Ich will das nicht, ich will keine Medikamente. WIR KOMMEN
> NOCH ZURECHT." Warum soll ich ihn da jetzt vollpumpen mit so einem Mist,
> will ich nicht. Also, es gibt da wirklich Kinder, die BRAUCHEN DAS, aber Lukas
> BRAUCHT ES NICHT. Und wir haben die ganzen JAHRE mit gelebt. Und ich
> komm ja mittlerweile gut zurecht und hat er gesagt: „Ja, die Ergotherapie wird ihm
> vielleicht auch helfen." Und die ist ganz toll hier in A-Stadt. (130)

In diesem Zitat wird das Motiv der „noch nicht nötigen" medikamentösen Behandlung deutlich erkennbar. Die Mutter betont mehrfach, dass sie „noch" ohne
Medikamente zurechtkommen und entwirft mit der Bezeichnung als „Vollpum-
pen" gleichzeitig ein negatives Bild der medikamentösen Behandlung. Sie setzt
Hoffnungen in die in diesem Fall vorher nicht genutzte Option der Ergotherapie
und erzielt mit dem Arzt eine Einigkeit über dieses Vorgehen, wobei unklar
bleibt, wer hier die Entscheidung getroffen hat. Dass es sich dabei um eine vorläufige Entscheidung handelt, wird beispielsweise durch die Formulierungen
„erst noch" bzw. „jetzt" und „mittlerweile" zum Ausdruck gebracht. Auch der
Hinweis auf andere Kinder, die die Behandlung brauchen, macht deutlich, dass
sie die Option nicht grundsätzlich, sondern zum aktuellen Zeitpunkt und für ihr
Kind ablehnt. Diese Koppelung von einer sehr deutlichen Ablehnung mit dem
gleichzeitigen Offenhalten für eine spätere Meinungsänderung dokumentiert
besonders deutlich auch folgendes Zitat:

> Also, ich halte im Moment noch von Medikamenten überhaupt nichts. Das / ich /
> das KANN sich später ändern. (132)

Negative Folgen einer medikamentösen Therapie werden unter anderem auch mit
Verweisen auf entsprechende Erfahrungen im sozialen Umfeld illustriert. So

beschreibt diese Befragte die Wirkung des Medikaments bei einem Nachbarsjungen wie ein „Ausschalten" des Jungen:

> Unser NACHBARSJUNGE, der ist 13, der bekommt Ritalin, und der ist regelmäßig BEI uns, auch zum Essen manchmal am Wochenende. Und da kommt dann die Mama hinterher und gibt ihm auch MITTAGS sein Ritalin, damit der in dem Rhythmus bleibt. Und danach sitzt der bei uns manchmal auf dem SOFA, ja, und denn EINFACH NICHTS MEHR, ja, dann sitzt der da nur. Und da denk ich immer, muss das jetzt sein. (132)

Als weiteres Argument gegen die medikamentöse Therapie führt diese Befragte die unzureichende Tiefe des diagnostischen Prozesses an:

> Da kommt eine fremde FRAU und setzt sich viermal eine Stunde mit einem Kind hin und sagt dann: „Du hast die Diagnose, hier sind die Medikamente, bitte schön." (132)

Während in den meisten dieser Fälle die Entscheidung gegen eine medikamentöse Behandlung im Einvernehmen mit den Behandelnden erfolgt oder gar nicht erst als Option erwogen wird, entscheiden sich andere Eltern sogar gegen äußeren Druck und die Expertenempfehlung gegen diese Therapieoption. So macht in oben beschriebenem Fall die Grundschule die Gabe von Medikamenten zur Bedingung für die Aufnahme ihrer Tochter und auch die Amtskinderärztin konfrontiert die Mutter quasi mit dem Vorwurf „unterlassener Hilfeleistung", wenn sie sich gegen die Behandlung ausspricht:

> Ja, die hat auch gleich wieder mit Ritalin angefangen und hat uns auch gesagt, dass sie das nicht in Ordnung findet, wenn wir das ablehnen, weil wir dem Kind dadurch ähm das LERNEN verwehren (132)

Die Mutter hält dem entgegen, dass ihr Kind aus ihrer Perspektive bereits sehr viel gelernt hat und intelligent ist, und entscheidet sich auf dieser Basis trotz des äußeren Drucks gegen die medikamentöse Behandlung und stattdessen für die Einschulung auf einer Förderschule.

Auffällig ist, dass die Eltern dieser Gruppe oft eigene Erfahrungen mit ADHS-Symptomen haben oder zumindest eine Ähnlichkeit zwischen der Symptomatik der Kinder und ihrem eigenen Verhalten als Kind und/oder Erwachsene sehen.

Für die *dritte Gruppe*, die sich eher notgedrungen für eine medikamentöse Behandlung entscheidet, ist folgendes Beispiel typisch:

> Aber ich war immer so der Mensch, der gesagt hat, es geht auch ohne Medikamente. Eben aufgrund dessen, weil ich halt gesehen hab, zu Hause KLAPPT ES DOCH ALLES. Weil wenn ich mich mit ihm hinsetze, mit ihm / mit ihm Buchstaben lerne oder irgendwas mache, der macht das so super. Und ich bin so stolz auf ihn und ich lob ihn dann auch immer. Und in der Schule klappt es halt nicht. Und NA JA ich hab mich dann doch für die Medikation entschlossen. (135)

Die Mutter, die im Interview an vielen Stellen hervorhebt, dass sie ADHS nicht als Krankheit versteht und die positiven Eigenschaften von Menschen mit ADHS unterstreicht, entscheidet sich angesichts der vorschulischen Probleme trotzdem für die Behandlung. Allerdings betont sie, dass dies für sie nur in Verbindung mit einer Verhaltenstherapie tragbar ist, um durch die Medikamente die Durchführung dieser Maßnahme zu ermöglichen:

> Wo ich zum Arzt auch gesagt hab, ich mache diese Medikation nur in Begleitung mit einer Verhaltenstherapie und weil ich finde, dass er diese Verhaltenstherapie mit Medikamenten besser, besser mitnehmen kann für später auch als ohne. (135)

Eine andere Mutter betont, dass sie der Behandlung anfangs auf Grund des Alters des Kindes skeptisch gegenüberstand und andere Therapieansätze vorher ausgereizt wurden. Sie positioniert ihre Wahl einer medikamentösen Behandlung als letzten Versuch, der durch Konsultation mehrerer Professioneller abgesichert wurde:

> Ja, und dann waren wir eben noch mal bei dem Spezialisten, waren in der A-Klinik, also das ist so eine spezielle Klinik bei uns in Bundesland B. Und waren auch bei der Psychiaterin. Und die haben halt alle eben schwere Form von ADHS festgestellt und haben uns dann eben den Rat gegeben, Medikamente zu geben. UND ERST WAR ICH TOTAL DAGEGEN, WEIL ICH GEB DOCH MEINEM / da war er noch nicht sechs, meinem sechsjährigen Sohn doch keine Medikamente, das kann ich nicht machen und so. Und dann hab ich mit meinem Mann lang da drüber diskutiert und haben gesagt: „OKAY, SO KANN'S AUCH NICHT WEITERGEHEN." Wir machen Ergo mit ihm, also Frühförderung, Ergo und Logo mit ihm. Wir / er geht in die Musikschule und immer, je mehr Input er kriegt, desto ausgeglichener ist er. Trotzdem kommen wir nicht IM ALLTAG KLAR. (138)

Im Gesamteindruck der Interviewauswertungen entsteht der Eindruck, dass die verschiedenen Gruppen sich nicht aufgrund der Symptomatik der betroffenen Kinder herausbilden. So beschreiben etwa auch Eltern der Gruppe der Medikamenten-Ablehner in den Interviews zum Teil dramatische Situationen (z. B. stirbt ein Haustier auf Grund des aggressiven Spielverhaltens des Sohnes), einen hohen eigenen Erschöpfungsgrad und große Probleme im Kindergarten (Zwangspausen werden notwendig). Es gibt Eltern, die trotz einer deutlichen Zuspitzung der Situation oder äußerem Druck bei ihrer Ablehnung von Medikamenten bleiben und andere Wege suchen. Allerdings zeigt sich, dass viele, wenngleich nicht alle Eltern, die Medikamente ablehnen, häufig auf anderen Ebenen bereits vor oder um die Diagnosestellung herum Unterstützung gefunden haben, durch die sich die Gesamtsituation für sie noch als bewältigbar darstellt. Hier scheint insbesondere ein positiver Kontakt zum Kindergartenpersonal oder der Einsatz von Integrationskräften bzw. psychologischem Personal im Kindergarten von hoher Bedeutung zu sein.

In Bezug auf einen *Anpassungsprozess des Erziehungsverhaltens* beschreiben viele Eltern einen Lernprozess, in dem sie nach der anfänglichen Irritation und Frustration nun durch verschiedene Schritte zu einem neuen Umgang mit ihrem Kind finden. Vor allem senken sie ihre Erwartungen an das Verhalten des Kindes und mögliche Lernfortschritte. Sie beginnen, auch kleinere Fortschritte im Wissen um die diagnostizierte Beeinträchtigung des Kindes positiv zu verstärken:

> [...] weil wir jetzt endlich wissen, was / was sie HAT und dass wir auch positiv / positiver auf sie einwirken. Einfach auch was / was LOBEN betrifft, wenn wenn irgendwelche Kleinigkeiten dann super gut klappen oder so, dass man dann auch lobt. (208)

Insgesamt verleiht die Diagnose den Befragten mehr Gelassenheit und sie versuchen, die Handlungen des Kindes zu verstehen. Während vor der Diagnose das von den Erwartungen abweichende Verhalten des Kindes bei den Eltern anscheinend teilweise aggressive Reaktionen auslöste, können sie jetzt eher beobachtend auf das Kind eingehen und entsprechend reagieren:

> Wir gehen das Ganze jetzt ein bisschen RUHIGER AN, GELASSENER. Versuchen nicht mehr bei jedem Ding gleich auf 180 zu sein, sondern erst mal zu gucken, warum macht er das jetzt grade, ihn erst mal BERUHIGEN. Und das läuft in der Tat harmonischer. (133)

Auffällig ist, dass die Eltern jetzt oft von einem gemeinsamen Umgang mit der Problematik sprechen („wir"-Formulierungen). Dies verweist darauf, dass die Eltern, die vorher zum Beispiel durch die Rollenteilung unterschiedliche Wahrnehmungen und Umgangsweisen mit der Symptomatik entwickelt haben, durch die Diagnose wieder stärker geeint werden und ein geteiltes Handlungskonzept entwickeln können.

In einigen Interviews wird deutlich, dass sich vor allem das Verhalten des Vaters durch die professionelle Diagnostik und Beratung verändert hat. So schildert eine Mutter, dass dieser seine vorher in der Wahrnehmung der Mutter quasi „militärisch"-erzieherischen Ansprüche adaptiert hat und nun stärker auf die Besonderheit des Sohnes Rücksicht nimmt, was zu einer Beruhigung der familiären Gesamtsituation geführt hat:

> Uns hat ganz gut getan, dass er / dass mein Mann mit war bei dem Beratungsgespräch [...] SEITDEM IST ER SEHR VIEL KOOPERATIVER ((lacht)) Tom gegenüber im Erziehungsverhalten. Und dadurch kommt so ein bisschen RUHE REIN. Er fordert nicht jetzt immer so quasi bedingungslosen Gehorsam, sondern geht jetzt mehr auf ihn ein. Und das macht es schon einfacher. Also, das merkt man wirklich. (133)

Die fachliche Expertise konnte der Vater augenscheinlich gut annehmen und in eine Verhaltensänderung umsetzen, die die Eltern allein so nicht entwickeln konnten.

Im Hinblick auf die *Nutzung weiterer professioneller Hilfsangebote* fällt insbesondere auf, dass jetzt auch Angebote für die Eltern selbst stärker in den Vordergrund rücken, während vor der Diagnose primär auf das Kind konzentrierte Angebote genutzt wurden. Es ist zu vermuten, dass die Eltern durch die Diagnose eine Schuldentlastung erlebt haben, die es ihnen nun ermöglicht, sich selbst eher als „versorgende Angehörige" wahrzunehmen und in dieser Rolle zum Beispiel Elterntraining und Selbsthilfegruppen in Anspruch zu nehmen.

Die Analysen zeigen, dass Selbsthilfegruppen nur von denjenigen Eltern genutzt werden, deren Kind eine eindeutige Diagnose erhalten hat und die selbst ein deutlich biologistisches Krankheitskonzept vertreten. Dies deutet darauf hin, dass die Diagnose bei denjenigen, die diesem Verständnis nicht folgen, auch kein Gefühl einer „Gruppenzugehörigkeit" auslöst, so dass sie von entsprechenden Angeboten keinen Gebrauch machen. Für die Befragten, die Selbsthilfeangebote nutzen, haben diese unterschiedliche Funktionen. Der Austausch mit anderen Betroffenen hat zum einen eine entlastende Funktion durch die Möglichkeit, die eigenen Belastungen einfach mal etwas loszuwerden und sich durch die geteilte Erfahrung mit der Problematik nicht alleine zu fühlen. Zum anderen bieten sie die Option, Rat und Informationen von anderen Betroffenen zu bekommen:

> Aber man kann halt sich einfach wirklich gut AUSTAUSCHEN. Und das ist so wahnsinnig wichtig. Wenn man sich irgendwo nicht alleine fühlt, aber irgendwo doch irgendwo mal einen Rat oder dies und das. Und die hat mir denn auch wieder andere Adressen gegeben, wo man hingehen könnte. (148)

> Oder ja, wie gesagt, wir gehen ja / oder ich gehe oft auch hier zu der ADHS-Selbsthilfegruppe, wo dann ja auch immer noch mal Neuigkeiten besprochen werden, was gibt's irgendwie an neuen Therapiemöglichkeiten oder irgendeine ADHS-Messe oder irgendwas, da gibt's ja ganz viele Sachen. (136)

Ein Elterntraining nehmen auch einige Eltern wahr, die keine Selbsthilfeangebote nutzen. Im Unterschied zum Besuch von Selbsthilfegruppen steht beim Elterntraining das Erlernen konkreter Handlungsanleitungen und Verhaltensmaßnahmen im Umgang mit dem Kind im Vordergrund. Dabei liegen die elterlichen Bewertungen der Maßnahme jedoch zwischen sehr hilfreich und zu wenig spezifisch für die eigene Situation.

Durch die Diagnosestellung kommt es auch im Umgang mit stigmatisierenden Erfahrungen der Eltern zu einem deutlichen Wandel des Bewältigungshandelns. Zunehmend zeigen diese ein offensiveres Eintreten für ihr Kind und ein offenbarendes Informationsmanagement:

> Also, das ist dann schon eher belastend, sag ich mal, dass man immer so nach außen hin so, ja, anfangs immer dachte so: „Oh Gott, was mögen die wohl denken", ne. Oder aber andererseits, ja, mittlerweile man, man weiß es halt und wir gehen da eigentlich auch offen mit um. (136)

Eine andere Mutter macht die Mitgliedschaft ihres Sohnes im Fußballverein durch offensive Gespräche mit dem Trainer möglich, indem sie seine Besonderheiten und Bedürfnisse vorab offen kommuniziert und somit den Weg bereitet:

> Ich sag / hab ich beim Fußballtraining auch gleich zu Anfang gesagt, ich sag; „Er hat ADHS, er nimmt Ritalin, aber er hat eine unwahrscheinliche Kraft." (134)

Auch auf einen Rückzug des Freundes- und Familienkreises reagieren Eltern zunehmend stärker mit einer Gegenwehr. Die Interviews bringen jetzt an vielen Stellen eine fast trotzige Auflehnung gegen die als anmaßend empfundenen Einmischungen und Bewertungen der sozialen Umwelt zum Ausdruck, wie es folgendes Beispiel illustriert:

> Und jeder, der zu mir sagt: „Schick dein Kind doch zwei Wochen auf die Alm oder zwei Monate auf die Alm, danach geht's ihm besser.", den belächle ich einfach nur, weil der hat kein ADHS-Kind, der weiß nicht, wie das ist im Alltag mit einem ADHS-Kind und der kann sich auch gar nicht vorstellen, wie das sich auf die komplette Familie auswirkt. (138)

Die Interviewte entwirft hier ein Bild getrennter Lebenswelten und Erfahrungs-hintergründe von Menschen mit und ohne Kinder mit ADHS-Symptomatik. Deut-lich zeigt sich hier auch in der Bezeichnung ihres Sohnes als „ADHS-Kind", dass durch die Übertragung der Symptomatik auf die Gesamtperson eine Generalisie-rung erfolgt. Mit diesem Sprachgebrauch konzeptualisieren die Eltern ADHS nicht als eine von der Persönlichkeit ihrer Kinder separate Krankheit (wie z. B. „Mein Kind hat Diabetes") sondern eher als allumfassendes Persönlichkeits-merkmal (wie z. B. „Autist").

Bei den Eltern ist zunehmend eine Abgrenzung festzustellen gegen die in ih-rer Wahrnehmung relativ direkten und wenig differenzierten Vorwürfe aufgrund des Verhaltens ihres Kindes und gegen Andeutungen mangelnder Erziehungs-kompetenz. Sie verweisen dabei auf eine Differenz zwischen theoretisch mögli-chen und praktisch umsetzbaren Handlungsansätzen:

> Manchmal denk ich auch, die Therapeuten, die haben zwar ihre Theorie, aber die Praxis fehlt dann. Also, es war schon sehr anstrengend die letzten Jahre mit ihr. (208)

Insgesamt unterstreichen die Erzählungen, dass die Eltern zunehmend eine Tren-nung erleben: in Menschen, die über persönliche Erfahrungen im Umgang mit ADHS haben, und alle Nicht-Betroffenen. Im Verweis auf die Praxisferne profes-sioneller Beratung kommt jetzt deutlicher eine Vorwurfshaltung zum Ausdruck, während der anfänglich stärker empfundene Schuldverdacht der Eltern und das Infragestellen eigener elterlicher Kompetenzen in den Hintergrund treten.

5.2.3 Zwischenfazit

Die Auswertung der Interviews zeigt, dass die befragten Eltern in der Phase der Kindergarten- und Vorschulzeit überwiegend eine deutliche Verschärfung der Belastungen erleben. Das Familienleben fokussiert sich stark auf das betroffene Kind, so dass für die Eltern selbst und die anderen Kinder wenig Raum bleibt. Mangelnde externe Unterstützung führt zu einer zunehmenden Überlastung der Eltern, was zum Teil in krisenhaften Zuspitzungen mündet. Besonders stark wie-gen in dieser Phase im Gesamteindruck die stigmatisierenden und ausgrenzenden Erlebnisse, mit denen die Eltern im Kontext des Kindergartens und auch im sozi-alen Umfeld konfrontiert werden.

Angesichts der hohen Belastungen und vor allem im Kontext des nahenden Schulbeginns treffen die befragten Eltern in dieser Phase bereits wesentliche Entscheidungen über die zu nutzenden Bewältigungsstrategien.

Im familiären Kontext versuchen die Eltern zunächst durch Kontingenzmanagement, mögliche Anlässe für ein Fehlverhalten des Kindes zu vermeiden und durch eine Routinisierung des Alltags eine Stabilisierung der Situation herbeizuführen. Diese Strategie ist eng verbunden mit einem sozialen Rückzug und Isolationstendenzen. Ressourcen ihres familialen oder sozialen Umfelds fordern die Eltern in dieser Phase hingegen weder proaktiv ein, noch werden sie ihnen ungefragt entgegengebracht.

Im institutionellen Kontext des Kindergartens erfolgen häufig Versuche einer Verhandlung mit dem Kindergarten. Gelingt der Aufbau einer Kooperation zwischen Eltern und Pädagogen, kommt es zu einer Beruhigung der Situation. Misslingt dieser, ist die häufigste Konsequenz ein Wechsel des Kindergartens, der in den meisten Fällen – zumindest vorübergehend – zu einer deutlichen Verbesserung der Situation führt.

In Bezug auf die schulische Situation versuchen die Eltern, über die Wahl der geeigneten Schulform den weiteren Weg ihrer Kinder zu ebnen. Dabei zeigen sich individualisierende und normalisierende Muster. Im normalisierenden Muster suchen die Eltern für ihre Kinder angesichts der Symptomatik die beste individuelle Unterstützung (z. B. in einer Förderschule). Im normalisierenden Muster verfolgen die Eltern mit der Einschulung auf einer Regelschule das Ziel, durch normale Rahmenbedingungen auch eine Normalisierung der Situation herbeizuführen. Auch das Informationsmanagement ist eine wesentliche Bewältigungskomponente und liegt zwischen Offenbaren und Verbergen der ADHS-Symptomatik.

Sich „ein Bild zu machen" bzw. ein Konzept für Ursachen des kindlichen Verhaltens zu entwickeln, ist in dieser Phase essentiell, um mit den heftigen Vorwürfen und Stigmatisierungen, die die befragten Eltern vor allem im Kindergartensetting erleben, umgehen zu können. Die Eltern entwickeln subjektive Theorien, die die weitere Bewältigung stark beeinflussen. Hierbei nutzen sie teilweise ihre eigene Betroffenheit von ADHS-Symptomen als Vergleichsfolie. Vielfach sehen sie an dieser Stelle externe Faktoren wie zum Beispiel unzureichende Rahmenbedingungen im Kindergarten als einen Hauptgrund für die entstehenden Probleme.

Parallel zu dieser kognitiven Bewältigung erfolgt auf der handlungspraktischen Ebene häufig der Einstieg in eine zunächst niedrigschwellige therapeutische Betreuung in Form von Ergotherapie und Logopädie, die meist als erfolgreich, aber nicht hinreichend präsentiert wird.

Eine Zuspitzung der Situation führt in Kombination mit einer ängstlichen Antizipation des Schulbeginns vielfach dazu, dass selbst- oder fremdinduziert der Einstieg in das professionelle ADHS-Diagnoseverfahren erfolgt.

Die Diagnose wird besonders von denjenigen Interviewten, die ADHS als Krankheit begreifen und sich durch die Diagnose bestätigt sehen, als Wendepunkt beschrieben. Die Diagnose führt zur Kernfrage der Entscheidung für oder gegen eine medikamentöse Behandlung. Darüber hinaus resultiert aus der Diagnose häufig eine Anpassung des elterlichen Erziehungsverhaltens, ein veränderter Umgang mit dem sozialen Umfeld sowie die Nutzung weiterer professioneller Angebote.

Zum Ende der Zeit vor Schulbeginn befinden sich die Eltern in einer Art Warteposition, in der sie den Schulanfang zwar häufig ängstlich antizipieren, aber auf Basis der gewählten Bewältigungsstrategien die Hoffnung hegen, alles werde sich zum Guten wenden.

5.3 Phase nach Schulbeginn – neue Herausforderungen

Die zweite Interviewphase erfolgte cirka neun Monate nach der der ersten Befragung und etwa 6 Monate nach dem Schulbeginn. Der Schulbeginn hat vielfältige Veränderungen mit sich gebracht, insbesondere den Wechsel des sozialen Umfelds und den Übergang vom spielerischen Kontext des Kindergartens in das leistungsorientierte Schulsetting, in dem der Erwerb der grundlegenden Kulturtechniken im Vordergrund steht. Die Interviews der zweiten Befragungsphase dokumentieren, dass sich die Erwartungen der Eltern an die von ihnen gewählten präventiven Strategien in sehr unterschiedlichem Ausmaß erfüllt haben[112]. So zeigen sich Muster, in denen sich

- entweder in der Schule oder zuhause eine Besserung der Situation ergeben hat, die Lage im anderen Setting jedoch weiterhin sehr problematisch ist.
- in beiden Kontexten eine deutliche Besserung eingetreten ist
- in beiden Settings keine Verbesserung oder sogar eine Dramatisierung zu verzeichnen ist und
- Fälle, in denen es nach Schulanfang zu einer veränderten Diagnose gekommen ist.

Die folgenden Abschnitte konzentrieren sich auf eine vertiefende Darstellung derjenigen Belastungen und Bewältigungsansätze, die nach Schulbeginn neu

---

112 Die Eingangsfrage war auch in diesem zweiten Interview offen und erzählgenerierend formuliert: „Erzählen Sie mir doch zunächst einmal, wie sich Ihre Situation im letzten halben Jahr so entwickelt hat und was so nach und nach passiert ist." Dies überließ es den Interviewpartnern, an welcher Stelle sie mit ihrer Erzählung beginnen wollten.

hinzutreten bzw. sich gewandelt haben. Wie auch in der vorschulischen Phase sind in den Interviews weiterhin Belastungen der Ehe- bzw. Paarsituation zu verzeichnen ebenso wie die Problematik, potenziellen Geschwisterkindern neben dem betroffenen Kind gerecht zu werden. Diese Aspekte werden an dieser Stelle jedoch nicht erneut analysiert, weil hier keine größeren Veränderungen zu erkennen sind.

5.3.1 Belastungen

Als wesentliche Belastung in der Phase kurz nach Schulbeginn schildern die Eltern im familiären Kontext eine fortdauernde Stressbelastung des familiären Alltags durch die Symptomatik des Kindes, die zu einer hohen emotionalen Belastung der Eltern führt. Im sozialen Umfeld entstehen zusätzliche Belastungen durch dauerhaftes Unverständnis für die Symptomatik des Kindes und die von den Eltern gewählten Bewältigungsstrategien. Im schulischen Kontext ergeben sich Schwierigkeiten einerseits durch lernmethodische Probleme der Kinder und andererseits durch Auffälligkeiten im Sozialverhalten.

5.3.1.1 Familiärer Kontext

Die familiäre Situation wird vor allem durch fortdauernden Alltagsstress belastet, ausgelöst durch die Unruhe des Kindes und dessen mangelnde Fähigkeit, sich selbst zu beschäftigten, wodurch für die Eltern wenige Ruhe- und Erholungspausen entstehen. Hinzu kommt zusätzlicher Aufwand für schulbezogene Betreuungsanforderungen wie zum Beispiel Hausaufgabenbegleitung und die auf Grund der ADHS-Symptomatik teilweise erforderliche elterliche Begleitung schulischer Aktivitäten.

Fortdauernder Alltagsstress

Vielfach beklagen die Eltern, dass sie selbst kaum zur Ruhe kommen, weil die Kinder in normalen Alltagssituationen einen erhöhten Aktivitätslevel zeigen und nicht zur Ruhe kommen. Die Unruhe des Kindes äußert sich vor allem in Routinesituationen wie zum Beispiel beim Essen:

> [...] also, dass man ihn wirklich MEHRFACH hinweisen muss: „Jetzt setz dich rich
> tig hin und nicht mit der Gabel an den Tisch oder nicht mit der Gabel an die Wand."
> oder was weiß ich, wo er so irgendwo dieses unkontrollierte Bewegen. (157)

Diese Problematik verschärft sich in einigen Fällen noch zusätzlich durch extrem
frühes Aufstehen oder spätes Einschlafen der Kinder:

> [...] was oftmals von chronischem Stress und Frust und trallala geprägt ist. „All
> tagshektik", formulieren Sie es so (??). Ich bin immer so im Zwiespalt. Es ist halb
> zwölf und der tanzt IMMER NOCH da oben rum, obwohl ich ihn jetzt schon
> 28.000-mal ins Bett geschickt hab quasi seit acht Uhr. Und ich möchte jetzt AUCH
> SCHLAFEN. (156)

Der hohe Grad an Aktivität und Impulsivität der Kinder lässt die Eltern nicht zur
Ruhe kommen, der Alltag pendelt sich meist nicht auf ein für alle zufriedenstellendes Niveau ein, sondern wird von den Eltern als dauerhafte Stressbelastung
empfunden:

> Ich komme nach Hause und dann die erste Frage: „So, was machen wir jetzt, trinken
> wir jetzt Kaffee, spielen wir jetzt das, machen wir jetzt dies, machen wir jetzt je
> nes?" Ich hab noch nicht mal / ICH HAB NOCH MEINE TASCHE UM ((lacht)),
> ich hab noch nicht mal die JACKE ausgezogen und dann geht es los. Und das ist
> ganz schön extrem. (166)

Zwar betont dieser Vater (selbst ebenfalls von ADHS-Symptomen betroffen) hier
das „extreme" Verhalten seines Sohnes, aber sein lachendes Erzählen verweist an
dieser Stelle darauf, dass er das Verhalten zwar als ungewöhnlich und belastend,
aber nicht als krankhaft einstuft.

Die emotionale Reaktion der Eltern auf die hohe Belastung durch die Symptomatik des Kindes reicht von Genervtheit, Hilflosigkeit und Gefühlen des Alleingelassenseins über Schuldgefühle bis hin zur Angst vor dem eigenen Kind.
Mit zunehmender Dauer der Problematik und immer wiederkehrenden Rückschlägen gelangen sie an einen Punkt, an dem sie sich hilflos und ausgeliefert
fühlen, was sich besonders deutlich in folgendem Zitat dokumentiert:

> [...] so immer nach dem Motto, ach, man hat gedacht, jetzt klappt es und dann ist
> dieser / die Enttäuschung da, dieses wieder Runterhauen. Also, als wär man krank
> und wär gerade wieder gesund und kriegt wieder einen Schub. (167)

Hier nimmt die Mutter einen Vergleich ihrer Situation mit einer eigenen Erkrankung mit schwerwiegendem, schubförmigem Verlaufsmuster vor. Sie beschreibt einen fortwährenden Prozess, der durch immer wiederkehrende Einbrüche geprägt ist, aber keine eindeutige Auf- oder Abwärtsrichtung einnimmt. Die Gegenüberstellung von „krank" und „gesund" verdeutlicht, dass sie immer noch auf eine „Gesundung" des Kindes bzw. der Situation hofft und sich noch nicht mit einer bleibenden Beeinträchtigung ihres Lebens abgefunden hat.

Viele Befragte bringen auch Gefühle eines Kontrollverlusts zum Ausdruck:

> Das ist so, als würde ich Auto fahren und die Bremse ginge plötzlich nicht mehr, so fühl ich mich ganz oft. (166)

Folgt man der bildlichen Vorstellung eines Autos, dessen Bremsen plötzlich versagen, drückt sich hierin ein teilweiser Kontrollverlust aus. Die Mutter kann die Situation nicht stoppen oder vollständig zum Halt bringen und ist der Geschwindigkeit ausgeliefert. Möglich wäre allerdings – um im Bild zu bleiben – bei einem Auto ohne Bremsen weiterhin ein „Lenken unter erschwerten Bedingungen" oder ein Ausrollenlassen auf einer „ebenen Strecke".

Zum Teil deutet sich in den Interviews auch an, dass die Eltern angesichts der dauerhaft belasteten Situation Schwierigkeiten haben, dem Kind noch positive Gefühle entgegenzubringen:

> [...] ja, weil die / diese / diese Grenze zwischen Frust haben und dem Kind Liebe entziehen ist ein ganz schmaler Grat in meinen Augen. Oder ich das als ganz schwer und ganz hart empfinde, denn manchmal IST ES EINFACH SO, dass ich sag, ich KANN JETZT ABENDS NICHT MEHR. (156)

Sie sehen sich jedoch nicht in der Lage, die Situation grundlegend zu verändern. Die (notwendige) Befriedigung eigener Bedürfnisse ist oft verbunden mit Schuldgefühlen gegenüber dem Kind, aber auch mit unterdrückter Wut, dass das Kind ihnen diese Schuldgefühle verursacht.

Zusätzlicher Aufwand für schulbezogene Betreuungsaufgaben

Zusätzlich belastend wird die Situation aufgrund der neu hinzukommenden Hausaufgabenbetreuung. Diese Aufgabe erfordert in vielen Fällen extrem viel Zeit am Nachmittag und stellt die Geduld der Eltern auf eine harte Probe:

Wirklich schon negativ ist diese Lernerei, dass er ewig mit den Hausaufgaben hat, aber wirklich ewig. Und ja ansonsten, das ist halt so einfach die beiden Sachen, die ich wirklich schlimm finde. Dass er oft so lange bei den Hausaufgaben braucht. Wenn er dann nach Hause kommt oder zu Hause ist, er sitzt hier teilweise zwei Stunden an drei Seiten. Und das, na ja. (158)

Der hohe Zeitaufwand, den die Kinder für die Hausaufgaben verwenden, führt teilweise dazu, dass andere Freizeitaktivitäten oder Hobbys der Kinder eingeschränkt werden müssen, was wiederum in körperlicher Unausgelastetheit und damit einem zusätzlich erhöhten Stresspegel resultiert. So entsteht eine Art Teufelskreis:

[…] das Hobby, was er hatte, beziehungsweise den Sport, den wir dann gemacht haben / musste zurückschrauben aufgrund der Hausaufgabensituation, weil das zuviel für ihn gewesen wäre. Da hab ich dann auch keine Möglichkeit, kann es auch jetzt nicht, obwohl er es eigentlich bräuchte, diesen Ausgleich, den Sport. Bloß, in dem Augenblick ist aber die Schulbildung wichtiger. (170)

Wie in diesem Zitat verstehen die Eltern häufig das Erfüllen der mit den Hausaufgaben verbundenen Anforderungen fraglos als prioritär und sehen keine Möglichkeit, Ausgleichsaktivitäten des Kindes in Einklang mit der als notwendig erachteten schulischen Förderung zu bringen.

Auch Probleme mit Aggressivität und Wut werden von den Eltern der Jungen häufiger thematisiert. Hier scheint es zu einer Veränderung durch das gestiegene Alter der Kinder gekommen zu sein, weil das Verhalten nun nicht mehr als „kindlich" oder „niedlich" konzipiert werden kann und steigende Anforderungen an die Mitarbeit bei häuslichen Arbeiten an die Kinder herangetragen werden:

Das sind eigentlich ganz harmlose Situationen. Und wenn er bloß nach dem Abendbrot den Tisch abräumen soll oder Zähneputzen soll oder so. Also, ganz alltägliche Sachen. Und da, wenn er da keine Lust drauf hat, dann, ja, hört es bei ihm auf, habe ich so manchmal das Gefühl, dann ist der wutentbrannt. Wirft einem irgendwelche Worte entgegen, rennt in sein Zimmer, knallt die Türen, ist er erst mal nicht ansprechbar. (155)

Die Frage, wie parallel zum Eintritt des Kindes in die Schule auch ein beruflicher Wiedereinstieg der Mutter bzw. die Arbeitstätigkeit beider Partner mit dem hohen Aufwand für die Versorgung des betroffenen Kindes und ggf. weiterer Geschwister zu gewährleisten ist, nimmt in dieser Phase deutlich mehr Raum ein:

> Oder momentan will ich jetzt auch wieder ins Berufsleben zurück, wo man dann halt auch so ein bisschen immer, ja, so ich sag mal mit so nem Kind ja schon eingeschränkt ist, [...] man sagt ja auch / ok, könnten sie auch nachmittags mal arbeiten, wo man dann ja auch immer schon so denkt ja nein, aber da teilweise hat man Therapie nachmittags, also auch wenn man wollte irgendwie so, man kriegt ja gar nicht alles unter einen Hut dann. (157)

Auch Besuche in der Schule oder die Begleitung des Kindes bei Ausflügen, die Lehrerinnen und Lehrer teilweise auf Grund der Symptomatik einfordern, sind häufig schwer mit der Berufstätigkeit der Eltern zu vereinbaren. Dies drückt sich zum Beispiel in der Darstellung eines Vaters aus, der zugunsten der Versorgung seines Sohnes in eine selbstständige Tätigkeit gewechselt hat. Obwohl er diesen Schritt gemacht hat, sieht er sich mit schwer zu bewältigenden Anforderungen konfrontiert, was Gefühle auslöst, die er relativ vage als „schlechte Emotionen" beschreibt:

> [...] aber wenn man dann irgendwelche Verpflichtungen Kunden gegenüber hat und muss stattdessen irgendwie jeden Tag in die Schule laufen, dann hat das bei mir zu / ja auch schlechten Emotionen geführt (167).

Insgesamt entsteht in den Interviews der Eindruck, dass die Eltern zwar weiterhin sehr hohe Stressbelastungen erleben, in dieser Phase aber auch andere Aspekte wie zum Beispiel die eigene Berufstätigkeit wieder stärker in den Blick rücken. Da sich dies aber mit den Bedürfnissen des Kindes oft nicht vereinbaren lässt, werden Konflikte zwischen eigenen Wünschen und Bedürfnissen des Kindes deutlicher und führen zu emotionalen Belastungen der Eltern.

5.3.1.2 Sozialer Kontext

Über die Jahre haben die befragen Eltern zwar gelernt, schwierige Situationen und kritische Menschen nach Möglichkeit zu vermeiden, aber wenn dies nicht möglich ist – zum Beispiel im Fall von Familienfeiern – erleben sie diese Situationen ähnlich problematisch wie in der Kindergartenzeit. Die Eltern fühlen sich weiterhin durch mangelndes Verständnis und Skepsis ihres Umfelds gegenüber ihrem Umgang mit ADHS belastet und erhalten wenig Unterstützung, Empathie oder Verständnis. auch die Großeltern sind zwiespältige Partner und eher eine Be- als Entlastung.

Mangelndes Verständnis und Skepsis des Umfelds

In der Phase zu Schulbeginn zeigt sich, dass die Eltern sich trotz der Diagnose
weiterhin von ihrem Umfeld unverstanden und häufig kritisiert fühlen:

> Also, dass man das schon mal thematisiert hat, aber dass sie das gar nicht so wahr-
> nehmen, an sich nehmen, also grade so jetzt so Familie auch. Die also / weil die ha-
> ben ihn ja oder sehen ihn ja auch nicht jeden TAG, also denn gerade wenn so Fami-
> lienfeiern sind, dann ist ja eh auch eine Extremsituation, da sind viele Leute da, es
> ist laut und dann ist er halt auch aufgedrehter als so / sowieso schon, dass die dann
> manchmal immer also so kopfschüttelnd dasitzen und so: „OH, DER IST JA SO
> AUFGEDREHT UND OH UND IST DER ZUHAUSE AUCH IMMER SO?", wo
> ich so denk: „Mein Gott, IHR KENNT IHN DOCH. Ist ja nicht so, dass ihr ihn jetzt
> noch nie gesehen habt." (157)

Wie diese Mutter sind viele Eltern zunehmend genervt von verständnislosen
Reaktionen ihrer Umgebung, weil sie selbst sich mittlerweile an die Symptomatik
gewöhnt haben und dies in gewisser Weise auch von ihren engeren Kontaktper-
sonen oder zumindest dem familiären Umfeld erwarten.

Viele der Außenstehenden können Differenzen des kindlichen Verhaltens in
verschiedenen Umgebungen nicht nachvollziehen und die Eltern sehen sich somit
häufig mit Ungläubigkeit und Skepsis konfrontiert. Dies bringt eine Mutter zum
Ausdruck, deren Kind im privaten Umgang mit anderen Kindern weitgehend
unauffällig ist, in der Schule jedoch große Unruhe verursacht:

> Sie sind ungläubig, dass es so schlecht in der Schule funktioniert. (167)

Auch wenn das Kind zwar deutliche Auffälligkeiten im Sozialverhalten zeigt, die
schulischen Leistungen hingegen sehr gut sind, stößt dies bei anderen Eltern
scheinbar auf hohe Widerstände:

> Das gibt so skurrile Situationen, dass dann plötzlich innerhalb der Klasse irgendwie
> bezweifelt wird, ob die Lehrerin überhaupt in der Lage ist, objektiv zu urteilen.
> Denn es KÖNNE JA NICHT SEIN, dass so ein auffälliges Kind plötzlich irgendwie
> gute Beurteilungen ((lacht)) bekommt. Vielleicht das nette, sozial angepasste Kind
> schlechtere Beurteilungen ((lacht)) bekommt. (162)

Hier zeigt sich, dass es nicht nur für die Eltern, sondern auch für das soziale
Umfeld schwierig ist, unterschiedliche Seiten des Kindes miteinander zu vereinbaren bzw. zu einem kohärenten Bild zusammenzufügen.

Großeltern als zwiespältige Partner

Auch die Großeltern erscheinen in den Interviews in dieser Phase häufig eher als Belastungsfaktor denn als Ressource. Sie stellen die von den Eltern gewählten Bewältigungsstrategien in Frage und kritisieren vor allem die medikamentöse Behandlung:

> Also, meine Mama ist Krankenschwester. Da ist es wieder so, dass sie immer sagt / na ja, Mensch das nervt: „Der ARME THOMAS, der muss halt Medikamente nehmen." Und es war auch schwer, meiner Mama das zu erklären, dass ich ihm Medikamente geben möchte, weil sie das auch immer nicht so versteht. „Mei, und früher waren die Kinder doch alle nur so auffällig, weil sie halt dann einfach kleine Zappelphilippe waren." (168)

Und auch wenn sie eigentlich als entlastende Ressource genutzt werden, können die Eltern dies oft nicht wirklich entspannt genießen, weil sie in der ständigen Angst leben, dass es im Zusammenspiel der ADHS-Symptomatik und dem anderen Erziehungsverhalten der Großeltern zu krisenhaften Situationen kommen könnte. Sie erleben ihre Eltern als wenig kompetent im Umgang mit dem Kind:

> Es ist auch immer so eine unterschwellige Angst. Jetzt nächstes Wochenende zum Beispiel sind wir beide nicht da und dann GEHT Max zu meinen Eltern. Und DA denke ich immer, ob das so gut geht. Meine Mutter setzt ihn dann, um es sich selber leicht zu machen, vor den Fernseher, ein paar Stunden. Und danach dreht er natürlich völlig auf. Und dann gibt es da schon öfter mal richtig Ärger. Und diese unterschwellige Angst, die ist immer da. (166)

Wie in diesem Fall führt die Angst der Eltern, dass das Kind sich in anderen Kontexten problematisch verhalten könnte, dazu, dass sie nur sehr selten ihre sozialen Kontakte zur Entlastung nutzen.

5.3.1.3 Schulkontext

Die Eltern hatten den Schulbeginn mit einer skeptisch-hoffnungsvollen Haltung erwartet. Neue Belastungen entstehen im schulischen Kontext vor allem auf Grund lernmethodischer Probleme und Auffälligkeiten der Kinder im Sozialverhalten. Die Eltern befinden sich in der Schuleingangsphase immer noch im Zustand ängstlicher Erwartung erneuter negativer Rückmeldungen:

> Also, ich hab die ersten Wochen oder Tage in der Schule nur drauf gewartet, dass
> mich jemand anruft und sagt: „Sie müssen ihr Kind abholen." (156)

Für einen Teil der hier befragten Eltern zeigt sich jedoch, dass ihre Kinder den Schulanfang hinsichtlich der erwarteten kognitiven und sozialen Leistungen weitgehend problemlos bewältigen, sogar auch dann, wenn das Kind sein soziales Umfeld komplett gewechselt hat.

Andere Eltern erhalten jedoch wie bereits im Kindergarten negative Rückmeldungen zum Verhalten ihrer Kinder im schulischen Setting. Als Hauptprobleme im schulischen Umfeld thematisieren diese Eltern lernmethodische Schwierigkeiten und Auffälligkeiten im Sozialverhalten.

Zusätzlich belastend ist für einige Eltern, dass sie an der Regelgrundschule nur „zur Probe" aufgenommen wurden und sie sich somit immer noch in einer Art Schwebezustand befinden und dauerhaft mit der Angst konfrontiert sind, ihr Kind müsste doch noch auf die Förderschule wechseln:

> Das Nächste ist, wir kämpfen im Prinzip jedes Halbjahr neu, dass er in der Schule
> verbleiben kann, dass er mit dem Leistungstand mitkommt und solche Sachen. Weil
> man möchte dem Kind ja doch die bestmögliche Schulbildung ermöglichen. (170)

Das formalistisch anmutende Vokabular („verbleiben" „Leistungsstand") lässt vermuten, dass die Interviewte die Inhalte der Kommunikation mit offiziellen Stellen verinnerlicht hat und diese hier wiedergibt. Sie arbeitet sich an diesen ab, weil sie der im Hintergrund stehenden sozialen Norm, dass Eltern für die „bestmögliche Schulbildung" ihres Kindes zu sorgen haben, zu entsprechen versucht.

Lernmethodische Probleme

Die Schilderungen der Eltern zu Auffälligkeiten im schulischen Alltag sind sehr stark fokussiert auf Schwierigkeiten durch mangelnde lernmethodische Kompetenzen. Fast alle Eltern heben Probleme des Kindes durch Konzentrationsschwierigkeiten, schlechte Mitarbeit und langsames Arbeiten hervor, die dazu führen, dass die Kinder ihre Aufgaben nicht zu Ende bringen, andere beim Lernen stören und entsprechend wenige Erfolge erleben:

> Das ist eigentlich das größte Problem, er kann sich nicht konzentrieren. Also, kön-
> nen tut er alles, er ist auch wissbegierig, er fragt auch nach. Und ja, er kann sich aber
> wie gesagt nicht konzentrieren, gar nicht. Das ist halt das größte Problem. Und das

haben wir auch bis heute noch nicht rausbekommen. Also, ja, es ist schon schwierig. (155)

Die Eltern betonen, wie in diesem Zitat deutlich wird, die grundsätzlich vorhandene intellektuelle Kompetenz und den Lernwillen, die allein durch die mangelnde Konzentrationsfähigkeit beeinträchtigt werden. Die fortbestehende Hoffnung auf ein „Herausholen" dieser Schwäche aus dem Kind und eine damit einhergehende Normalisierung drückt sich in der Beschreibung als „noch nicht" aus.

Diese Problematik stellt für einen Teil der Eltern – wobei es sich insbesondere um die Eltern von Mädchen und weniger auffälligen Jungen handelt – das einzige Problem im schulischen Alltag dar, für das sie häufig gemeinsam mit den Lehrern praktische Maßnahmen entwickeln (vgl. Bewältigungsmuster).

Auffälligkeiten im Sozialverhalten

Für die andere Gruppe von Eltern kommt es zu einem Belastungsmuster, das von einer Kombination lernmethodischer Schwierigkeiten mit Auffälligkeiten im Bereich des Sozialverhaltens und der Impulskontrolle gekennzeichnet ist.

Aggressive Verhaltensweisen im Umgang mit anderen Kindern führen deutlich eher zu gravierenden Problemen des Kindes in der Schule als lernmethodische Schwierigkeiten und ziehen wie im Kindergarten negative Rückmeldungen an die Eltern nach sich:

> […] und na ja und dann zum Herbst hin ging es los. Kommt so diese dunkle Jahreszeit. Da gingen dann die Prügeleien los. Er hat unterm Tisch gesessen, nicht mitgearbeitet. Also, das Heft/der Schulplaner war also jeden Tag voll und Gespräch und dies und das. Und da haben mich teilweise die Mütter angerufen. Und dann musste ich ihn auch einen Tag mal vom Baum holen, weil er keinen Bock mehr hatte. (130)

Auch Respektlosigkeiten den Lehrern gegenüber führen zu Schwierigkeiten. Hier sind es insbesondere die Fachlehrer, die nur einzelne Stunden in den Klassen unterrichten, mit denen die betroffenen Kinder Probleme haben:

> Und im Englischen provoziert er immer die Lehrerin, indem er so nachplappert. Und wenn sie dann irgendwann ihm gesagt hat, er soll ruhig sein, da hat er gemeint: „Du hältst deine Klappe ja auch nicht." (167)

Aufgrund solcher Verhaltensweisen drohen manche Fachlehrer sogar mit einem Ausschluss der Kinder vom Unterricht oder die Kinder selbst beginnen, die Teilnahme zu boykottieren.

Sowohl die Konflikte mit anderen Kinder als auch mit Pädagogen zeigen sich nicht nur während des Unterrichts, sondern auch im Rahmen der von Teilen der Befragten genutzten Nachmittagsbetreuung. Vielfach schildern die Eltern die zusätzliche Betreuung am Nachmittag als Überbelastung der Kinder und halten sie sogar für den Auslöser schulischer Probleme:

> Und dann haben wir ihn in die Kernzeitbetreuung und das war / man weiß es nicht, ob es ein Fehler war oder ob auch sonst das passiert wäre, aber auf jeden Fall ging es mehr oder weniger gleichzeitig schief, also er wurde auffällig in der Schule. (167)

In Bezug auf Freundschaften der Kinder zeigen sich unterschiedliche Entwicklungsverläufe:

- Ein Teil der Kinder schließt – häufig zur Überraschung der Eltern – schnell neue Freundschaften, und diese Kontakte werden dann zu einer Bewältigungsressource (vgl. dort).
- Andere Eltern erleben den Mangel an Peerkontakten und sozialer Integration weiterhin als deutliche Belastung.

Die Eltern der zweiten Gruppe von Kindern leiden mit, wenn das Kind in der freien Spielzeit im Rahmen der Nachmittagsbetreuung niemanden zum Spielen findet, erneut nicht zu Geburtstagen eingeladen wird oder die Gefahr droht, dass zum eigenen Geburtstag kein Kind kommt:

> Und das ist das Traurige. Hab auch noch Bauchschmerzen, mit wem er / wen lädst du zu seinem Geburtstag ein, wer kommt überhaupt. Kommt überhaupt einer. (170)

Außerdem erleben diese Eltern, wenn doch Verabredungen zustande kommen, dass diese nicht harmonisch verlaufen und sehen sich so im Dilemma zwischen dem Wunsch, dem Kind Peerkontakte zu ermöglichen – und damit auch sich selbst eine Erleichterung des Alltags durch Beschäftigung des Kindes zu verschaffen – und der Erfahrung, dass die Verabredungen meist scheitern:

> Die größte Herausforderung ist, glaube ich wirklich, das / das soziale Verhalten von Tom, dass wir halt sehen, dass es mit Freunden und mit Verabredungen überhaupt nicht klappt. Denn auf der einen Seite will er sich unbedingt verabreden. Und dann hab ich zwei Möglichkeiten, entweder ich erlaube es ihm, dann endet es meistens in

einer Katastrophe, weil er sich mit den anderen nicht verträgt. Oder ich erlaube es ihm nicht, dann ist der ganze Nachmittag gelaufen, weil er dann den ganzen Nachmittag heult und jammert und fragt, warum er sich nicht verabreden darf. Und das macht den Alltag im Moment sehr, sehr, sehr anstrengend. (162)

5.3.2 Bewältigungsansätze

In den Interviews nach Schulbeginn zeigt sich, dass die Eltern in ihrem Bewältigungshandeln in eine neue Phase eingetreten sind: die wesentlichen Entscheidungen – wie die Wahl einer aus ihrer Sicht geeigneten Schule und die Entscheidung für oder gegen eine medikamentöse Behandlung – haben sie bereits vor Schulanfang gefällt. In dieser Zeit zeigt sich nun, ob und inwieweit sich die gewählten Strategien bewährt haben und wo sie angepasst werden müssen. Je nachdem, ob die Entwicklung des Kindes in Schule und oder Alltag positiv oder negativ verlaufen ist, präsentieren die Eltern ihr Vorgehen entweder als Erfolgsmodelle, arbeiten weiter an Verbesserungen oder aber sie bringen einen hohen Grad an Frustration zum Ausdruck, der teilweise dazu führt, dass sie über eine Trennung vom Kind z. B. durch einen Internatsbesuch nachdenken.

Besonders fällt in dieser Phase im sozialen Kontext das „Aufbegehren gegen Stigmatisierung" ins Auge: Die Eltern emanzipieren sich immer stärker von der Meinung der Umwelt zur Symptomatik und Therapie und nutzen in diesem Zusammenhang auch noch stärker als bisher die Möglichkeiten von Selbsthilfeangeboten.

5.3.2.1 Familiärer Kontext

Im familiären Kontext nehmen die Eltern In der Phase nach Schulbeginn nur noch relativ geringfügige Veränderungen praktischer Maßnahmen zur Alltagsbewältigung vor. Hier haben sie entweder ihren Weg gefunden oder erkannt, dass sie alleine nicht weiterkommen. Sie versuchen nun, Veränderungen der familiären Rahmenbedingungen umzusetzen, nutzen bei gravierenden Problemen auch höherschwellige familienunterstützende Angebote. Auch eine emotionale Verarbeitung der Situation wird jetzt häufiger thematisiert. Je nach Verlauf der Symptomatik nehmen die Eltern z. B. Abschied von der Hoffnung auf eine vollständige Normalisierung oder offenbaren bei einer Besserung zuvor nicht angesprochene Schuldgefühle.

Praktische Maßnahmen zur Alltagsbewältigung

Im Rahmen der Alltagsbewältigung lassen sich in den Interviews relativ wenige Veränderungen auf der handlungspraktischen Ebene erkennen. Die Eltern verfolgen als Grundprinzip weiterhin eine Strategie der Routinisierung des Alltags und ermöglichen den Kindern viel Bewegung und Zeit an der frischen Luft:

> Ja, und dann essen wir eben, Hausaufgaben und dann geht es direkt raus. Wenn wir zurückkommen, setze ich sie in die Badewanne beide ((lacht)), Abendbrot und dann gehen sie auch schon schlafen. (160)

Neu ist die Bewältigung der Hausaufgabenbegleitung, hier zeigen sich Muster, die sich zwischen einem reinen Aushalten, Herumprobieren und proaktiven Management bewegen:

> Wie wir damit umgehen? Er muss sie ja machen. Ich versuche, locker zu bleiben. Und das heißt, in Ruhe mit ihm zu machen irgendwie und ihn irgendwie zu unterstützen. (155)

Während in diesem Zitat deutlich wird, dass der Vater sich keine konkrete Strategie überlegt hat, sondern eher ungeplant vorgeht („irgendwie"), zeigen sich in anderen Interviews konkrete, planvolle Handlungsstrategien:

> Nur jetzt auch so diese Hausaufgabensituation, da hab ich mir halt vorher auch schon so meine Gedanken gemacht, wie mach ich das und ich hatte dann auch so, ja, so eine Uhr besorgt, der heißt Timetimer. Das ist halt so eine weiße Uhr und da kann man, wenn man die Uhrzeit einstellt, also wenn man zum Beispiel, ich sage jetzt: „Okay, wir machen jetzt noch mal fünf Minuten Karteikarten." Ich das einstelle und dann sieht er dieses rote Feld bis diese fünf Minuten ablaufen. (157)

Nur wenige der befragten Eltern berichten, dass die Kinder aus Eigenmotivation ihre Hausaufgaben erledigen.

Die Aufnahme sportlicher Hobbies nimmt zunehmend mehr Raum ein und wird von den Eltern durchgängig als sehr positiv und wirkungsvoll beschrieben, auch wenn sie zum Teil für die Teilnahme an entsprechenden Angeboten Hürden überwinden müssen:

> Wir gehen auch regelmäßig, das haben wir jetzt auch angefangen, genau, mittwochs gehen wir zum Judo und Freitagnachmittag geht er zum Schwimmen. Es ist auch schwierig, da was zu finden, weil ich sag, Fußball kann ich auch wieder nicht machen, das ist zu viel Losgestürze dann wieder. Wir haben damals ja mal Taekwondo

> gemacht. Gut, da war er vielleicht noch ein bisschen zu jung. Das war dann auch nichts für ihn. Und Judo, gut, ist auch sehr, sehr schwierig. Aber ich hab mich jetzt auch damit abgefunden, hab mit den Trainerinnen dann gesprochen, sie sagt, sie kennen solche Kinder, haben auch genügend solche DA, wenn irgendwas ist, setzen sie ihn auch mal RAUS, dann muss er das lernen. (168)

Obenstehendes Zitat verdeutlicht, dass die Eltern nun gar nicht mehr erwarten, dass die Freizeitgestaltung problemlos verläuft, daher deutlich proaktiver agieren und so die Situation besser in den Griff bekommen. Stärker in den Fokus rücken die Eltern jetzt auch, dass sie den Kindern Rückzugsmöglichkeiten zugestehen:

> Aber man muss ihn auch teilweise in diesem Gedödel lassen, weil das braucht er. Er braucht halt einen Rückzugspunkt zu seinem Alltag im Hort. Und ihm ist es da einfach zu viel aufgrund seiner Impulsivität. (159)

Strategien der Inzentivierung und Sanktionierung nehmen deutlich zu, zum Beispiel durch Mediennutzung bzw. -entzug, Auszeiten im Zimmer oder Hausarrest. So kommt es – wie das folgende Beispiel illustriert – häufig zu einer Kombination aus Inzentivierung und Sanktionierung:

> Denn hab ich ihn halt auch ein bisschen gelockt. Ich hab ihn dann wirklich – in Anführungsstrichen – erpresst und hab gesagt, du darfst das und das nicht, wenn du jetzt nicht lieb bist, ich möchte einen Smiley haben im Heft. So, hab ihm schon Geld geboten ((lacht). Ich kann nicht mehr. Ich sag: „Du kriegst einen Euro pro Tag, wenn da ein Smiley drin ist. Wenn du nicht haust und schlägst." Das heißt, er kann das kontrollieren, wenn er das möchte. Wenn er also ein Ziel vor Augen hat, dann kann er das auch. Das hab ich aber mittlerweile selbstverständlich wieder eingestellt, weil sonst kann ich bald Hartz IV beantragen. (163)

In diesem Fall sieht die Mutter durch die Wirksamkeit ihrer als Notlösung gewählten Maßnahme bestätigt, dass es sich bei dem auffälligen Verhalten ihres Sohnes nicht um ein „Nicht-anders-Können" handelt, was sie dazu veranlasst, die Maßnahme nur vorübergehend zu nutzen.

Veränderung der familiären Rahmenbedingungen

In der Phase nach Schulbeginn besteht eine weitere Form der Bewältigung auch in Veränderungen der familiären Rahmenbedingungen. So ändern oder reduzieren einige Eltern etwa ihre Arbeitszeiten, vermeiden weitere Umzüge oder nehmen Abstand von der Suche nach einem neuen Lebenspartner. Hauptmotiv für diese Veränderungen ist auch hier das Bestreben der Eltern, für eine Beruhigung der gesamtfamiliären Situation zu sorgen.

Eine mehrfach von den Eltern erwähnte Maßnahme ist die Übernahme der Nachmittagsbetreuung durch die Eltern:

> Ich hab jetzt ab ersten Februar reduziert und bin dann zwei Nachmittage hier zu Hause. Mein Mann die andern zwei Nachmittage und den dritten, den teilen wir uns. Das geht eigentlich ganz gut. Und wir haben auch das Gefühl, das tut auch dem Rico gut. (167)

Im obigen Textausschnitt schildert die Mutter die elterliche Arbeitszeitreduktion insgesamt als sinnvolle Maßnahme, die sie anscheinend nicht nur für den Sohn selbst als wohltuend erleben („auch dem Rico"). Die Verwendung von Vagheitsmarkierungen („eigentlich", „haben das Gefühl") zeigt jedoch, dass diese Veränderung neu ist und die Eltern die Auswirkung noch nicht abschließend beurteilen können.

Überwiegend wird in den Interviews deutlich, dass die Eltern diese Einschnitte nicht ohne Konsequenzen für ihre eigene Bedürfnisverwirklichung erleben und zum Beispiel Einschränkungen in der beruflichen Entwicklung hinnehmen müssen. Während in obenstehendem Fall eine Teilung der Nachmittagsbetreuung zwischen den Eltern möglich ist, würde in anderen Fällen der Verzicht auf die schulische Nachmittagsbetreuung dazu führen, dass die Mutter ihre Arbeitstätigkeit aufgeben müsste:

> Mein Verstand sagt mir, wir müssen uns da wohl mit arrangieren oder ich kann nicht mehr zur Arbeit gehen. Oder, ne, dann bis um halb elf arbeiten oder an manchen Tagen bis halb elf / ging einfach nicht, da muss ich's ganz dran geben. Und da ich das nicht möchte, geht er da halt hin. Aber mein Mutterherz sagt mir da was anderes. (166)

Diese Mutter ist mit der aktuellen Hortbetreuung sehr unzufrieden, sieht sich aber im Dilemma zwischen dem Wunsch, ihrer Arbeit weiter nachzugehen, und der Sorge um das Kind angesichts der aus ihrer Sicht mangelhaften Versorgung. Eine Übernahme der Aufgabe durch den Vater scheint nicht denkbar zu sein, was sich im weiteren Interviewverlauf dadurch erklärt, dass dieser erst vor kurzem wieder in einen neuen Job eingestiegen ist. Sie nutzt an dieser Stelle den Topos eines Dilemmas zwischen Herz und Verstand und erweckt den Eindruck, dass sie eigentlich – wenn dies möglich wäre – lieber bei ihrem Kind wäre. Damit entspricht sie der gesellschaftlichen Erwartung an Mütter, im Zweifel die Bedürfnisse des Kindes über die eigenen zu stellen. Dies ist interessant, weil die Interviewpartnerin an anderen Stellen des Interviews deutlich zum Ausdruck bringt, wie stressreich und wenig belohnend sie ihr Verhältnis zum Kind schon seit der frühen Kindheit empfindet. Ob sie die eigene Berufstätigkeit vielleicht auch aus diesen Gründen nicht der Betreuung des Kindes „opfern" möchte, thematisiert sie an dieser Stelle nicht, eventuell weil sie damit gegen gesellschaftliche Normerwartungen verstoßen würde.

Nutzung höherschwelliger familienunterstützender Angebote

Diejenigen Eltern, die ihre Situation selbst bislang nicht in Richtung einer positiven Entwicklung lenken konnten, nutzen nun zunehmend höherschwellige familienunterstützende Angebote. Hierzu zählen unter anderem der Einsatz eines familienentlastenden Dienstes bzw. einer Familienhilfe oder eine Familienkur. Als höherschwellig können diese Angebote insofern betrachtet werden, als die Hürden für den Erhalt dieser Leistungen deutlich höher sind und nicht alle Interviewten die gewünschten Maßnahmen für sich realisieren können:

> [...] ich war jetzt sogar beim Jugendamt auch gewesen und hab gefragt wegen einer Familienhilfe, weil ich gehört hab, dass es das auch gibt. Da war jetzt eine Betreuerin da, die uns halt eine ganze Zeit jetzt BEOBACHTET gehabt. Immer mal einmal die Woche war sie für ein paar Stunden da. Aber sie meinte, wir sind jetzt nicht dieser Härtefall, dass wir so was brauchen. (168)

Die Bewilligung einer Familienhilfe[113] erfordert eine Begutachtung durch das zuständige Jugendamt, die auch wiederholte Hospitationen im häuslichen Rahmen umfasst. Dies stellt eine deutlich größere Hürde dar, als die Verschreibung therapeutischer Maßnahmen auf Basis eines ärztlichen Attests. Die Verwendung der Modalpartikel „sogar" bringt zum Ausdruck, dass die Mutter diese Maßnahme als besonders und ihre vorherigen Ansätze übersteigend wahrnimmt. Trotz

---

113 Den Beschreibungen folgend kann davon ausgegangen werden, dass es sich hier um die sogenannte sozialpädagogische Familienhilfe handelt, die Jugendämter im Rahmen der Kindeswohlgefährdung (§ 1666 BGB) anbieten, auch um eine Herausnahme der Kinder aus der Familie zu vermeiden.

der Ablehnung bringt diese Mutter im weiteren Interviewverlauf die Hoffnung zum Ausdruck, dass ihr Vorgehen einen präventiven Effekt hat. Sollte sich die Lage später zuspitzen, rechnet sie sich eine bessere Chance auf Bewilligung einer Familienhilfe aus, da das Jugendamt nun schon mal vorab über die Problematik informiert ist.

Eine andere Mutter, die eine Familienhilfe bewilligt bekommen hat, beschreibt diese als sehr hilfreich. Wichtig ist ihr der non-direktive Ansatz der Familienhilfe, der ihr die Freiheit lässt, Verhaltensvorschläge umzusetzen oder nicht:

> Also, mit der komm ich recht gut klar. Sie sagt auch nicht / sie hängt sich so rein, sie arbeitet mehr mit den Eltern als wie mit den Kindern. Und gibt Tipps. Ob ich die Tipps annehme oder nicht, ist meine Entscheidung in dem Augenblick. Besser ist natürlich, wenn ich sie annehmen würde, wovon ich auch überzeugt bin. Wir wollen auch ungewöhnlichere Wege gehen, das heißt wir gehen nicht die üblichen, „du, du, du", sondern wir fangen dann auch mal an, anders langzuziehen. Irgendwo ist der beste Erfolg im Endeffekt, wie kriegen wir das am besten gehändelt. (170)

Sie deutet an, dass ihr Erziehungsverhalten bislang eher von einem sanktionierenden Vorgehen mit Schuldzuweisungen an das Kind geprägt war und sie mit Hilfe der Beraterin nun andere Herangehensweisen erlernt, die die Befragte jedoch nicht näher expliziert.

Insgesamt zeigt sich in den Interviews vielfach gleichwohl die Tendenz, mit der Beantragungen solcher Hilfeleistungen so lange wie möglich zu warten und es erstmal alleine zu versuchen. Erst wenn es gar nicht mehr geht, werden diese Leistungen als letzte Möglichkeit genutzt beziehungsweise in Betracht gezogen:

> Also, wenn das wirklich so akut wird, dass wir sagen, es geht gar nicht mehr, dann wird wahrscheinlich irgendwie / werden wir über die Erziehungsberatungsstelle oder das Jugendamt dann irgendwie versuchen müssen, mal zu hören, was es für Möglichkeiten gibt. Und dann zu gucken. (162)

Während die Befragte hier einerseits bereits relativ konkrete weitere Handlungsschritte gedanklich durchspielt und konkrete Institutionen benennt, an die sie sich wenden könnte, bringt sie gleichzeitig durch die Verwendung vielfältiger Vagheitsmarkierungen („wahrscheinlich" „irgendwie" „mal") eine vage Haltung zum Ausdruck, die auf einen noch unzureichenden Informationsstand verweist.

Emotionale Verarbeitung und Umgang mit Schuldgefühlen

Insgesamt nehmen in dieser Phase diejenigen Eltern, bei denen bislang keine gravierende Besserung der Situation eingetreten ist, tendenziell Abschied von der Hoffnung auf eine vollständige Re-Normalisierung. Interessant ist allerdings, dass sich hier deutlich unterschiedliche Muster abzeichnen:

- Ein Teil der Eltern zeigt eine *akzeptierende Haltung*: sie nehmen es an, dass trotz ihrer vielfältigen Bemühungen weiterhin zumindest in Teilbereichen Probleme bestehen bleiben und „richten" sich damit „ein".
- Die andere Gruppe von Eltern reagiert eher *resignativ*. Dies ist verbunden mit einem innerem Widerstand und Frustration, häufig gepaart mit einer Bewältigungsstrategie des „sich Entziehens".

Das *akzeptierende, annehmende Muster* kommt zum Beispiel in folgendem Zitat zum Ausdruck:

> Ich denke, das Wichtigste ist, dass man sich INFORMIERT und dass man sich in Anführungsstrichen auch so ein bisschen damit ABFINDET vielleicht. Also, was heißt sich abfindet, also nicht, dass man denkt, das ist jetzt so, das bleibt so, sondern dass man halt einfach auch / ich sag mal, offen ist für alles. (157)

Die Interviewpartnerin entwickelt hier erst im Erzählvorgang eine Definition des „sich Abfindens" und hebt dabei hervor, dass es nicht allein um ein Annehmen der Situation als unveränderlich geht, sondern innerhalb dieses Annehmens gleichzeitig die Offenheit für Entwicklungsmöglichkeiten erhalten bleibt. Für sie ist nicht die Normalisierung der Situation entscheidend, sondern eine Partizipation an der weiteren Entwicklung durch Informiertheit. Ihre Haltung präsentiert damit eine Kombination aus Annehmen der Situation und einer weiter bestehenden ergebnisoffenen Haltung gegenüber zukünftigen Entwicklungen. Sie folgt damit einem Konzept der subjektiven Krankheitsvorstellung als potentielle (Lebens-)aufgabe.

Die *stärker resignativ geprägte Haltung* zeigt sich hingegen in folgendem Beispiel:

> [...] jetzt nicht so nach dem Motto, es interessiert mich nicht, aber wir machen jetzt einiges und was soll ich mehr tun. Und wenn es dann nicht läuft, ja, mein Gott, dann kann ich es auch nicht ändern, dann ist es halt so. Also, nicht dass wir uns da nicht bemühen und irgendwie alles Mögliche versuchen, das sicher nicht, aber... (167)

Hier hebt der Befragte die bereits getätigten vielfältigen und quasi allumfassenden Bewältigungsstrategien mehrfach hervor und grenzt sich legitimativ gegen den Verdacht eines – sozial nicht legitimen – mangelnden elterlichen Interesses und Engagements für sein Kind ab. Dabei scheint der Charakter der gewählten Maßnahmen allerdings eher beliebig als spezifisch („irgendwie alles Mögliche"). Angesichts des Verlusts eigener Wirkmächtigkeit grenzt er sich von Verantwortung ab, indem er eine Vorstellung von Schicksalhaftigkeit zum Ausdruck bringt

Die Hoffnung auf positive Entwicklungen und eine Offenheit für weitere Bewältigungsansätze ist in diesem Muster nicht so stark zu erkennen. Hier arbeiten die Eltern eher mit einer Reduktion von Erwartungen:

> [...] wenn wir nur alle drei Monate ein Elterngespräch mit Lehrern haben und dann nicht die implizite oder indirekte Drohung mit E-Schule fällt. Das wäre sozusagen schon unser Ziel ((lacht)). (167)

> Ich kann auch nicht mehr machen. Ich mache alles. (168)

Diese resignative Reaktion ist häufig gepaart mit einer Bewältigungsstrategie des „Sich Entziehens". Obwohl die Eltern dabei ein schlechtes Gewissen plagt, sehen sie teilweise keine andere Möglichkeit, mit der hohen Belastung durch das Kind umzugehen, als sich ihm zu entziehen, was häufig durch die Beschäftigung des Kindes mit Medienangeboten geschieht:

> Ich weiß, dass das nicht gut ist und ich verstecke es, aber es gibt echt Tage, wo ich sage, geh rauf, mache es, mach es dir an. Zumal wir die Erwachsenensender also sperren können, dass wirklich nur die Kindersender laufen. GUCK WAS DU WILLST, ABER LASS MICH IN RUH." (156)

Die Interviewpartnerin bringt hier zum Ausdruck, dass sie sich darüber bewusst ist, dass sie gegen normative Ansprüche an elterliches Verhalten verstößt, wenn sie ihr Bedürfnis nach Ruhe realisiert, indem sie das Kind fernsehen lässt. Zwar unternimmt sie den Versuch, ihr Verantwortungsbewusstsein durch die Möglichkeit des Sperrens ungeeigneter Sender zum Ausdruck zu bringen. Dabei bleibt allerdings offen, ob sie dies in den genannten Notsituationen tatsächlich umsetzt („sperren können" „Guck, was du willst"). Ihr Schuldbewusstsein ist anscheinend so stark, dass sie ihr Verhalten aktiv vor Außenstehenden verbirgt.

Auch in der folgenden Äußerung einer anderen Mutter kommt dieses Muster eines sich schuldbewussten Entziehens zum Ausdruck, allerdings geht sie strategischer und indirekter vor:

> [...] wenn ich ihn schon den halben Nachmittag an der Backe hatte, sag ich jetzt mal,
> bin ich manchmal auch ganz FROH, wenn Oliver dann kä / kommt und Max einen
> weiteren Ansprechpartner hätte und das dann nicht so läuft wie Max sich das
> DENKT, dann hat Muttern das auszubaden. Und dann, ja, dann hat man dann so
> verschiedene Möglichkeiten, die man grade durchführen könnte. Eine davon ist, ich
> geh mal zur Toilette. Und wenn man das ein bisschen rauszögert, dann ist Max viel-
> leicht in sein Zimmer verschwunden. Und wenn er denn da nicht wieder rauskommt,
> wenn die Toilettentür wieder aufgemacht wird, dann kann ich mir ziemlich sicher
> sein, dass der Nintendo angestellt ist. [...] und dann kann man nicht immer alles se-
> hen. Ich finde das ganz blöd, ich weiß auch, dass es nicht richtig ist, aber [...] (166)

In ihrer Schilderung kommt zunächst zum Ausdruck, dass sie die Nähe und das
Kontaktbedürfnis ihres Kindes nicht als angenehm, sondern bedrängend und
belastend empfindet („an der Backe"). Da sie die nötige Distanz scheinbar nicht
auf der Beziehungsebene ermöglichen kann und auch der Vater zwar eine theoretische Alternative darstellt, sich aber oft entzieht, ist für die Mutter eine räumliche Trennung notwendig. Sie wählt daher die Strategie, die Toilette aufzusuchen
und hofft, dass das Kind sich in der Zwischenzeit einer anderen Beschäftigung
zuwendet. Aber auch hier zeigt sich deutlich das Bewusstsein der Mutter, dass ihr
Verhalten nicht normativen Erwartungen entspricht, sie jedoch keinen anderen
Ausweg sieht.

Zum *Umgang mit Schuldgefühlen* zeigen die Analysen der Interviews, dass
das Offenbaren belastender familiärer Rahmenbedingungen häufig erst nach dem
Eintreten einer positiven Entwicklung erfolgt. So berichten vor allem in den
zweiten Interviews viele der Befragten von belastenden Faktoren wie einer „nicht
leichten Kindheit" ihres Sohnes oder thematisieren Traumatisierungen durch
äußere Ereignisse – beispielsweise frühkindliche Verbrennungen, Erlebnisse
sexuellen Missbrauchs im Kindergarten oder die Belastung durch eine frühe
Trennung der Eltern. Allerdings bringen sie diese Themen meist erst dann zur
Sprache, wenn sie eine positive Gesamtentwicklung erleben oder von Erfolgen
der medikamentösen Therapie berichten können:

> [...] es war jetzt auch, es ist jetzt nicht so, dass er wirklich eine ideale Kindheit hatte.
> Wir sind bis vor zwei Jahren eigentlich jedes Jahr umgezogen. Aus verschiedenen
> Gründen. Einmal weil's ne Trennung gegeben hat. Einmal mussten wir wegziehen,
> weil er / ja, missbraucht worden war. (158)

Diese Mutter erläutert die mehrschichtige Problematik quasi beiläufig und erst
nachdem sie zuvor eine insgesamt sehr positive Entwicklung des Sohnes geschildert hat. Die Beschreibung des Missbrauchs bleibt im weiteren Interviewverlauf
sehr vage.

Eine andere Mutter hatte im ersten Interview den Einsatz des Vaters für die Tochter und die Qualität ihrer Beziehung explizit hervorgehoben („ich bin in einer GLÜCKLICHEN Beziehung") und ihn gegenüber dem Verdacht des Kindergartens, ihr Mann könne sie schlagen, verteidigt („der hat mich nie GESCHLAGEN, er / er macht alles SUPER. Er gibt sich Mühe, er bringt sich ein"). Im zweiten Interview hingegen erzählt sie, dass ihr Partner vor der Geburt des dritten Kindes ausgezogen ist und schon seit geraumer Zeit an einer schweren Depression litt, die die gesamte Familie sehr belastet hat:

> Also, ich fühl mich im Moment richtig befreit, also auch für Steffi. Er hat halt wirklich immer so / so traurig geredet. Sein Leben ist so, ihm geht es einfach nur schlecht. Und dann hat er sich immer Krankheiten eingeredet. Am Ende hat er sogar nen Hirntumor gehabt, weil er immer Kopfschmerzen hatte. (160)

Erst indem sie den erleichternden, befreienden Effekt der Trennung für sich selbst und die Tochter beschreibt, geht sie auf die vorausgegangene Belastung ein. Die Verhaltensauffälligkeiten der Tochter führt sie in keiner Weise mit der Symptomatik ihres Mannes zusammen, sondern behandelt die beiden Probleme als voneinander unabhängige Bereiche.

Das Muster eines nachträglichen Konstatierens von zuvor empfundenen Schuldgefühlen zeigt sich auch bei Eltern, bei denen entweder eine deutliche Besserung der Situation eingetreten ist (meist durch die Gabe von Medikamenten) oder eine neue, anerkanntere Diagnose die soziale Akzeptanz der Auffälligkeit erhöht. Während sie vorher an keiner Stelle im Interview Schuldgefühle thematisiert hatten, offenbaren sie diese nun retrospektiv, indem sie eine befreiende Schuldentlastung beschreiben:

> Und dann dachten wir auch immer, wir sind schuld, das liegt an der Erziehung und es liegt an dem und da fühlt er sich nicht wohl und da könnten wir noch mal was ändern und so weiter. Und jetzt mittlerweile weiß ich aber ganz genau, dass es weder an uns liegt, noch an unserer Erziehung liegt, sondern dass es einfach eine Störung ist / und ihm einfach wirklich helfen, damit klarzukommen. (165)

Dass sie schon früher den Gedanken hatte, die Problematik könne durch ihr Erziehungsverhalten verursacht worden sein,, hatte sie vor dem Eintreten der positiven Wirkung der medikamentösen Behandlung nicht thematisiert. Anscheinend wird ihr erst jetzt dieses Eingeständnis des vorherigen Schuldgefühls möglich.

Wie belastend diese Schuldgefühle gewesen sein müssen und wie groß daher die Erleichterung ist, unterstreicht ihre weitere Beschreibung der positiven Effekte der medikamentösen Behandlung:

> UNFASSBAR. Ich kann es nicht beschreiben, weil es einfach unfassbar ist. Weil
> man ja überhaupt kein Vertrauen mehr in sich / also in das Kind hat, ja, weil man
> sich eben permanent denkt, das kann nicht sein, ich kenn ja mein Kind, und so
> schlecht ist er gar nicht, das gibt es überhaupt nicht. Und trotzdem wird er immer
> niedergemacht. Und jetzt auf einmal läuft's einfach. Und jetzt dann macht er seine
> Hausaufgaben, er kontrolliert, er ist strukturiert, er ist / ja, also es läuft einfach. Und
> das ist immer noch so unglaublich. Und natürlich in mir drin hab ich immer noch
> das Gefühl, jetzt kommt / nächste Woche kommt das erste Zeugnis. Ich freu mich
> richtig drauf. Also, ich kann mir nicht vorstellen, dass da irgendwas schlecht drin
> steht. Und tief in mir denk ich immer, das kann ja alles gar nicht wahr sein, was wir
> gemacht haben, was wir durchgemacht haben. Ich genieße es auch, weil er ist so
> stolz. (165)

Hatte sie vorher das Gefühl gehabt, das Außenbild passe nicht zu ihrer eigenen
Wahrnehmung des Kindes, fühlt sie sich jetzt rehabilitiert. Zwar traut sie dem
Erfolg noch nicht so ganz, aber sie genießt die positive Entwicklung voller Er-
leichterung und trauert um das (umsonst) durchgemachte Leid.

Auch eine Mutter, deren Sohn zwischenzeitlich zusätzlich die Diagnose eines Tourette-Syndroms erhalten hat, fühlt sich durch die Diagnose bestätigt in
ihrem Bild einer Mutter, die durch die mütterliche Rolle und die Nähe zum Kind
über intuitives Wissen verfügt, das Außenstehenden nicht zugänglich ist:

> Und das ist eher so das Gefühl, dass ich jetzt erleichtert bin, dass dieses Gefühl, das
> ich jahrelang hatte als Mutter, dass sich das jetzt bestätigt hat und dass das einfach
> eben auch keine Einbildung war, sondern dass ich das halt einfach, weil ich am
> nächsten dran war, als Erste erkannt habe. Und jetzt ist es ganz schön, dass es eben
> bestätigt ist. (162)

Umgekehrt fällt in einigen Interviews auf, dass Eltern, bei deren Kindern die
Symptomatik immer noch sehr gravierend ist, innerfamiliäre problematische
Faktoren, kaum in den Blick nehmen.

So erläutert zum Beispiel eine Mutter, bei deren Sohn trotz Beginn einer
medikamentösen Therapie bislang keine deutliche Besserung eingetreten ist, und
die perspektivisch daran denkt, ihn in ein Internat zu geben, erst ganz am Ende
des Interviews ihre berufliche Situation. Auf die Frage der Interviewerin nach
einer beruflichen Tätigkeit erläutert sie, dass sie als Tagesmutter arbeitet und
diverse Kinder mit unterschiedlichen Stundenkontingenten von frühmorgens bis
spätabends betreut. Sie selbst betont die positiven Aspekte dieser Art von Tätigkeit gegenüber einem „normalen" Angestelltendasein, das ihr weniger zeitliche
Flexibilität für die therapeutische Versorgung ihres Sohnes bietet:

> Ja, gut. Ich muss sagen, ich hab dadurch / ich muss zwar immer mit vielen Kindern
> zur Therapie auch oder oftmals, aber ich hab die Zeit dafür. Also, ich hatte denn ja
> nun auch andere Erfahrungen gemacht. Ich hatte ja vorher noch im Geschäft gear-
> beitet und das war natürlich wesentlich schwerer, das zu organisieren, dass ich mit
> meinem Sohn zu den Therapien konnte und FREI kriegte. (156)

Einen möglichen Zusammenhang des unruhigen Tagesablaufs mit der Symptomatik ihres Kindes thematisiert sie nicht.

Den Eltern gelingt es anscheinend erst, mögliche eigene Anteile an der
Problematik in den Blick zu nehmen, wenn sie diese „in den Griff" bekommen
haben. Dies ist sicherlich auch in Zusammenhang mit dem Umgang der sozialen
Umwelt auf die Symptomatik der Kinder zu betrachten. Angesichts sehr starker
und schneller Schuldzuweisungen an die Eltern reagieren diese eventuell umso
stärker mit einer Negierung und inneren Abwehr etwaiger eigener Anteile.

5.3.2.2 Sozialer Kontext

Die gefühlte Schuldentlastung steht in engem Zusammenhang mit einem Aufbegehren gegenüber Stigmatisierungstendenzen und Zweifeln Außenstehender an
der elterlichen Kompetenz. Vor allem Eltern, die sich auf Grund positiver Entwicklungen von Schuldgefühlen befreit empfinden, sind zunehmend mehr in der
Lage, sich gegen Vorwürfe des Umfelds zur Wehr zu setzen. Dies führt zu einer
gezielten Selektion sozialer Kontakte.

Aufbegehren gegen Stigmatisierung

Während die Eltern in der frühkindlichen Phase und Kindergartenzeit stark mit
Rückzug, Isolation und Verheimlichen der Problematik auf Stigmatisierungstendenzen reagiert haben, wählen sie jetzt ein deutlich offensiveres Vorgehen. Besonders wenn Schulerfolge eingetreten sind oder der Erfolg einer medikamentösen Behandlung deutlich zu erkennen ist, zeigen die Eltern jetzt eine trotzig ab-
wehrende Haltung und grenzen sich gegen Vorwürfe anderer Eltern, Großeltern
oder Professioneller zunehmend deutlicher ab. Bei denjenigen, die Angebote von
Selbsthilfegruppen oder -foren nutzen[114], trägt diese Rückenstärkung zusätzlich

---

114 Hier haben sich im Verlauf kaum Veränderungen ergeben. Diejenigen, die vor dem Schulan-
    fang von ihren Erfahrungen im Selbsthilfebereich berichteten, heben diese jetzt noch positiver
    hervor. Viele andere Eltern gehen auf dieses Thema in den Interviews hingegen gar nicht ein

zur „Emanzipation" gegenüber der Außenwelt bei. Die Versprachlichungen zeigen deutliche Änderungen der elterlichen Perspektive im zeitlichen Verlauf („am Anfang…mittlerweile"):

> Es gibt so viele, die kennen so was nicht und wissen so was nicht und das ist ganz schwierig. Wo du dann sagst, entweder oder sie können mich gerne haben. Also, das ist / aber das muss man schon erst mal so weit bringen. Weil am Anfang ist es schon schwierig. Diese Grenze so zu überwinden, weil ich bin da eigentlich ein sehr kontaktfreudiger Mensch und eigentlich auch sehr offen und freundlich. Und wenn du dann wirklich solche hast, das tut mir denn auch schon weh. Also, das verletzt einen schon. (168)

Fast alle Interviewten heben – wie in diesem Beispiel – hervor, dass „viele" sie nicht verstehen und nehmen damit eine Abgrenzung vom Kollektiv der „Anderen" mit mangelnden Erfahrungen und Kenntnissen vor. Durchgängig ist zu erkennen, wie schmerzhaft das Erlebnis der Ausgrenzung für die Eltern ist („das war dann immer so sehr hart"). Den Prozess der Abgrenzung gegen diese Vorwürfe und Stigmatisierungen beschreiben sie als sehr mühsam („den Weg halt erst mal so zu finden, so zu machen, ist schon schwierig"). Allerdings betonen sie häufig auch, dass es ausgewählte Personen in ihrem Umkreis gibt, die Verständnis für ihre Situation haben und insofern als unterstützende Ressource erlebt werden.

Gezielte Selektion sozialer Kontakte

Neben dieser Reaktion des Aufbegehrens sind auch weiterhin Tendenzen eines Verbergens, des sozialen Rückzugs und der Vermeidung potenziell unangenehmer Reaktionen auf das auffällige Verhalten der Kinder in den Interviews abzulesen:

> Also, meine Freundinnen, die jetzt auch selbst noch gar keine Familie haben oder irgendwas, dass die eigentlich so die Kinder auch gar nicht groß zu Gesicht kriegen, also da bin ich jetzt nicht so, dass ich sage, ich komm jetzt nachmittags zum Kaffee vorbei, ich bring mal die Kinder mit. Die würden wahrscheinlich sagen: „Oh Gott, ich will nie Kinder haben, sind alle Kinder so?" Irgendwie / also dass man das eigentlich schon so ein bisschen fernhält, sag ich mal, also dass man jetzt auch da nicht das GROSS publik macht, sag ich mal jetzt. (157)

---

oder lehnen Selbsthilfe kategorisch ab „muss ich mir nicht antun, ich hab ja selber schon genug" (163).

Vor allem Menschen, die nicht über eigene Erfahrungen mit Kindern verfügen, werden präventiv gemieden, da – wie die Interviewte in oben stehenden Zitat in einer Perspektivübernahme verdeutlicht – antizipiert wird, dass diese von dem Verhalten der eigenen Kinder erschreckt würden. Hier wird erneut deutlich, dass die Befragten diese Reaktion der Umwelt in gewisser Weise nachvollziehen können, da auch sie selbst die Situation als deutlich belastend und ihr Kind als abweichend von einem Wunschkindbild erleben. Um nicht mit ablehnenden Reaktionen konfrontiert zu werden, nutzen die Eltern eine Strategie des Verbergens.

5.3.2.3   Schulkontext

Als wichtigste Ansätze einer elterlichen Bewältigung der ADHS-Symptomatik im schulischen Kontext stellen sich in den Interviews eine offene Kommunikation und Kooperation mit den Lehrenden sowie ein Verantwortlichmachen schulischer Rahmenbedingungen dar. Es gibt kaum Eltern, die in dieser Phase nach Schulbeginn negative Erfahrungen mit einer offenen Kommunikation der ADHS-Symptomatik machen. Dies liegt allerdings sicherlich auch daran, dass ein Teil der Eltern diese negativen Erfahrungen – wie beschrieben – bereits im Kontext der Schulanmeldung gemacht haben und die Einschulung des Kindes an einer Schule mit einer nicht-kooperativen Haltung erst gar nicht zustande gekommen ist.

Offene Kommunikation und Kooperation

Grundsätzlich besteht – wie im Theorieteil beschrieben – eine der Veränderungen beim Übergang vom Kindergarten in die Schule in einer größeren Distanz zwischen Eltern und Lehrern, unter anderem weil es nicht mehr automatisch im Rahmen von Abholsituationen zu täglichen Kontakten und Austausch kommt. Meist bewältigen die Kinder den Schulweg alleine und die Lehrenden haben wenig Zeit für Elterngespräche. Viele der interviewten Eltern haben jedoch angesichts der Problematik im Kindergarten für sich erkannt, dass ein regelmäßiger Informationsaustausch wichtig ist und suchen sehr proaktiv den Kontakt zu den Lehrerinnen und Lehrern. Dieses Vorgehen ist bei allen, die diesen Weg wählen, eine sehr erfolgreiche Strategie:

> Ich fahr jede Woche / Montag geh ich ihn abholen in A-Stadt. Weil mir das wichtig ist, dass wir halt in Kontakt stehen, dass ich einmal die Woche mit dem Lehrer sel-

ber rede, wie läuft es, hat alles funktioniert, gab es irgendwelche Schwierigkeiten oder sonst was. (168)

In einigen Fällen kommt es – wie folgendes Zitat illustriert – auch zu gemeinsamen Besprechungen, in die etwa die Schulleitung, die Nachmittagsbetreuung und die Lehrerin einbezogen werden. Dies erspart den Eltern die Kommunikation mit vielen unterschiedlichen Ansprechpartnern und sorgt für eine gemeinsame Handlungsstrategie. Die Interviews bringen indes auch zum Ausdruck, dass diese Gespräche nur auf Initiative der Eltern zustande kommen und nicht regelhaft vorgesehen sind:

> Mich hat das immer genervt, dass ich immer da erzählen muss, da erzählen muss, da erzählen muss. Und ich gefragt hab: „Können wir nicht alle mal an einem Tisch sitzen?" / beziehungsweise ich hab es der Leiterin mal gesagt: „ICH WÜNSCHTE MIR, WIR KÖNNTEN ALLE MAL AN EINEM TISCH SITZEN." „Ja, das machen wir." Und dann hat sie gleich die Lehrerin angerufen und Lehrerzimmer verbunden und ging ganz schnell. (159)

Tendenziell verfolgen diejenigen Eltern, deren Kinder weniger Auffälligkeiten im Kindergarten gezeigt haben und auf Regelschulen eingeschult worden sind, weniger Bemühungen, über regelmäßige Kommunikation eine Kooperation mit den Lehrenden aufzubauen. Hier ist in den Interviews eher die Rede von einem Austausch im Rahmen der regelhaft vorgesehenen Elterngespräche und von sporadischen Kontakten mit eher zufälligem Charakter:

> Wenn man sie mal zu greifen kriegt, dann erzählt man halt. (155)

Immer wieder fällt in den Interviews auf, dass die Eltern erstaunt und überrascht reagieren, wenn sie bei Lehrern und Schulleitern den Willen und die Bereitschaft erfahren, mit ihnen gemeinsam nach Wegen und Lösungen zu suchen, und nicht das Bestreben, ihr problematisches Kind loswerden zu wollen:

> […] eher so nach dem Motto, was können wir jetzt TUN. (167)

> […] war immer bemüht, da zu gucken, wie lösen wir das jetzt und nicht, dass ich ihn da aus der Schule rausnehmen muss. (163)

Das Erstaunen über dieses Engagement der Schulen macht deutlich, wie negativ geprägt die Eltern durch ihre Erfahrungen im Kindergarten oder schulvorbereitenden Einrichtungen sind und wie wenig sie mit Unterstützung rechnen.

Wenn die Kommunikation gelingt, führt dies eigentlich immer zu einer guten Kooperation. Die Eltern teilen den Lehrern mit, wie sie zu Hause mit bestimmten Verhaltensweisen umgehen, sie erhalten Rückmeldungen über Auswirkungen von Veränderungen der medikamentösen Behandlung auf den schulischen Alltag, und auch im Krankheitsfall erfahren Eltern und Kinder eine positive Unterstützung:

> […] zum Beispiel jetzt an der Medikation so, dass wir halt auch mal ein Feedback kriegen, wird es jetzt besser oder merken sie auch irgendwie eine Veränderung oder so was. Also, das finde ich mit am wichtigsten halt, dass man halt so oft da miteinander redet. (157)

Ebenfalls sehr überrascht reagieren die Eltern, wenn sie die Lehrerin als kompetent und proaktiv im Umgang mit ADHS erleben. Auch hier zeigt sich, dass sie diese Erwartung quasi schon aufgegeben hatten und dann besonders positiv überrascht sind:

> Die Lehrerin hat sich also auch sehr / als sehr kompetente Frau erwiesen. Also, schon am Einschulungstag hat sie kurz mit uns gesprochen, ob es was gäbe, worauf sie wirklich achten müsste, also sie hätte da auch so ein bisschen Erfahrung. Sie wüsste halt auch, dass diese Kinder wenig frühstücken würden und oder gar nichts essen würden. Da hat sie also von ganz alleine nachgefragt. Und was er für Medikamente bekommt. Und das fand ich schon doch irgend / ja, hab ich gedacht, super. SEHR ERSTAUNLICH. (156)

Verantwortlichmachen schulischer Rahmenbedingungen

Neben der individuellen Qualifikation der Lehrerinnen erleben die Eltern die Rahmenbedingungen – wie schon in der Kindergartenzeit – als wesentlichen Einflussfaktor für eine **gelingende Bewältigung des Schulbeginns**. Insbesondere diejenigen Eltern, die Schulen mit inklusiven Modellen oder Regelschulen mit Förderklassen gewählt haben, heben die positiven Rahmenbedingungen in Form von kleinen Klassen und einem niedrigen Betreuungsschlüssel besonders hervor:

> Die haben also eine Klassenlehrerin, plus eine Förderlehrerin, die dann eben immer Kinder in einem kleinen Raum hier nebenan betreut, ja. Und meistens noch eine Praktikantin. (165)

Eltern, die ihr Kind an einer Regelschule eingeschult haben, erkennen es als unabänderliches Faktum an, dass keine individuelle Betreuung ihres Kindes möglich ist und bringen zum Ausdruck, dass sie dies auch gar nicht erwartet hatten („natürlich", „ist klar"):

> […] und dass das irgendwie natürlich in der Schulsituation in der Form nicht immer erfolgen kann oder vielleicht auch nicht immer gleich bemerkt wird oder dass man auch nicht verlangen kann, dass seine Klassenlehrerin sich immer auf ihn fixiert. Ich meine, die hat einfach auch noch 20, 30 andere Kinder, ist klar. (167)

Nur in einem Einzelfall beschafft sich eine Mutter mit hohem Aufwand einen Integrationshelfer, weil sie erkennt, dass die Lehrerin ihr Kind unter den normalen Bedingungen der Regelschule nicht individuell betreuen kann. Um dies trotzdem von Beginn an zu gewährleisten, ist allerdings ein Gang durch verschiedene Instanzen und eine strategische Herangehensweise erforderlich:

> Es war Antragstellerei, die haben wir schon recht frühzeitig gestellt. Ziemlich zum Anfang hin vom Schuljahr, weil wir uns darauf geeinigt haben, wir wollen es versuchen, wussten aber nicht, ob wir es durchkriegen oder nicht durchkriegen. Wir haben dann, deswegen war dann auch noch ein Gespräch mit dem Jugendamt fällig. Wo dann / weil eine Jugendamtmitarbeiterin das nicht allein entscheiden durfte. Und da das nicht zulasten von der Förderschule gehen dürfte. Das heißt, wenn er einen Förderbedarf gehabt hätte für die Förderschule, hätte er auf die Förderschule gemusst, weil das Jugendamt darf sich da nicht zwischen hängen, die haben da ganz komische Vorschriften. Und da wir aber diesen ganzen Spieß bisschen verdreht haben und umgedreht haben, dass wir eigentlich wegen der emotionalen Sache und soziale Kontakte hauptsächlich (Hilfe?) bräuchten(?), dass das weniger wegen dem Lernen ist, haben wir sie halt doch durchgekriegt. War halt ein Kampf, dauerte halt recht lang. (170)

Das Bild eines Kampfes um die zusätzliche Unterstützung ihres Kindes in der Schule unterstreicht sie durch eine Wortwahl aus dem semantischen Feld des Kämpfens („Spieß umdrehen", „durchkriegen"). Auch sind die Eltern hier deutlich als proaktive Akteure zu erkennen („wir haben das durchgekriegt"). Indem sie den Förderbedarf gegenüber dem Jugendamt gezielt anders darstellen, umgehen sie die formalen Vorschriften.

Während es also für Kinder mit „nur" einer ADHS-Diagnose schwer zu sein scheint, eine Integrationshilfe bewilligt zu bekommen, scheint dies für Kinder mit Autismusdiagnose deutlich leichter. So beschreibt eine Mutter, deren Kind zwischenzeitlich diese Diagnose erhalten hat, den Erhalt der Leistung einer Schulbegleitung nicht als Ergebnis eines langen Kampfes, sondern als quasi selbstver-

ständlich, was sprachlich durch die anonyme Agency und die faktifizierende
Beschreibung („er hat jetzt auch") deutlich wird:

> Und er hat jetzt auch eine Schulbegleitung. Ist vielleicht auch ganz wichtig, sag ich
> mal, [...] weil er hat ja zu dem ADHS ja auch den Asperger-Autismus und da, sag
> ich mal, hat uns das dann so ein bisschen paar Türen mehr geöffnet. (157)

Auch im weiteren Verlauf dieses Interviews beschreibt die Mutter, dass die
Schulbegleitung „festgelegt wurde" und schildert die neue Diagnose als Türöff-
ner für Unterstützungsmaßnahmen, die sich ihr quasi ohne größeres eigenes Engagement „eröffnet haben".

Auch die Möglichkeit, eine externe Beratung der Lehrenden einer Regelschule zum Umgang von ADHS zu erhalten, ist scheinbar mit großem Engagement der Eltern verbunden, während dies für ein (jetzt neu) mit Autismus diag-
nostiziertes Kind als institutionalisierte Routinemaßnahme erscheint:

> Und auch jetzt vom Autismuszentrum, wo wir jetzt ganz frisch sind, da war die Be-
> treuerin auch in der Schule und sich auch ein Bild gemacht und hat auch mit den
> Lehrern gesprochen und beraten ein bisschen und so. (157)

Für das Krankheitsbild des Autismus gibt es offenkundig eine anerkannte, spezialisierte Institution, deren Beratung anscheinend von den Lehrenden ohne Widerstände als Expertise akzeptiert wird.

Eine Mutter, bei deren Sohn nachträglich das Tourette-Syndrom diagnostiziert wurde, sieht sich selbst ebenfalls deutlich besser gestellt als Eltern von Kindern, die „nur" eine ADHS-Diagnose haben, vor allem weil sie sich in einer besseren Position gegenüber den Lehrern erlebt:

> Also, es macht es natürlich in der Schule einfacher, denn also ADHS ist einfach bei
> den meisten Lehrern nach wie vor eine Modediagnose. Wird ja oft auch gern mal
> mit so einem Lächeln abgetan. Da haben wir natürlich bei Tourette einen besseren
> STAND. Auch im Gespräch mit den Lehrern. Also, die Lehrer reagieren einfach an-
> ders, wenn man sagt, das Kind hat Tourette und nicht sagen muss, das Kind hat
> ADHS ((lacht)). Das ist natürlich für Tom ein Riesenvorteil. dass er nicht unter so
> eine Modediagnose fällt. Letztendlich, ob es so große Unterschiede gibt zwischen
> beiden Erkrankungen, ist ja gar nicht klar. (162)

Sie formuliert hier sehr klar und deutlich, dass das Label der Erkrankung entscheidend für die soziale Akzeptanz ist. Es erscheint für sie ganz selbstverständlich („natürlich"), dass die Tourette-Diagnose deutliche Vorteile bietet, weil sie
vom sozialen Umfeld anerkannt ist und ernst genommen wird. Auf dieser Basis
entfällt der mit ADHS verbundene Legitimationsbedarf vor allem gegenüber den

Lehrern. Sie nutzt diesen Vorteil für sich und ihr Kind, obgleich sie selbst ihre Unsicherheit in der Unterscheidbarkeit beider Phänomene weiterhin beibehält.

Spiegelbildlich hierzu beklagt eine Mutter, deren Kind „nur" ADHS hat, das Fehlen einer Anerkennung des Krankheitsbildes:

> Irgendwo weiß ich nicht, aber kann sowieso keiner was dran machen, eine ganz klare Haltung der Kassen oder / es gibt keine klare Haltung zu ADHS. Das stelle ich immer wieder fest. Wär mein Sohn behindert, dann kann ich da Hilfen in Anspruch nehmen. Aber ADHS ist eine Krankheit, aber eigentlich auch nicht so. Ich kann keine Pflegestufe beantragen zum Beispiel, obwohl es sehr aufwändig ist dieses Ganze, es gibt keine Möglichkeiten. Irgendwas, irgendeinen anderen / es ist noch nicht mal chronisch. Nen chronisch Kranken oder nen Behinderten, ja, der ist krank. Ich mein, das ist auch gut. Aber die Eltern müssen sehen, wie sie damit FERTIG WERDEN. Aber warum gibt es nicht irgendWAS ich sag mal, ne Mutter von nem behinderten Kind kann ne Pflegestufe beantragen. Kann von dem Geld / die kann sich eine Hilfe kommen, die die Kinder zur Therapie fährt. Also, ich glaub nicht, dass ich die Einzige bin, die das sieht. (156)

Sie erlebt es als ungerecht, dass nicht die Stärke der Belastung ausschlaggebend für die Bewilligung von Unterstützungsangeboten ist, sondern das Label der Symptomatik. Die unklare Position von ADHS verhindert, dass sie im selben Maß auf diese Maßnahmen zugreifen kann wie Eltern von Kindern mit anerkannteren Diagnosen.

5.3.2.4 Kontext von Diagnostik und Behandlung

Im Kontext von Diagnostik und Behandlung zeigen sich in dieser Phase bei den Eltern, die sich für eine medikamentöse Behandlung entschieden haben, ihr Umgang und ihre Erfahrungen mit der Medikation. Dabei dokumentieren sich große Unterschiede in Bezug auf Erfolg und Nebenwirkungen der Behandlung, die entsprechenden Anpassungen, meist jedoch in einer Weiterführung resultieren. Die Eltern, die eine medikamentöse Behandlung abgelehnt haben, berichten von ihren Erfahrungen mit nicht-medikamentösen Methoden wie z. B. Neurofeedback.

Positionierungen zur medikamentösen Behandlung und erfahrungsbasierte
Anpassungen

Die Interviewten, deren Kinder eine medikamentöse Behandlung begonnen haben, schildern große Unterschiede von Erfolg und Nebenwirkungen, das Spektrum reicht von einer sehr positiven Wirkung mit relativ geringen Nebenwirkungen bis zu relativ geringfügigen Erfolgen mit gravierenden Nebenwirkungen.
Auch der Umgang mit auftretenden Nebenwirkungen ist sehr unterschiedlich,
insgesamt führen diese aber nur selten dazu, dass die medikamentöse Behandlung
grundsätzlichen infrage gestellt oder abgebrochen wird, vielmehr wechseln die
Eltern das Präparat oder ändern die Dosierung.

Insgesamt teilen sich die Befragten auch in dieser Phase auf in drei Gruppen, die

- die medikamentöse Behandlung als nachweisliches Erfolgsmodell empfinden,
- Medikamente nur als Notlösung zur Sicherung des schulischen Erfolgs einsetzen oder
- Medikamente kategorial ablehnen.

Diese Muster entsprechen denen in der Phase vor Schulbeginn, es ist jedoch zu
verzeichnen, dass einige Eltern sich auf Grund ihrer bisherigen Erfahrungen im
Verlauf jetzt einer anderen Gruppe zugeordnet haben.

Im *ersten Muster* erleben die Eltern die positiven Effekte der Behandlung
als deutliche Verbesserung der Gesamtsituation und erleben daher die medikamentöse Behandlung als Erfolgsmodell bzw. *alternativlose Maßnahme* der Wahl.
Dies ist auch dann der Fall, wenn zwischenzeitlich – beispielsweise durch Präparatwechsel – starke Nebenwirkungen aufgetreten waren, die Eltern diese aber
wieder in den Griff bekommen haben:

> Und jetzt haben wir das Ritalin wieder angefangen und die letzten drei Monate, also
> super. Wir haben höchstens zwei Ausraster im MONAT. Das ist für uns schon
> SEHR SEHR super gut. Weil wir es vorher immer zweimal am Tag hatten ((lacht)).
> Also, es ist SUPER und sein Sozialverhalten und das, er ist jetzt immer bei drei
> Smileys, Klasse. (161)

Nach zwischenzeitlichen Versuchen mit einem anderen Präparat sind diese Eltern
wieder zum Ursprungspräparat zurückgekehrt, und die Mutter führt die deutliche
Reduktion aggressiven Verhaltens im familiären Kontext, die Verbesserung des

Sozialverhaltens und die positive Rückmeldung zum Verhalten ihres Kindes im Schulunterricht auf die Wirkung der medikamentösen Therapie zurück.

Auf die Frage, wie sich das Kind verhält, wenn es keine Medikamente nimmt, schildern die Eltern häufig extreme Kontraste in Form von Schwarz-Weiß-Vergleichen:

> Ja, das ist ein Unterschied wie Tag und Nacht, ja. Er kann nicht still stehen, er steht richtig und hüpft immer, wie so ein Känguru, als wenn man ihn aufgezogen hat ((lacht)). Es ist kein Stillsitzen möglich. (161)

Auch andere positive Veränderungen wie mehr Freundschaften, Verabredungen, Teilnahme an Sportangeboten heben die Interviewten hervor:

> Die Lehrerin war vollauf zufrieden. Er ist völlig integriert, er macht total gut mit. […] und er versteht sich mit allen in der Klasse, also er mag alle, er kennt alle. […] Geburtstag war er schon eingeladen von einem MÄDCHEN. (165)

Nebenwirkungen und Schwierigkeiten auf Grund der Behandlung spielen im Rahmen der „Erfolgsgeschichten" entweder gar keine Rolle oder werden als harmlos und zu bewältigen beschrieben. Besonders deutlich tritt dies in der folgenden Schilderung hervor:

> Nein, gar nicht. Eigentlich gar nicht. Also, ich könnte jetzt sagen, der Appetitverlust natürlich, das merke ich schon. Aber das weiß ich auch. (165)

Die Mutter erlebt die medikamentöse Behandlung ihres Sohnes als großen Erfolg, der ihm auf der Ebene des Soziallebens und des schulischen Erfolgs zu einer deutlichen Besserung verholfen hat. Nachdem sie auf die Frage nach Nebenwirkungen, zunächst mit einer totalisierenden Verneinung antwortet, schränkt sie diese anschließend zwar leicht ein („eigentlich"), präsentiert sie aber als zu vernachlässigend auf Grund des Wissens um die positiven Effekte der Behandlung. Dadurch, dass die beschriebene Nebenwirkung eine erwartete ist, verliert sie für die Befragte an Problematik. Dass sie die Frage dennoch sehr beschäftigt, zeigt ihre anschließende minutiöse Schilderung der Essensabläufe im gesamten Tagesablauf. Sie schließt jedoch mit der Feststellung:

> Aber für mich ist es jetzt nach Tagesablauf keine Nebenwirkung, weil ich / ich weiß es ja, dass das so ist, ja. (165)

Sie hat für sich einen Weg gefunden, die negativen Effekte auszugleichen und ihnen dadurch den Charakter einer Nebenwirkung genommen. Auch weitere Veränderungen im Verhalten ihres Sohnes wie Einschlafstörungen und aggressives Verhalten wertet sie nicht als potenzielle Nebenwirkungen des Medikaments:

> Und abends einschlafen, da hat er mal eine Phase gehabt, da hat er abends dann nicht einschlafen KÖNNEN, wollen. Aber das sehe ich jetzt eher als vorpubertäre Phase, weil dann hat er auch mit Türenschlagen mal angefangen, ja. Und einfach mal Grenzen austesten. Kurz vor Weihnachten und sind dann auch wieder vorbei. Das würde ich jetzt nicht auf die Medikamente zurückführen. (165)

Sie normalisiert diese Auffälligkeiten durch die Deutung als vorpubertäre Phase und somit Ausdruck eines erwartbaren Entwicklungsverlaufs.

Bei anderen Befragten, die die Wirkung der Medikamente ebenfalls sehr positiv schildern, kommt es hingegen zu deutlich gravierenderen Nebenwirkungen. Doch auch diese führen meist nicht zu einer Beendigung der medikamentösen Therapie, sondern zu einem Präparatwechsel oder einer Anpassung der Dosierung:

> Ja, der hat zu wenig gegessen, er hat depressiv reagiert. (sehr leise) Der hat davon gesprochen, dass er sich was antun will. Und haste nicht gesehen.
>   bg: Oh Mensch, ja. Wie war das für Sie, wenn er so was gesagt hat?[115]
> Ja, ich weiß es nicht. Also, es war komisch. Weil man hat nicht wirklich / man hat es nicht für voll genommen und auf der andern Seite aber schon. Und als denn hier so die ersten Kleinküchenmesser verschwunden sind, dann unter der Matratze wieder vorgefischt hat bei ihm im Zimmer. Ja. So, der sagt das nicht nur so daher in seiner Wut oder in seiner Traurigkeit. Und ja, von daher hab ich dann direkt mit dem Arzt Rücksprache gehalten und wir haben das denn umgestellt. (156)

Auffällig ist hier, dass auch diese Mutter zuerst den – vermutlich weniger problematisch empfundenen – Appetitverlust als Motiv für einen Präparatwechsel nennt und erst im zweiten Anlauf die Selbstmordgedanken ihres Sohnes. Das burschikose „und haste nicht gesehen" nimmt dem Ganzen zusätzlich Ernsthaftigkeit und Schwere. Ihr leises Sprechen und ihre ausweichende Antwort auf die Frage, wie das für sie war, deuten darauf hin, dass ihr die Bedeutsamkeit des Erzählten bewusst ist. Durch die Verwendung anonymer und kollektiver Agencyformen („sind verschwunden", „man") positioniert sie zunächst weder sich noch das Kind als handelnde Akteure. Erst in der Kontaktaufnahme zum Arzt taucht sie schließlich als Akteurin auf.

---

[115]   Kommentar der Interviewerin..

Bei den Beschreibungen, die diesem ersten Muster folgen, bringen die Interviewten häufig zur Sprache, dass sie am Wochenende oder am Nachmittag, wenn es „nicht so drauf ankommt" oder wenn die Kinder nicht „funktionieren" müssen, Behandlungspausen einlegen oder die Dosierung reduzieren:

> Und das ist eigentlich wirklich so, dass er sich am Wochenende teilweise einfach austoben kann und laufen kann und mit seinen Freunden Unternehmungen hat. Und dann lass ich auch oft die Mittag fünf Milligramm weg, weil ich einfach weiß, er kann, er muss sich gar nicht strukturieren, er muss sich jetzt gar nicht anpassen, der muss jetzt gar nicht in dieses Schema reinpassen sag ich jetzt mal, sondern er kann jetzt einfach so sein wie er will. (165)

Ganz deutlich formuliert diese Mutter, dass das Medikament aus ihrer Sicht nur dann nötig ist, wenn äußere Zwänge ein „Funktionieren" ihres Kindes erforderlich machen. Sie thematisiert an dieser Stelle nicht, ob die Zwänge sinnvoll oder nachvollziehbar sind, sondern konstatiert sie als Faktum und teilt die Welt in von Zwängen geprägte und freiheitliche Bereiche ein, in denen sie dem Kind jeweils durch den unterschiedlichen Umgang mit der Therapie ein positives Bestehen ermöglicht:

> Wir nehmen es ja nur vormittags in der Schule. Mir ist es wichtig, dass ich / weil ich glaub, ich komm zu Hause mit dem Ganzen klar. Und mir ist es wichtig, dass er es bloß für die Schule braucht. Es gibt genügend Mütter, die geben den Kindern nachmittags auch noch so vielleicht nach dem Motto, hab ich meine Ruhe. Aber das möchte ich nicht. Ich sag, für die Schule ist es okay, dass er das auch schafft und dass er das auch lernt, aber zu Hause probiere ich das so. Und das ist mir wichtig, weil ich hab ja zum Beispiel / sicher brauchen andere das wirklich, dass die sagen, ich brauch das nachmittags auch. Das kann auch noch kommen, das weiß ich nicht, dass ich sag, ich komm dann gar nicht mehr klar. Aber so bis jetzt komm ich mit allem zurecht, so lange er seine Struktur hat und seinen Tagesablauf so den Rhythmus drin hat, funktioniert das. Und das zwischendrin, was immer mal ist, das schaffen wir auch so, sag ich jetzt. Also, mir ist das so halt am wichtigsten. (168)

Die Befragte nimmt hier eine deutliche Selbstpositionierung als verantwortlich im Umgang mit der medikamentösen Behandlung vor. Sie möchte es schaffen, nur so viele Medikamente zu geben wie nötig, wobei sich ihre Definition von Notwendigkeit daran orientiert, dass die Schule durch diese Maßnahme bewältigbar wird. Dabei grenzt sie sich zum einen deutlich von Eltern ab, die Medikamente aus „selbstbezogenen" Motiven geben, um selbst Ruhe zu haben, und zum anderen von denjenigen, die gar nicht mehr anders können. Dass sie zu letzterer Gruppe auch noch einmal zählen könnte, schließt sie jedoch nicht aus und lässt sich damit wiederum die Möglichkeit offen, doch noch als „ultima ratio" Medikamente auch am Nachmittag einzusetzen.

Dieses Beispiel bildet den Übergang zum *zweiten Muster* im Umgang mit der medikamentösen Behandlung. Befragte, die dieses Muster repräsentieren, formulieren eine deutliche *innere Ablehnung von Medikamenten*, erachten sie aber trotz allem als *Notlösung* für die Absicherung des schulischen Erfolgs. Erleben diese Eltern jedoch deutliche Nebenwirkungen, denken die Befragten einen Ausstieg zumindest an. Eine Mutter, die sich intensiv und kritisch mit Literatur zur Entwicklung von Verschreibungshäufigkeiten ADHS-typischer Medikamente beschäftigt hat, kommt zu dem Schluss, dass sie diese eigentlich ablehnt und als Geldmacherei der Pharmaindustrie („das ist alles Geldsache") einstuft:

> Die Kinder sind auf jeden Fall ruhig, wenn sie Medikamente genommen haben. Und je höher die Dosis, desto ruhiger sind sie auch. Aber da ist nichts mehr vom Kind über. Weil, wo ist mein Kind, das ist nicht mein Kind, was vor mir steht. Wo ist die Lebendigkeit und ja, die Kinderseele. Man hat das Gefühl, dieses Kind hat keine Seele mehr. Es kann mit Gefühlen überhaupt gar nicht umgehen, weil sobald was Tolles ist, ist es so happy und sobald irgendwie gerade mal ein Kratzer ist oder so, total die Aggression und keine Kontrolle. Also, irgendwie / ob das Medikament jetzt besser ist, jetzt für den Allgemeinzustand, nein. Absolut nicht. Aber jetzt für die Schule hilft ihm das ungemein weiter. Das ist halt MEIN STANDPUNKT. ((lacht)) (159)

Sie beschreibt hier deutlich die negativen Wirkungen der Behandlung als ruhigstellend, identitätsverändernd und emotionale Unausgeglichenheit verstärkend. Trotz dieser sehr klar formulierten inneren Ablehnung kommt sie schließlich zu dem Schluss, dass das Medikament für die schulische Situation unerlässlich ist. Wie im weiteren Verlauf des Interviews deutlich wird, plant sie aber einen längeren Auslassversuch in den folgenden Schulferien und gegebenenfalls eine Beendigung der Therapie zugunsten einer Kombination aus Verhaltenstherapie und Neurofeedback, welche sie bereits jetzt als sehr zielführend erlebt (vgl. weiter unten).

Das *dritte Muster* findet sich bei einigen der Interviewten, die schon im ersten Interview von einer medikamentösen Behandlung Abstand genommen hatten. Diese Eltern bleiben bei ihrer *Ablehnung der Medikamentengabe*:

> Ich hab auch zu der Lehrerin gesagt, ich möchte nicht, dass hier der Eindruck entsteht, nur weil ich ihm kein Ritalin gebe, dass mir das scheißegal ist. Ich weiß das schon. Und wir kriegen das auch in den Griff, aber auf meine Weise und nicht mit irgendwelchen Medikamenten, weil das ist Betäubungsmittelgesetz / das will ich nicht. Und denn absetzen und wieder anfangen und absetzen, nein. Nein, nein, nein.

> Ich möchte meinen Sohn so haben wie er ist und nicht verstellt oder ruhig gestellt
> oder nein, nein, nein. Also, für mich persönlich kommt es überhaupt nicht in Frage.
> (163)

Diese Mutter lehnt die medikamentöse Behandlung auch weiterhin vehement ab, obwohl ihr Sohn deutliche Probleme in der Schule zeigt und sie aus ihrem Umfeld mehrfach dazu gedrängt wurde, eine Behandlung einzuleiten. Augenscheinlich hält sie es für erforderlich, sich der Lehrerin gegenüber vorauseilend für ihre Verweigerung dieser Maßnahme zu legitimieren, indem sie sich selbst als wirkmächtig genug positioniert („wir kriegen das auch in den Griff"). Der Verweis auf das Betäubungsmittelgesetz ist für sie die Nenngröße, an der sie die aus ihrer Sicht abzulehnende Wirkung der Medikamente festmacht. Sie antizipiert – aus der Erfahrung bei anderen Kindern im familiären Umfeld heraus – eine betäubende, ruhigstellende und persönlichkeitsverändernde Wirkung der Therapie. Auch den Trial-and-Error-Prozess bei der medikamentösen Einstellung möchte sie vermeiden. Im Folgenden schildert dann jedoch auch sie, dass es andere Fälle geben mag, in denen die Symptomatik so schlimm ist, dass es ohne Medikamente nicht geht, und kommt zu dem Schluss:

> [...] so lange wir das so in den Griff kriegen, versuche ich auch alles erdenklich
> Mögliche, das zu umgehen. (163)

So bleibt die Möglichkeit, bei einer späteren Verschlimmerung doch noch auf Medikamente zurückzugreifen zumindest als theoretische Option im Raum. Dieses Offenhalten der Option einer zukünftigen Behandlung trotz aller aktuellen Ablehnung zeigt sich auch in folgendem Zitat:

> [...] dann werden einem immer Vorwürfe gemacht, dass man das Kind am Lernen
> hindert, dass sie im Moment noch gut mitkommt mit allem, aber irgendwann ändert
> sich das und wenn sie halt nicht auf Medikamente eingestellt ist, wird sie nie schreiben können, nie lesen können, nie rechnen können. Aber wir haben es trotzdem
> nicht gemacht erstmal. (160)

Hier erlebt die Mutter wiederholtes Drängen einer anonym präsentierten Außenwelt, eine medikamentöse Therapie ihrer Tochter zu beginnen, wobei ihr ein Horrorszenario präsentiert wird, in dem ihre Tochter nie die basalen Kulturtechniken wird erlernen können, obwohl aktuell anscheinend noch keine größeren Defizite vorliegen. Ihre Ablehnung der Behandlung wird als unterlassene Hilfeleistung ausgelegt. Da sie selbst ihre Tochter als phantasievoll und begabt wahrnimmt und sich selbst in ihr wiedererkennt, bleibt sie bei ihrer Ablehnung. Erst

ganz zum Schluss öffnet sie doch noch einen vorstellbaren späteren Handlungs-
spielraum („erstmal").

Die Eltern, die *Erfahrungen mit ihrer eigenen Einnahme ADHS-typischer
Medikamente* gesammelt haben, beschreiben unterschiedliche Effekte. Einerseits
erleben sie eine Verbesserung ihrer Konzentrationsfähigkeit, andererseits nehmen
sie zum Teil an sich auch negative und zum Teil persönlichkeitsverändernde
Wirkungen wahr.

So beschreibt eine Mutter, die die Medikamente ihres Sohns „mal auspro-
biert" hat, die Wirkung sehr positiv:

> Meine innere Unruhe war auf einmal weg, ich konnte einfach klare Gedanken schaf-
> fen, ich hatte auf einmal so, so ganz einfache Strukturen im Kopf. Dinge, die mich
> sonst immer gestört haben, wo ich / wo ich echt gedacht hab, die Welt geht unter,
> waren auf einmal so NEBENSÄCHLICH. Und ich konnte mich auf das Wesentliche
> konzentrieren (135)

Trotzdem entscheidet sie für sich, dass sie auch ohne Medikamente gut klar
kommt und gibt sie ihrem Sohn nur als vorübergehende Notlösung wegen schulischer Probleme.

Die zwei befragten Väter beschreiben als negative Wirkung der Medikamente eine Beeinträchtigung ihrer Kreativität:

> Na, ich bin in einem kreativen Beruf, also ich bin ja (kreativer Beruf). Und ich habe
> zwar, wenn ich die Medikamente nicht habe, habe ich zwar meine Tagträume. Mit
> den Medikamenten schaffe ich das Doppelte in einer Stunde. Problem ist aber, von
> den zehn, die ich ohne Medikamente habe, kann ich von fünf sagen, die könnte ich
> auf Anhieb nehmen. Bei den Medikamenten habe ich so / weiß ich nicht / da geht
> mir so ein bisschen die Fantasie flöten, hab ich das Gefühl. (155)

> Dieses Gedankenfeuerwerk manchmal, diese absolut krummen Assoziationen, auf
> die normale Menschen ((lacht)) nicht kommen, habe ich so ein bisschen lieben ge-
> lernt. (166)

Sie entscheiden für sich und ihre Söhne, dass eine medikamentöse Behandlung
(zumindest aktuell) nicht in Frage kommt und ziehen eine spätere Entscheidung
durch das Kind selbst in Betracht.

Insgesamt verstärkt sich somit zum einen der Eindruck, dass die eigene Betroffenheit bzw. Kenntnis der Symptomatik eher zu einer Ablehnung der medikamentösen Behandlung der Kinder führt. Zum anderen wird deutlich, dass durch
die faktische Existenz der medikamentösen Behandlung und das Wissen um seine

mögliche Wirksamkeit eine absolute, kategorische Ablehnung kaum möglich scheint.

Umgang und Erfahrungen mit nicht-medikamentösen Therapien

Andere Therapieformen nehmen in den Interviews in der zweiten Interviewphase deutlich weniger Raum ein, was zum Teil wahrscheinlich in einer Gewöhnung und dem damit möglicherweise weniger empfundenen Mitteilungswert begründet liegt. Entweder haben die Befragten mit den bislang gewählten Therapien ihren Weg gefunden oder arbeiten primär an der Feinausrichtung der begonnenen Therapien durch Dosisanpassung oder Wechsel der Therapeuten. Die Maßnahmen, die neu ergriffen werden, beziehen sich stärker auf die Realisierung von *Familienhilfe, Selbsthilfe und Integrationshilfen*. Ganz neue Therapieregime beginnen nur diejenigen Eltern, deren Kinder eine andere Diagnose erhalten haben.

Ergotherapie wird von sehr vielen weitergeführt und positiv bewertet, einige verlagern die Übungen auch nach und nach in den familiären Alltag und beenden die externe Therapie.

Verhaltenstherapie wird nur von wenigen umgesetzt, von diesen aber sehr positiv beschrieben. Eine Mutter, die dabei ist, Abstand von der medikamentösen Behandlung zu nehmen, setzt jetzt auf eine Kombination von Verhaltenstherapie und *Neurofeedback*:

> Also, ich hatte irgendwie das Gefühl, dass die Neurofeedback in Verbindung mit der Verhaltenstherapie, das ja alles in einer Praxis sozusagen stattfindet, sehr hohen Wirkungsgrad hat. (159)

Alternative Heilmethoden bzw. die Gabe homöopathischer oder pflanzlicher Präparate nutzen vorrangig Befragte, die eine Behandlung mit Psychostimulanzien ablehnen, wobei den alternativmedizinischen Verfahren in den Darstellungen der Interviewten eher der Charakter einer Unterstützung als einer gezielten Therapie verliehen wird:

> Und meine Schwester ist ja (Heilberuf) und wir haben dann da / mit der hab ich gesprochen und denn hab ich ihn halt so noch unterstützt mit Magnesium und mit Globulis und so, also das war mir lieber. Und das hat auch ganz gut angeschlagen. Also, man könnte das / die ist ja hier Kineoso (??) ich kann das gar nicht aussprechen. (163)

Auch eine Mutter, die sich auf Grund ihrer eigenen sehr positiven Erfahrung mit ADHS-typischen Medikamenten für den Beginn der Therapie bei ihrer Tochter entschieden hatte, überlegt jetzt, ob sie durch die Gabe eines pflanzlichen Präparats die Medikamentendosis reduzieren kann:

> Im Moment ist so, ich hab so eine andere Schiene jetzt mit Vitalstoffen, da hab ich jetzt auch ein paar, wo ich mich so ein bisschen austausche, dass man einfach mit Nährstoffen eigentlich vielleicht auch ein Ergebnis erzielen kann. Da vielleicht ein bisschen weniger an Medikamenten. (164)

5.3.3 Zwischenfazit

Insgesamt zeigt die Auswertung der Interviews nach Schulbeginn, dass sich zwar meist entweder die schulische *oder* die familiäre Situation zum Positiven bzw. besser als befürchtet entwickelt hat, umgekehrt sind Belastungen meist aber in jeweils einem Kontext erhalten geblieben. Dabei ist es häufiger so, dass die Lage zu Hause weiterhin problematisch, in der Schule aber besser ist als erwartet. Neben der großen Mehrheit von Fällen, in denen eher ein weiteres Auf-und-Ab der Entwicklung zu beobachten ist, gibt es auch einzelne Fälle, in denen es zu einer eindeutigen Verbesserung oder Verschlechterung der Situation gekommen ist.

Viele der Belastungen, die vor Schulanfang bestanden, erleben die Eltern auch weiterhin in einer zum Teil durch die gewählten Bewältigungsstrategien abgemilderter Form. Neu hinzugekommen sind die Belastungen innerhalb des schulischen Kontextes. Hier treten vor allem lernmethodische Schwierigkeiten in Form von Konzentrationsproblemen und Auffälligkeiten im Sozialverhalten auf, die sich z. B. in aggressivem Verhalten und Respektlosigkeit gegenüber Lehrern äußern. Auch die Übernahme schulbezogener Betreuungsaufgaben wie die oft sehr zeitintensive Unterstützung der Hausaufgaben und die auf Grund des kindlichen Verhaltens teilweise von der Schule eingeforderte elterliche Begleitung schulischer Aktivitäten stellen für die Eltern zusätzliche neue Belastungsmomente dar.

Häufig betonen die Eltern einen extremen Unterschied zwischen dem problematischen Verhalten im familiären Kontext und dem gelungenen Schulbeginn. Auch umgekehrt erleben einige der befragten Eltern eine irritierende Diskrepanz zwischen katastrophalem Verhalten des Kindes in der Schule und einer sehr positiven Entwicklung im familiären Umfeld.

Aber selbst bei einer Verbesserung der Lage in nur *einem* Umfeld beurteilen diese Eltern die Entwicklung für sich selbst insgesamt positiv. Dies zeigt, dass die Eltern ihre Erwartungen gesenkt haben und jetzt auch mit begrenzten Fortschritten sehr zufrieden sind.

Insgesamt entsteht der Eindruck, dass für die Eltern die Situation ihres Kindes in der Schule und im sozialen Umfeld wesentlicher ist als die Lage im häuslichen Bereich. So kommen sie häufig zu einer insgesamt positiven Bewertung der Gesamtsituation, wenn das Kind in der Schule trotz Schwierigkeiten in Teilbereichen einigermaßen zurechtkommt und aus dem sozialen Umfeld keine wesentlichen negativen Rückmeldungen an die Eltern herangetragen werden. Dies wiegt dann auch fortwährend hohe Belastungen im häuslichen Kontext auf.

Diejenigen Interviewten, die eine vollständig positive Entwicklung im schulischen sowie im familiären Bereich beschreiben, führen diese auf den Erfolg der medikamentösen Behandlung und positive schulische Bedingungen zurück. Bei den Müttern führt dies zu einer Schuldentlastung, neuem Stolz auf das Kind und einer deutlichen Normalisierung des Familienlebens.

Im entgegen gesetzten dramatisierenden Entwicklungsverlauf bleiben weiterhin Problembelastungen in allen Kontexten bestehen und gewinnen an Schärfe, was dazu führt, dass die Eltern perspektivisch die Unterbringung des Kindes in einem Internat andenken.

In zwei weiteren Fällen haben erneute Tests zu veränderten Diagnosen mit Asperger-Autismus bzw. Tourette-Syndrom geführt, wodurch sich die Lage aus Sicht der betroffenen Eltern verbessert, weil diese Diagnosen einen deutlich höheren Anerkennungsgrad mit sich bringen.

Mit der von ihnen getroffenen Schulentscheidung sind fast alle Eltern, zufrieden oder sehen zumindest keine bessere Alternative. Gerade diejenigen, deren Kinder Förderschulen oder integrative Klassen mit gemeinsamem Unterricht besuchen, heben die Vorteile der besseren Betreuungssituation positiv hervor. Nur eine der Mütter, die ihre Tochter auf einer Förderschule angemeldet hat, bereut diese Wahl im Nachhinein, weil die anderen Kinder an dieser Schule deutlich stärker beeinträchtigt sind als ihre Tochter und sie deren Rückkehr an eine Regelschule nun gefährdet sieht.

Auffällig in Bezug auf das Bewältigungsverhalten ist, dass die meisten Befragten eine stärkere Auflehnung gegen Stigmatisierungstendenzen ihrer Umwelt und ein konstruktives Annehmen oder aber ein resignatives Hinnehmen der Situation zum Ausdruck bringen.

5.4 Gesamtübersicht über die empirischen Ergebnisse

Die folgenden Abschnitte resümieren noch einmal die wesentlichen empirischen Erkenntnisse[116]. Die Interviewauswertungen zeigen insgesamt hohe Belastungen der Eltern durch die ADHS-Symptomatik ihrer Kinder und vielschichtige Bewältigungsprozesse in den verschiedenen Kontexten, die deutliche Veränderungen im Phasenverlauf und unterschiedliche Bewältigungstypen dokumentieren.

In der *frühkindliche Phase* sind bereits *zwei unterschiedliche Typen* der Belastungswahrnehmung und -bewältigung erkennbar. Die eine Gruppe von Eltern erlebt das Verhalten ihres Kindes als von Anfang an stark auffällig und normabweichend und beschreibt zum Beispiel Phänomene wie exzessives Schreien oder Entwicklungsverzögerungen. Diese Abweichungen von einer erwarteten „Normalentwicklung" nehmen die Befragten als sehr belastend wahr, *medikalisieren* diese und suchen nach ärztlicher Hilfe. Die andere Gruppe nimmt zwar auch tendenziell abweichendes Verhalten des Kindes wahr, rahmt dieses jedoch als Individualität oder Besonderheit und *normalisiert* dadurch.

In der *Kindergartenphase und Zeit vor Schulbeginn* liegen die Hauptbelastungen im familiären Kontext in einer Fokussierung auf das betroffene Kind und eine dauerhaften Störung familiärer Alltagsabläufe durch mangelnde Regelbefolgung des Kindes. Im Kontext des Kindergartens kommt es zu einer wiederkehrenden *Konfrontation mit Negativrückmeldungen* zu auffälligem und die Gruppe störendem Sozialverhalten ihres Kindes, das dessen Verbleib im Kindergarten teilweise in Frage stellt. Im sozialen Umfeld führt die Symptomatik zu großer Scham und Stigmatisierung von Eltern und Kind. Den Schulbeginn antizipieren die Befragten in der Konsequenz dieser Erfahrungen meist sehr ängstlich, und sie rechnen mit erneuten Diskriminierungen und einem Scheitern des Kindes im schulischen Alltag. Sie bewältigen die Situation im Kindergarten vielfach, indem sie Rahmenbedingungen verantwortlich machen oder versuchen, Kooperationen mit den Erzieherinnen und Erziehern aufzubauen. In vielen Fällen scheitern diese Versuche jedoch, was dazu führt, dass die Eltern Wechsel in integrative oder kleinere Einrichtungen vollziehen. Dies führt aus Sicht der meisten Befragten zu deutlichen Verbesserungen der Situation. Auf die im sozialen Kontext erlebten Stigmatisierungen reagieren die Eltern in dieser Phase zunächst mit Rückzug und Isolation. Bei der Vorbereitung auf den Schulanfang gehen die Eltern vor dem Hintergrund ihrer negativen Erfahrungen im Kindergarten strategisch-präventiv vor. Dazu versuchen sie einerseits, ihrem Kind durch eine *gezielte Schulwahl* den

---

116 Eine umfangreichere Zusammenfassung, die dann auch in einen Kontext mit den Ergebnissen der Zusammenführung von Empirie und Theorie gestellt wird, findet sich in der Schlussbetrachtung in Kapitel 7.1.

Weg zu ebnen, indem sie entweder eine individualisierende (Förderschule, integrative Modelle) oder normalisierende Herangehensweise (Regelschule) verfolgen. Zum anderen wird für viele Eltern vor allem mit Blick auf die nahende Einschulung die professionelle *Diagnostik* zunehmend relevanter. Viele der befragten Eltern streben eine Diagnostik und damit die *Möglichkeit einer medikamentösen Behandlung* an, um das Bestehen im schulischen Alltag abzusichern. Andere Eltern werden eher von außen zur Diagnostik getrieben, obwohl sie selbst ADHS nicht als Krankheit verstehen und eine medikamentöse Behandlung ablehnen. Die Diagnose stellt vor allem für diejenigen Eltern, die ADHS als Krankheit begreifen einen (vorübergehenden) Wendepunkt dar, der ihnen Klarheit darüber bietet, was hinter den Auffälligkeiten des Kindes steckt, und Anpassungen im Umgangs mit dem Kind ermöglicht.

Die Interviews in der *Schulanfangsphase* zeigen, dass die Situation sich meist nicht so dramatisch entwickelt hat wie von den Eltern antizipiert, allerdings dauern in den meisten Fällen Belastungen in zumindest einem Kontext an. Neue Belastungen sind vor allem durch *lernmethodische Probleme, Auffälligkeiten im Sozialverhalten* des Kindes im schulischen Kontext sowie durch *neue schulbezogene Betreuungsanforderungen* wie zum Beispiel die häufig sehr zeitintensive Hausaufgabenbetreuung hinzugekommen. Auch Nebenwirkungen der medikamentösen Behandlung kommt führen teilweise zu zusätzlichen Belastungen der Befragten. Mit Blick auf die Bewältigungsansätze der Eltern wird erkennbar, dass die wesentlichen Weichenstellungen bereits vor Schulanfang mit der Entscheidung über die jeweilige Schulform und eine mögliche medikamentöse Behandlung gefallen sind. In dieser Phase werden eher *Anpassungen der gewählten Strategien* (z. B. Präparat- oder Dosierungsänderungen), jedoch kaum grundsätzliche Neuausrichtungen vorgenommen. Auffällig ist jedoch, dass die Eltern vor allem im Umgang mit Stigmatisierungstendenzen ein *stärkeres Aufbegehren* zeigen. In Fällen, in denen die bisherigen Maßnahmen bisher nicht (ausreichend) gefruchtet haben, sind die Eltern jetzt zum Teil auch bereit, familiäre und berufliche Rahmenbedingungen anzupassen oder familienunterstützende Angebote zu nutzen.

Insgesamt zeigen die Erhebungsergebnisse, dass die Eltern über den gesamten Zeitverlauf durch die ADHS-Symptomatik und damit einhergehende Stigmatisierungen stark belastet werden und wenig Unterstützung erfahren. Die Analyse der Bewältigungsmuster zeigt auf, dass insbesondere die Frage, ob und wenn ja, welche Erfahrungen die Eltern selbst mit einer ADHS-Symptomatik gemacht haben, hohen Einfluss auf die Entwicklung von Deutungsmustern der Symptomatik und in der Folge auch auf die eingeschlagenen Bewältigungspfade hat. Eltern, die über positive Erfahrungen verfügen, tendieren zu einer Normalisierung der

Symptomatik, während Eltern ohne oder mit negativen Erfahrungen diese medikalisieren.

6 Zusammenführung empirischer und theoretischer Erkenntnisse

Dieses Kapitel widmet sich nun der Zusammenführung von Theorie und Empirie. Der Schwerpunkt der Darstellung liegt dabei auf einer *Einordnung der empirischen Erkenntnisse in einen theoretisierenden Zusammenhang*. Diese wird ergänzt um Beiträge der empirischen Ergebnisse zu einer möglichen *theoretischen Fortentwicklung*.

6.1 Die empirischen Erkenntnisse im theoretisierenden Zusammenhang

Ziel einer Einordnung der empirischen Erkenntnisse dieser Arbeit in einen theoretisierenden Zusammenhang ist es, die in der Empirie ermittelten Belastungen und Bewältigungsmuster in Bezug zu einem größeren theoretisierenden Zusammenhang zu setzen, um so besser zu verstehen, woraus die beobachteten Belastungen resultieren, welche Hintergründe die Bewältigungsmuster haben und welche allgemeinen Entwicklungen und Gesetzmäßigkeiten sich in ihnen spiegeln. Auf diese Weise lassen sich – wie Kruse es formuliert – *„sinnstrukturelle Muster* in den zu untersuchenden Wirklichkeitsphänomenen (…) erkennen" (Kruse 2014, 655)[117].

Dazu werden die Resultate der empirischen Analysen durch die unterschiedlichen „Brillen" der vorgestellten theoretischen Konzepte zur Stress-, Krankheits- und Stigmabewältigung sowie zur Transitionsforschung betrachtet. Dadurch wird

---

117 Noch einmal wird hier darauf hingewiesen, dass im Rahmen dieser Arbeit entsprechend der Logik qualitativer Forschung die theoretischen Konzepte erst nach der Beschäftigung mit dem empirischen Material erfolgte und die theoretischen Konzepte datenorientiert entsprechend der ermittelten Muster und Themen ausgewählt wurden. Trotzdem wurde eine Darstellung im klassischen Block-Verfahren (Theorie, Empirie, Zusammenführung Theorie/Empirie) gewählt, um die Lesbarkeit und Nachvollziehbarkeit für die Leserinnen und Leser zu erhöhen. Der Erkenntnisprozess würde in einem sogenannten Schichtverfahren (mehrfache schichtenweise Darstellung von Empirie und theoretischer Vertiefung) besser erkenntlich werden, für die Lesenden würde die Rezeption dadurch aber deutlich erschwert (zum Vergleich der beiden Verfahren siehe Kruse (2014), 639ff).

deutlich, welchen Beitrag welches Konzept zu einem vertieften Verständnis leisten kann. Dabei erfolgt aus forschungspragmatischen Gründen eine Beschränkung auf Kernelemente der empirischen Analysen und diejenigen theoretischen Elemente, die zu diesen Aspekten einen Erklärungsbeitrag liefern. Ziel ist somit nicht die vollständige Überprüfung der theoretischen Perspektiven oder eine Suche nach dem besten theoretischen Gesamtkonzept, sondern eine empiriegeleitete Nutzung einzelner Teilkomponenten der Theoriegebäude.

Die kommenden Abschnitte umfassen daher Ausführungen zu folgenden Kernthemen:

Die empirischen Auswertungen dokumentieren zunächst eine generelle *Orientierungen der Eltern an normativen Konzepten und Erwartungen zur elterlichen Verantwortung für eine kindliche „Normalentwicklung"*. Daher wird zunächst aus gesellschaftstheoretischer Perspektive analysiert, woher diese Vorstellungen bzw. Konstrukte zu kindlicher Normalität und elterlicher Verantwortlichkeit stammen, wieso sie so bedeutsam für die Eltern sind und inwiefern sie besonders im Zusammentreffen von ADHS und Schulanfang kulminieren.

Ebenfalls übergreifend zeigt sich in allen Interviews, dass die befragten Eltern wiederkehrend *ADHS als Stigmatisierungsphänomen* erleben und von entsprechenden Ausgrenzungsprozessen betroffen sind. Die Merkmale und Verläufe dieser Stigmatisierungsprozesse und die Bewältigungsversuche der Eltern werden entlang des vorgestellten stigmatheoretischen Modells verdeutlicht.

Die stresstheoretische und interaktionstheoretische Perspektive hingegen kann dafür nutzbar gemacht werden, die trotzdem zu beobachtenden *individuellen Bewältigungsmuster* von ADHS zwischen Krankheit und akzeptierter kindlicher Heterogenität zu erklären und aufzuzeigen, inwiefern die spezifischen Symptomausprägungen, individuellen Bewertungen und sozialen Interaktionsprozesse zur Entwicklung unterschiedlicher Bewältigungsmustern beitragen.

Die *Bewältigungstypen von ADHS im zeitlichen Verlauf* und die Frage, ob und wie sich die Bewältigungsstrategien der Eltern im Kontext des Schulbeginns wandeln, werden schließlich durch die Perspektive des Transitionsmodells zugänglich.

6.1.1 Orientierung an normativen Konzepten

Die Darstellung der gesellschaftstheoretischen Perspektive im Theorieteil dieser Arbeit hat verdeutlicht, dass es im Rahmen eines gesamtgesellschaftlichen Trends zur Individualisierung auch zu einer Individualisierung der Verantwortung für Gesundheit und Bewältigung von Krankheit gekommen ist. Insbesondere

Eltern haben vor dem Hintergrund dieser Entwicklung individuell und weitgehend selbstgesteuert die Verantwortung dafür zu tragen, dass ihre Kinder gesunde und produktive Gesellschaftsmitglieder werden und bleiben. Gleichzeitig wurde dargelegt, dass erforderliche selbststeuernde Prozesse dadurch erschwert werden, dass in Zeiten sich pluralisierender Lebenskonzepte auch eine Pluralität von Erziehungs- und Entwicklungsnormen und somit zunehmend weniger klare Normvorgaben existieren, an denen sich die Eltern orientieren können. Die vorgestellten empirischen Ergebnisse spiegeln diese beiden Ebenen der Schwierigkeit einer normativen Orientierung und der individualisierten elterlichen Verantwortung geradezu exemplarisch.

Schwierigkeit einer Definition kindlicher „Normalität"

In den Interviewtexten ist über alle Phasen hinweg als Kernmotiv die Auseinandersetzung der befragten Eltern mit der *Definition von Normalität und Abweichung kindlicher Entwicklung* zu erkennen. Bereits in der frühkindlichen Phase sind viele der befragten Eltern durch das Abweichen des Verhaltens ihres Kindes von ihren eigenen (oft scheinbar nicht bewusst gemachten) Erwartungen irritiert. In ihren Erzählungen dokumentieren sie Vorstellungen von „normalen" Verhaltensweisen, Entwicklungsschritten und zeitlichen Abläufen kindlicher Entwicklung. Allerdings arbeiten sich die Eltern an diesen normativen Vorstellungen in verschiedener Weise ab und nehmen für ähnliche Auffälligkeiten unterschiedliche Deutungen vor. Vom Normalitätsmuster abweichende Verhaltensweisen überführen sie entweder in vertrautes Verhalten und re-normalisieren diese damit oder sie konzeptualisieren sie als abweichend und medikalisieren damit die Symptomatik.

Dieser in den empirischen Ergebnissen zu erkennende Abgleich der Entwicklung ihrer Kinder mit einem Bild von „normaler kindlicher Entwicklung" dokumentiert eine Orientierung an augenscheinlich sehr fest verankerten Vorstellungen zu einer altersgemäßen „Normalentwicklungen". Diese Orientierungen lassen sich zurückführen auf wissenschaftliche Konzepte definierter und progressiver kindlicher Entwicklungsstadien auf den Ebenen der physischen, sozialen, kognitiven, moralischen, emotionalen und sprachlichen Ebene, die insbesondere Theoretiker wie die Psychologen Piaget (1896 – 1980) und Kohlberg (1927–1987). (Kohlberg 1974; Ribbens McCarthy und Edwards 2011; vgl. auch Bethmann et al. 2012[118]) prägten und die sich als wissenschaftlich legitimierte Konzepte in der Alltagswelt etabliert haben.

Insbesondere das von Piaget als universell bezeichnete Stufenkonzept kindlicher Entwicklung, das genaue Vorstellungen von der einheitlichen zeitlichen Abfolge kindlicher Entwicklungsphasen beschreibt, hat sich seit Mitte des letzten Jahrhunderts etabliert. Eine angemessene oder normale kindliche Entwicklung wird demnach verstanden als eine Abfolge von Entwicklungsstadien, die Kinder durchlaufen müssen, um ein vollwertiger Erwachsener zu werden (Ribbens McCarthy und Edwards 2011). Dieses Konzept ist bis heute in der Alltagswelt weitgehend unhinterfragt: „In European and New World societies, developmental perspectives have arguably become the dominant paradigm for thinking about children." (ebd. : 21). Obwohl sich die wissenschaftliche Forschung über die letzten Jahrzehnte bereits von diesen Konzepten entfernt hat[119], ist das piagetsche Modell in der Alltagswelt immer noch dominant und auf vielen Ebenen stark institutionalisiert. So war es unter anderem wegweisend für die Schulung von Lehrern, Sozialarbeitern und anderen Professionellen (Kelle und Tervooren 2008). Auf dem piagetschen Paradigma fußt auch die Annahme, dass die kindliche Entwicklung auf Basis wissenschaftlicher Testungen und Beobachtungen zu untersuchen ist und entsprechend der Resultate Prognosen abgeleitet werden können. Daraus folgend wurde im Laufe der Jahrzehnte eine Vielzahl wissenschaftlicher Testmethoden zur Bewertung kindlicher Entwicklung geschaffen. Als ein besonders einflussreiches Beispiel für die Institutionalisierung normativer Vorstellungen zur kindlichen Entwicklung sieht Bollig (2013) kindermedizinische Routineuntersuchungen, die sie als „zentrale Institution einer entwicklungsbezogenen Normierung von Kindheit" bezeichnet, da diese zum einen anhand medizinisch-psychologischer Normkonzepte eine Unterscheidung zwischen „unauffälliger/nicht-gefährdeter" und „auffälliger/gefährdeter" Entwicklung vornehmen und zum anderen durch die Anwesenheit der Eltern bei den Untersuchungen gleichzeitig das elterliche Erziehungs- und Sorgeverhalten direkt entwicklungsbezogen normieren (ebd., 99f)[120]. Es existieren somit sehr tiefliegende und institutionalisierte normative Orientierungen zur Beurteilung kindlicher Entwicklung.

---

118   Zur Einführung in das umfangreiche Werk Piagets vgl. Scharlau (1996).

119   Kritik an dem Modell bezieht sich vor allem darauf, dass die kindliche Entwicklung sehr isoliert betrachtet wird. Auch zeigen empirische Studien große individuelle Unterschiede der kognitiven Entwicklung (Bethmann et al. 2012). Neuere Konzepte stellen familiäre, soziale, ökonomische und kulturelle Rahmenbedingungen stärker in den Vordergrund und heben die Varianz und Individualität kindlicher Entwicklungsprozesse hervor (vgl. Statistisches Bundesamt 2013).

120   Daher benennt Bollig „die seit 2006 zur Verpflichtung gemachten Kindervorsorgeuntersuchungen [...] als bedeutsame Arenen zur (Re-)Produktion gesellschaftlicher Erwartungen an

Allerdings zeigt sich als Ausdruck einer Pluralisierung von Normvorstellungen aktuell auch ein Prozess, den Kelle und Tervooren als Gratwanderung „zwischen Heterogenität und Standardisierung kindlicher Entwicklung" Kelle und Tervooren 2008, 7) beschreiben. Sie sehen in den letzten Jahren auf der einen Seite eine starke Zunahme der Diagnose von Entwicklungsstörungen, die darauf zu verweisen scheint, dass sich immer mehr Kinder nicht mehr von selbst „normal" entwickeln. Gleichzeitig ist jedoch auch ein Trend zur Individualisierung und Ausdifferenzierung von Vorstellungen normgerechter Entwicklung zu erkennen, wenn zum Beispiel im öffentlichen Diskurs eine freie Entwicklung kindlicher Potenziale gefordert und das Schulsystem aktuell (zumindest vordergründig) durch flexible Schuleingangsphasen, individuelles Lernen und ähnliche Maßnahmen stärker an der Heterogenität von Schülern und Schülerinnen ausgerichtet wird [121].

Mit der Heterogenität von Vorstellungen einer angemessenen kindlichen Entwicklung bzw. „normaler" Heterogenität müssen auch die in dieser Studie befragten Eltern umgehen, denn im Austausch mit Ärzten und ihrem Umfeld stoßen sie auf vielfältige Deutungen des Verhaltens ihres Kindes, erleben Bagatellisierungen ihrer eigenen Wahrnehmung ebenso wie Dramatisierungen und sind so gefordert, immer wieder für sich zu einer Einordnung der Symptomatik zu gelangen.

Insgesamt wird somit deutlich, dass die Bewältigung einer so unklaren Symptomatik wie ADHS eine besondere Herausforderung darstellt, da sich nicht ohne weiteres entscheiden lässt, ob das Verhalten eines Kindes als normal oder krankhaft einzustufen ist. Die Eltern arbeiten sich an einem Konstrukt kindlicher Normalentwicklung ab, das aber vor dem Hintergrund pluralisierter Normvorstellungen keine verbindliche und allgemeingültige Orientierung mehr bietet.

Individualisierte elterliche Verantwortung

Als weitere normative Orientierung wird in den Erzählungen der Eltern deutlich, dass diese eine relativ unhinterfragte *exklusive Verantwortungspflicht für die körperliche, soziale und intellektuelle Entwicklung ihrer Kinder* empfinden und

die pädagogische Ordnung der Familie" (Bollig 2013, 100) und verweist auf ähnliche Prozesse im Rahmen der Schuleingangsuntersuchungen.

121 Wie die Entwicklung von Kindern von der Geburt bis zum Schulbeginn medizinisch beobachtet und diagnostiziert wird, kommt z. B. darin zum Ausdruck, dass im Rahmen von Vorsorgeuntersuchungen (U1 bis U9) und der amtsärztlichen Schuleingangsuntersuchung mit dem Ziel der Prävention gesellschaftlich konsentiert explizit nach Abweichungen von einer erwarteten Normalentwicklung gesucht wird (Bollig 2013).

auch die Umwelt sie vielfach mit der Erwartung konfrontiert, dass dies *ihre* Aufgabe ist. Die Interviewauswertungen zeigen deutlich, dass die Mütter und Väter hier zum einen wenig Unterstützung ihres Umfelds erhalten und zum anderen häufig starke Kritik und Stigmatisierung für das abweichende Verhalten ihrer Kinder erleben.

Das Verantwortungsgefühl der Eltern dokumentiert sich in den Interviews in vielfältiger Weise. So versuchen die Eltern in der frühkindlichen Phase zunächst einmal, selbst mit den Besonderheiten, Verhaltensauffälligkeiten oder Entwicklungsverzögerungen ihres Kindes umzugehen und suchen nur sehr vereinzelt professionelle Hilfe. Sie äußern nur selten die Erwartung, dass das familiäre oder soziale Umfeld zu einer positiven Entwicklung beitragen sollte, zum Teil äußern sie sogar Verständnis für den Rückzug anderer Kinder, Eltern oder der Großeltern. Auch die Alternativlosigkeit mit der sie etwa Anpassungen des familiären Alltags an die Bedürfnisse des Kindes vornehmen, unterstreicht ihre individuelle Zuständigkeit für die Problematik. Die Scham für das Verhalten des Kindes und die Schuldbefreiung durch die Diagnose unterstreicht, dass die Eltern sich extrem verantwortlich fühlen. Insgesamt präsentieren die Eltern somit ihre Verantwortung für Gesundheit und Bildung ihrer Kinder als „natürliche", selbstverständliche und weitgehend exklusive elterliche Aufgabe.

Die hohe und als naturgemäß verinnerlichte elterliche Verantwortung für das Wohl der Kinder sowie eine Konzeption sozialer oder familiärer Unterstützung als „besonderer Glücksfall" bringt eine normative Verpflichtung von Eltern für die Pflege und Erziehung ihrer Kinder zum Ausdruck, die heutzutage als nahezu unaufkündbar gilt. Sie verweist auf eine gesellschaftliche Normierung der persönlichen Verantwortung der Eltern für das eigene Kind, die sich in starken „Solidaritätsimperativen" und einer (zunächst) exklusiven Verantwortung der Eltern für die Kernfamilie niederschlägt (vgl. Pieper 1993, 152ff).

Die darin zum Ausdruck kommende normative Familienkonzeption ist jedoch keinesfalls naturgegeben, sondern Ergebnis eines kulturgeschichtlichen Entwicklungsprozesses122. Denn erst in der Zeit der Industrialisierung und mit der Philosophie der Aufklärung hat die Kindheit und die enge emotionale Bindung zwischen Eltern und Kindern größere Bedeutung gewonnen123. Unter dem Einfluss berühmter Pädagoginnen und Pädagogen wie Montessori und Pestalozzi

---

122   Der historische Entwicklungsprozess kann an dieser Stelle nur in seinen Kernelementen skizziert werden (vgl. für detaillierte Darstellungen z. B. Mitterauer 2004, Mitterauer et al. 1977, Derleder 1997).

123   Vor dem 18. Jahrhundert bestanden keine sehr engen Eltern-Kind-Bindungen, was u. a. auf eine hohe Kindersterblichkeit, das Leben in einem größeren Verbund, in dem Kinder eine untergeordnete Rolle spielten, und auf das häufige Verlassen des Elternhauses bereits im Alter von elf bis dreizehn Jahren zurückzuführen ist (vgl. Mitterauer et al. 1977).

und mit der zunehmend höheren Bewertung des Individuums wurden Kinder „zu Trägern einer besseren zukünftigen Gesellschaft" (Derleder 1997, 277), was sich auch in gesetzlichen Festschreibungen elterlicher Fürsorgepflichten sowie pädagogischen Konzepte und Leitfäden zur Erziehung niederschlug (Friebertshäuser et al. 2007)[124].

An diesen tief verwurzelten Konzepten elterlicher Fürsorgepflichten orientieren sich die befragten Eltern, allerdings geraten sie angesichts der ADHS-Symptomatik ihrer Kinder im Kontext des nahenden Schulbeginns zwischen die Fronten der Fürsorge für die Gesundheit einerseits und für die Bildung ihres Kindes andererseits. Denn es wird deutlich, dass die ADHS-Symptomatik voraussichtlich die schulische Laufbahn erschweren wird. Sie sehen sich an diesem Punkt vor der Entscheidung, ob sie mögliche gesundheitliche Beeinträchtigungen durch Nebenwirkungen einer medikamentösen Behandlung in Kauf nehmen, um langfristig bessere Entwicklungs- und Bildungschancen des Kindes zu sichern. Oder ob sie die Bildungschancen ihres Kindes durch Nichtbehandlung und/oder Einschulung jenseits der Regelschule potenziell gefährden.

Im Kontext dieser Entscheidungsprozesse stoßen die Befragten aber auch an Grenzen der „Exklusivität" ihrer elterlichen Verantwortungshoheit. Denn angesichts des nicht „normkonformen" Verhaltens ihres „ADHS"-Kindes werden ihre elterlichen Kompetenzen zunehmend in Frage gestellt und es kommt zu Kontroll-, Behandlungs- und Abwehrreaktionen von verschiedenen Seiten: Im Kontext der Schule sind die Eltern zunächst im Rahmen der Schulanmeldung der Entscheidungsmacht der Schulleitungen oder Schulämter sowie der schulärztlichen Untersuchungen ausgesetzt. Die Eltern leben mit der Angst vor einer Ablehnung der Aufnahme ihres Kindes in der Regelschule, mit der auch die Perspektive eines „kompletten Scheiterns" des Lebensweges verbunden wird, und finden sich in einer „Bittstellerposition" wieder. Die Erfahrungen im Rahmen schulvorbereitender Spielnachmittage etwa zeigen deutlich, dass das Verhalten der Kinder und damit indirekt der Erfolg des Erziehungs- und Fürsorgeverhaltens der Eltern noch einmal durch Dritte überprüft wird, um zu gewährleisten, dass das Kind in die „passende" Schulform eingeschult wird und umgekehrt die Einschulung „abweichender" Kinder nicht die Bildungschancen anderer gefährdet. In einigen Fällen wird dabei – zum Beispiel von der Schulleitung – festgestellt, dass die Aufnahme des Kindes aufgrund seines abweichenden Verhaltens im Widerspruch zum Gesamtauftrag der Schule steht. Das kindliche Verhalten obliegt in diesem Moment nicht mehr länger nur der indiiduellen Verantwortung der Eltern, sondern legitimiert im gesamtgesellschaftlichen Interesse die regulierende gesellschaftliche

---

124 Zur historischen Entwicklung des Konzepts der Mutterliebe vgl. insbesondere die Arbeit von Badinter und Griese (1999).

Reaktion in Form eines Ausschlusses des ADHS-Kindes von der Regelschule bzw. die Forderung einer medikamentösen Behandlung[125].

Das hohe Legitimationsbedürfnis der Eltern, das in den Interviews zu Tage tritt, zeigt den Druck des moralischen Bewertungsdiskurses, dem die elterlichen Bewältigungsansätze – wie auch immer sie sich entscheiden – unterliegen. Sie versuchen, den moralischen Ansprüchen an ihre elterliche Verantwortung gerecht zu werden, stoßen aber an ihre Grenzen. Die Exklusivität ihrer elterlichen Verantwortung wehren die Eltern in gewissem Maß ab, indem sie die Ursachen zum Beispiel durch den Verweis auf mangelhafte Rahmenbedingungen in Kindergarten und Schule externalisieren, Faktoren, die auf eine eigene (Mit-)verschuldung der Symptomatik hindeuten könnten, in den Interviews weitgehend ausklammern, oder indem sie die Problematik allein im Kind verorten. Gleichzeitig unterstreicht jedoch die Tatsache, dass die Eltern extreme Schuldgefühle und ein deutliches Legitimationsbedürfnis empfinden, wenn sie Aggressionen gegenüber dem eigenen Kind entwickeln, mit Liebesentzug reagieren oder überlegen, das Kind in ein Internat zu geben, die hohe und „eingelebte" Bedeutung elterlicher Verantwortungsnormen.

Die Eltern fühlen sich grundsätzlich verpflichtet, der gesellschaftlichen Erwartung nachzukommen, ihre Kinder so zu erziehen und zu versorgen, dass diese sich zu positiven Gesellschaftsmitgliedern entwickeln. Dieses Ziel verfolgen sie sicherlich auch, weil „funktionierende" Kinder als Beweis elterlicher Kompetenz (oder narzisstische Verlängerung) fungieren. Im Umgang mit einem Kind, das ADHS-Symptome zeigt, ist dies aber insbesondere deshalb schwierig, weil der Diskurs zur kindlichen Entwicklung zwischen Forderungen von Heterogenität und Standardisierung schwankt und Normalitätskonzepte uneindeutig geworden sind. Es ist nicht klar, inwieweit Kinder heute welchen Standards entsprechen müssen und inwieweit umgekehrt Heterogenität wünschenswert und tragbar ist.

Zusammenfassend ist festzuhalten, dass die unklare Definition von ADHS hohe Anforderungen an Selbststeuerungsleistungen der Eltern stellt und ein individueller Prozess von Sinnkonstruktion unabdingbar wird. Im Spannungsfeld zwischen Heterogenität und Standardisierung von Kindheit sowie der elterlichen Verantwortung für Gesundheit und Bildung ihrer Kinder kommt der Diagnosestellung eine besondere Bedeutung zu: Sie definiert, ob es sich bei der kindlichen Symptomatik um tolerables heterogenes Verhalten oder ein krankhaftes, behandlungsbedürftiges Phänomen handelt. Die normativen Verpflichtungen der Eltern verschieben sich – je nachdem, ob sie und/oder die Umgebung ihr Kind als

---

125 Die regulierenden Einflüsse von Ärzten und Umwelt werden weiter unten im Abschnitt zur interaktionstheoretischen Perspektive noch einmal detailliert beleuchtet.

„krank" betrachten oder nicht – zwischen den Polen von Pflege einerseits und Erziehung andererseits.

6.1.2 ADHS als Stigmatisierungsphänomen

Wenn also Eltern selbst und die soziale Umwelt erwarten, dass Eltern im Sinne der Gesellschaft produktive, „normale" Kinder erzeugen, ist es wenig überraschend, dass Eltern von Kindern mit einer ADHS-Symptomatik Stigmatisierungstendenzen ausgesetzt sind. Im Folgenden wird daher vertiefend analysiert, inwiefern die in den Interviews erkennbaren Belastungen und insbesondere die Bewältigungsmuster den im Theoriekapitel beschriebenen Stigmatisierungsphänomenen entsprechen.

Stigmatisierende Belastungen

Stigmatisierende Belastungen erleben die Eltern zunächst primär durch die ADHS-Symptomatik selbst, denn durch die – mit Goffman gesprochen – meist sehr „aufdringliche" (Goffman 2010, 65) Symptomatik, kommt es zu starken Beeinträchtigungen in sozialen Interaktionssituationen. Die Tatsache, ein auffälliges Kind zu haben und dieses nicht „in den Griff" zu bekommen, droht dann die Eltern in ihrer Erziehungskompetenz und – da diese einen Kernbereich elterlicher Identität betrifft – als Gesamtperson zu diskreditieren. Insofern ist ADHS eine besondere Form des Stigmas, da es nicht nur das Kind selbst als Stigmaträger betrifft, sondern das Kind quasi zum Stigma der Eltern wird. Die Eltern selbst realisieren aufgrund der „einverleibten" Standards des gesellschaftlichen Wertesystems (ebd., 16), dass ihr Kind – und damit sie selbst – den geteilten Normen nicht entsprechen. Dies wird vor allem daran deutlich, dass viele der befragten Eltern zumindest anfänglich mit Scham auf das Verhalten ihres Kindes in der Öffentlichkeit reagieren. Diese Scham entsteht laut Goffman daraus, dass das Individuum (hier die Eltern) ein Attribut (hier das Verhalten ihrer Kinder) „als etwas Schändliches und als etwas, worauf es gern verzichten würde [begreift]" (ebd.).

In der Kindergartenzeit drückt sich die Stigmatisierung zum einen darin aus, dass andere Kinder und deren Eltern Kontakte mit ihrem Kind ablehnen und Verabredungen und Einladungen ausbleiben. Zum anderen führt das auffällige Verhalten des Kindes zu hochgradigen Schwierigkeiten im Kindergarten, so dass die Eltern ständig mit negativen Rückmeldungen und der Angst, dass das Kind nicht im Kindergarten bleiben kann, konfrontiert sind. Es kommt zu negativen Stereotypisierungen des Kindes und zu Sündenbockphänomenen. Die Eltern erleben aber auch selbst oft Unbehagen und Spannungen in sozialen Situationen (z. B. beim Einkaufen).

In der Zeit vor Schulbeginn entwickeln die Eltern vor dem Hintergrund der stigmatisierenden Erlebnisse im Kindergarten Ängste vor erneuten Stigmatisierungen. Sie befürchten, dass ihr Kind weiterhin von anderen Kindern ausgegrenzt wird, die Lehrerin ihnen vorurteilsbelastet begegnen und es auf Grund des kindlichen Verhaltens zu einem Scheitern der Schullaufbahn kommen könnte. Im Rahmen der Schulanmeldungsverfahren erleben einige der Befragten offen ausgrenzende Situationen etwa bei einer kompletten Ablehnung der Annahme ihres Kindes an der gewünschten Schule oder einer Aufnahme nur unter der Bedingung, dass eine medikamentöse Behandlung begonnen wird.

Die antizipierten Schwierigkeiten im schulischen Setting treten bei einem Teil der Eltern nach Schulbeginn tatsächlich ein. Es kommt hier weiterhin zu Ausgrenzungen aus der Peergroup, und die Teilnahme an schulischen Veranstaltungen kann teilweise nur unter elterlicher Begleitung erfolgen.

Insgesamt führt die stigmatisierende Wirkung ihres auffälligen Kindes durch die Angst vor den durch das kindliche Verhalten verursachten „Vorfällen" für die Eltern zu Einschränkung in der sozialen Interaktion und zu Beeinträchtigungen der Teilhabe von Kind und Eltern am gesellschaftlichen Leben.

Bewältigung der stigmatisierenden Erfahrungen

In ihrer Bewältigung der stigmatisierenden Erfahrungen zeigen die Eltern viele derjenigen Elemente des Stigmamanagements, die der Theorieteil mit Bezug auf Goffmans Stigmatheorie (Goffman 2010) skizziert hat. So lässt sich vor dem Hintergrund des Goffmanschen Modells zum Beispiel der Beginn einer medikamentösen Therapie als Versuch einer *direkten Korrektur* des Makels deuten, durch den es zu einer Steigerung der Attraktivität als Partner im sozialen Umfeld kommt. Dies illustrieren vor allem die Aussagen derjenigen Eltern, die die medikamentöse Behandlung mit Erfolg umgesetzt haben und hervorheben, dass ihr Kind nun „wieder ganz normal ist", Freunde gefunden hat, an Vereinsaktivitäten teilnimmt, in der Klasse gut integriert ist und mit dem Lernpensum gut zurechtkommt.

Demgegenüber bewältigen Eltern, die eine medikamentöse Behandlung ablehnen, die stigmatisierende Situation eher, indem sie eine unkonventionelle Auffassung von der Eigenart der sozialen Identität ihres Kindes durchzusetzen versuchen bzw. eine *Neudefinition der Grenzen des Normalen* vornehmen. Dies zeigt sich, wenn die Eltern das „Anderssein" ihres Kindes oder ihr eigenes als besonders positiv hervorheben und den Wunsch zum Ausdruck bringen, es gäbe mehr Menschen, die so veranlagt sind.

Auch das von Goffman beschriebene Muster einer *Deutung als Glück im Unglück* tritt in den Interviewtexten zutage, wenn die Eltern die erfahrenen Beeinträchtigungen in Kontrast zu einer ernsthaften, lebensbedrohlichen Krankheit setzen oder sich von anderen Eltern abgrenzen, bei deren Kind die ADHS-Symptomatik gravierendere Folgen hat.

Deutlich zeigt sich auch eine Bewältigung über die Vermeidung stigmatisierender Kontakte und die Pflege alternativer Beziehungen. Dies äußert sich zum Beispiel darin, dass die Eltern Kontakte zu Personen suchen, die auf Grund ihrer Profession oder Erfahrungen Verständnis zeigen und die Förderung von Freundschaften des Kindes zu kleineren oder ebenfalls gehandicappten Kindern. Häufig nutzen die Eltern als Bewältigungsmuster auch externale Attributionen, zum Beispiel mit Verweisen auf schlechte Bedingungen in Kindergarten und Schule.

Entsprechend der von Goffman eingeführten Aufteilung stigmatisierter Personen lassen sich die befragten Eltern als Diskreditierte und Diskreditierbare beschreiben: So gibt es unter den Befragten die Diskreditierten, bei denen sich die Auffälligkeiten des Kindes in Interaktionssituationen so sehr aufdrängen, dass die Eltern kaum Einfluss auf die stigmatisierenden Zuschreibungsprozesse nehmen können. Demgegenüber ist die Symptomatik bei den Diskreditierbaren weniger auffällig, so dass die Eltern Informationen über das Stigma ihres Kindes steuern können. In der Folge kommt es zu unterschiedlichen Prozessen der Informationskontrolle.

Dies zeigt sich besonders deutlich in der Phase vor Schulbeginn, in der die Eltern sehr gezielt und bewusst entscheiden, ob und wie sie die Schulleitung oder Lehrenden über die Symptomatik ihres Kindes informieren. Während die Diskreditierten eigentlich keine Wahl haben und die Symptomatik meist offen thematisieren oder von vorneherein eine Förderschule wählen, in der sie nicht die Einzigen mit einem Stigma sind, können die Diskreditierbaren entscheiden, ob eine Offenbarung der Thematik zielführend ist, gezielt Personen auswählen, denen sie sich offenbaren oder sie als weniger stigmatisierende Merkmale ausgeben (z. B. indem sie die Lehrer zwar auf Konzentrationsschwierigkeiten des Kindes hinweisen, die ADHS-Diagnose aber nicht erwähnen). Auch der von Goffman (2010) beschriebene Einfluss von Professionellen auf die Art des Informationsmanagements lässt sich in den Interviews nachvollziehen, wenn etwa ein behandelnder Arzt die Geheimhaltung der Diagnose gegenüber dem Kindergarten empfiehlt.

Insgesamt ist die Situation der Eltern – wie Goffman es für Stigmatisierte beschreibt – sehr stark davon geprägt, dass sie nie sicher sind, auf welche Reaktion sie in der sozialen Interaktion stoßen und wie sie und ihr Kind von anderen Personen wahrgenommen werden. Da sich die Kinder kontextbezogen und auch abhängig von der Medikamentengabe unterschiedlich verhalten, müssen die Eltern immer wieder neu einschätzen, welche Informationen sie wem wann übermitteln. Das bedeutet, dass sie in sozialen Interaktionssituationen selten unbefangen sind, sondern gezielt „agieren".

Doppelrolle von Diagnostik und medikamentöser Behandlung

Diagnostik und medikamentöse Behandlung nehmen mit Bezug auf die Stigmatisierungsperspektive eine Doppelrolle ein, denn sie können von Stigmatisierung entlasten, andererseits aber selbst einen erneuten Anlass für Stigmatisierung darstellen.

Denn einerseits entlastet die Diagnose die Eltern von Schuld, indem sie die ADHS-Symptomatik in den Krankheitsbereich überführt. Und auch die Bereitschaft, ADHS mit Medikamenten zu behandeln, dient im Sinne Goffmans einer Korrektur des Stigmas, um sich auf diese Weise gesellschaftlichen Erwartungen anzupassen.

„Paradoxerweise kann aber gerade die auf eine Verringerung von Auffälligkeit und Benachteiligung zielende Diagnose und Medikation ihrerseits einen Anlass für Stigmatisierung darstellen." (Otto 2010, 150). So ist die Durchführung der Diagnostik an sich schon heftig umstritten und resultiert darin, dass das Kind zum „ADHS-ler" wird. Dadurch kommt es in einem für Stigmatisierungsprozesse typischen Prozess der Identitätszuschreibung über ein einzelnes Merkmal, das zu einer Kategorisierung der gesamten Person führt.

Die medikamentöse Behandlung verursacht ebenfalls eine neue Form der Besonderung, da sie als ein sichtbares Zeichen der Andersartigkeit des Kindes und Sinnbild dafür, ohne Medikamente nicht normal zu sein, verstanden werden kann. Daraus resultieren auch im Umgang mit der medikamentösen Behandlung Techniken der Informationskontrolle, die sich zum Beispiel darin ausdrücken, dass die Medikamentengabe nicht in der Schule erfolgt oder Dosiserhöhungen den Großeltern verschwiegen werden. Insgesamt kommt es somit nach Otto (2010) zu einer dreifachen Stigmatisierung durch Symptomatik, Diagnostik und Medikation. „Die drei Vorgänge können jeweils für sich genommen, aber auch in jeder denkbaren Kombination stigmatisierend wirken." (ebd., 153).

Phasen der Stigmabewältigung

Goffman beschreibt darüber hinaus unterschiedliche Phasen der Stigmabewälti-gung, die von einem Erkennen des Normalen und des Abweichenden über eine Phase der Täuschung in eine „reife" Phase der Enthüllung übergeht. Diese ein-zelnen Phasen sind grundsätzlich auch in der vorliegenden Arbeit zu beobachten. Grundsätzlich können die frühkindliche Zeit und die Kindergartenzeit als Phase des Erkennens des Normalen und des Abweichens zusammengefasst werden, während es zu Täuschungen vor allem im Kontext des Schulbeginns kommt. Allerdings ist diese Phase eher bei diskreditierbaren Eltern zu erkennen, da eine Täuschung bei Diskreditierten auf Grund der Aufdringlichkeit der Symptomatik gar nicht möglich ist. Ein Teil der Eltern tritt hingegen bereits nach der Diagno-sestellung in die „reife" Phase ein, wozu auch Erfahrungen in Selbsthilfegruppen beitragen, weil die Eltern sich hier akzeptiert und respektiert fühlen und kein Bedürfnis mehr verspüren, das mögliche Stigma zu verbergen.

Zusammenfassend lässt sich feststellen, dass das Erleben und die elterliche Bewältigung von ADHS deutliche Kennzeichen des von Goffman beschriebenen Stigmaphänomens zeigen. Die Uneindeutigkeit der ADHS-Diagnose und das Ausmaß, in dem Eltern die Symptomatik als stigmatisierend erleben, scheint nach den Auswertungen in dieser Arbeit zu sehr unterschiedlichen Bewältigungsver-läufen beizutragen (vgl. auch Kapitel 6.1.4 und die abschließende Diskussion in Kapitel 7.4).

6.1.3 Bedingungen individueller Bewältigungsmuster

Wenngleich sowohl die Orientierung an normativen Konzepten kindlicher Ent-wicklung und elterlicher Verantwortung als auch das aus der ADHS-Symptomatik resultierende Stigmatisierungspotenzial grundsätzlich für *alle* El-tern den Rahmen ihres Bewältigungshandelns bildet, kommt es – wie die Inter-viewanalysen zeigen konnten – zu sehr unterschiedlichen Bewältigungsprozes-sen. Zur Erklärung dieser individuellen Bewältigungsmuster liefern insbesondere die stress- und interaktionstheoretische Perspektive gute Zugänge. Dabei zeigt sich insgesamt, dass es zu individuellen Bewältigungsmustern kommt, weil Un-terschiede bestehen in Bezug auf die

- spezifischen Anforderungsprofile, die die individuelle Symptomatik jeweils mit sich bringt,

- die individuelle Bewertung der Anforderungen und Definition von ADHS durch die Eltern und
- die sozialen Interaktionsprozesse mit anderen Akteursgruppen, die die Bewältigung der Eltern beeinflussen.

Zu den Anforderungen und deren Bewertungen liefert die stresstheoretische Perspektive wesentliche Zugänge, die Interaktionsprozesse werden naturgemäß in der interaktionstheoretischen Perspektive am besten zugänglich gemacht.

Spezifische Anforderungsprofile

Das im Theorieteil vorgestellte stresstheoretische Rahmenkonzept zur Krankheitsverarbeitung in Familien beschreibt verschiedene Stressoren, entlang derer sich ein krankheitsspezifisches Anforderungsprofil erstellen lässt (Tröster 2005, vgl. Kapitel 4.2.2.1). Dabei handelt es sich um Anforderungen im Bereich von Krankheitskontrolle und -management, krankheitsinduziert erhöhten erzieherischen Anforderungen, Belastungen durch Beeinträchtigungen bei der Bewältigung alterstypischer Entwicklungsaufgaben sowie Stressoren, die durch kritische Lebensereignisse induziert werden.

Auf Basis der empirischen Daten lässt sich auch für ADHS ein übergreifendes Anforderungsprofil ableiten: Im Bereich von Krankheitskontrolle und -management entstehen besondere Anforderungen, da das Management der Symptomatik insbesondere durch eine unklare Diagnostik und Prognose erschwert wird. Das oben beschriebene dreifache Stigmapotenzial von Symptomatik, Diagnostik und Therapie stellt eine zusätzliche ADHS-typische Belastung dar und erfordert entsprechendes Management. Der Verlauf ist von deutlichen Schwankungen geprägt und die Symptomatik des Kindes führt zu Aktivitätseinschränkungen innerhalb der Familie. Die betroffenen Kinder verursachen – im Vergleich zu Geschwistern oder anderen Kindern – höhere erzieherische Anforderungen. Alterstypische Entwicklungen, zum Beispiel zunehmende Selbstständigkeit, die zu Freiräumen und Erholungspausen für die Eltern führen würde, bleiben aus oder verzögern sich.

Der in dieser Untersuchung analysierte Übergang vom Kindergarten in die Schule kann nach dem Modell Trösters als kritisches Lebensereignis konzipiert werden, das einen zusätzlichen Stressfaktor darstellt, weil eine Neuanpassung an veränderte Rahmenbedingungen erforderlich wird. Insofern bringt die ADHS-Symptomatik übergreifend gültige Anforderungen mit sich. Allerdings zeigen die Analysen, dass die individuellen Anforderungsprofile sich sehr unterschiedlich darstellen: Teilweise sind die Eltern schon in der frühkindlichen Phase mit anstrengenden Verhaltensweisen ihrer Kinder konfrontiert, bei anderen verläuft diese Zeit weitgehend unproblematisch. In der Kindergartenzeit kommt es bei einigen Eltern zu Problemen im familiären und Kindergartensetting, bei anderen treten Schwierigkeiten nur in einem Bereich auf. Eltern, die Kinder mit hyperaktiven Verhaltensweisen haben, sind höheren Belastungen ausgesetzt als Eltern von Kindern, die „nur" impulsiv oder unkonzentriert sind. Als besonders belastend erweisen sich aggressiv-oppositionelle Verhaltensweisen des Kindes. Auch die Stärke der stigmatisierenden Erlebnisse ist sehr unterschiedlich ausgeprägt. In einigen Fällen kommt es durch die Betroffenheit eines Elternteils zu einer doppelten Belastung. Nebenwirkungen der medikamentösen Behandlung treten in sehr unterschiedlichem Ausmaß auf. Daher bleibt festzustellen, dass es zwar übergreifend gültige Belastungsaspekte einer ADHS-Symptomatik gibt, die individuellen Belastungsprofile jedoch sehr heterogen sind.

Individuelle Bewertungen der Symptomatik

Die individuelle Bewertung der ADHS-Symptomatik und die Frage, als wie bewältigbar die Eltern diese wahrnehmen, sind sehr bedeutsam im Umgang mit der ADHS-Symptomatik. Die empirischen Analysen zeigen, dass die Eltern unabhängig von den „objektiv" feststellbaren individuellen Belastungsprofilen zu sehr unterschiedlichen Bewertungen der Symptomatik kommen. So bewerten auch Eltern, deren Kinder sehr ausgeprägte und frühe Auffälligkeiten zeigen und die starken Stigmatisierungstendenzen ausgesetzt sind, das Belastungspotenzial als sehr moderat. Andere Eltern wiederum, deren Kinder im Kindergarten eigentlich gut integriert sind und keine dramatischen Auffälligkeiten zeigen, kommen zu deutlich negativeren Einschätzungen.

Die Bedeutung individueller Bewertungsaspekte thematisieren auf unterschiedliche Weise das Stress-Coping-Modell, das Rahmenmodell der Krankheitsverarbeitung in Familien nach Tröster sowie das Modell Subjektiver Krankheitstheorien. Die jeweiligen Kernaspekte werden im Folgenden dargestellt.

Im transaktionalen Stress-Coping-Modell eignet sich insbesondere das Konzept des „appraisal" dazu, die unterschiedlichen elterlichen Bewertungen zu erklären. Diese geht – wie im Theorieteil dargestellt – davon aus, dass Belastungen bzw. Stress erst entstehen, wenn eine situative Anforderung erstens als relevant („primary appraisal") und zweitens die erfolgreiche Bewältigung als unsicher eingeschätzt wird („secondary appraisal"). Die vorliegenden Daten zeigen wiederholt, dass zwar alle befragten Eltern die Besonderheiten ihrer Kinder wahrnehmen, diese allerdings sehr unterschiedlich bewerten und diese pathologi-sierend oder normalisierend rahmen, was im Rahmen der Stresstheorie als ein unterschiedliches „appraisal" der Symptomatik zu verstehen ist.

Es scheint so zu sein, dass Teile der Eltern die Symptomatik ihres Kindes als relevant einschätzen bzw. sie als Schädigung oder Gefahr wahrnehmen. Das ist der Fall, wenn die Eltern bereits in der frühkindlichen Phase erste Abwei-chungen von einer erwarteten Normalentwicklung als pathologisch interpretieren und ärztliche Hilfe suchen. Andere Eltern hingegen nehmen die Abweichung zwar wahr, bewerten sie jedoch nicht als bedrohlich. Diese Einstufung ist eng verknüpft mit der sekundären Bewertung. Ein Teil der Eltern schildert die Bewäl-tigung der entstehenden Anforderungen als relativ sicher und dokumentiert dies zum Beispiel darin, dass sie ihre Umgangsweisen mit den Besonderheiten des Kindes in ihrer Wahrnehmung als für sie selbst problemlos darstellen. Das heißt, sie erleben sich selbst als wirkmächtig und verfügen über die notwendigen Res-sourcen zur Bewältigung der Situation. Ein anderer Teil der Eltern ist von der Situation augenscheinlich stark herausgefordert, weiß sich keinen Rat und kann nicht auf die zur Bewältigung notwendigen Ressourcen zugreifen. Bei diesen wichtigen Ressourcen scheinen nach den Interviewauswertungen insbesondere eigene Erfahrungen mit der Symptomatik von hoher Bedeutung, Verfügen die Eltern über eigene positive Erfahrungen in der Bewältigung ähnlicher Symptome, verleiht ihnen dies die Zuversicht, dass eine Bewältigung auch bei ihrem Kind möglich ist. Diejenigen Eltern, die nicht über die Ressource eigener positiver Vorerfahrungen verfügen und daher die Symptomatik als bedrohlich und ihre Bewältigung als unsicher einschätzen, zeigen deutlich stärkere Belastungen durch die Symptomatik.

Allerdings verändern sich Primär- und Sekundärbewertung der Eltern nach den Analysen in dieser Arbeit im Zeitverlauf: Während viele Eltern die ADHS-Symptomatik in der frühkindlichen Phase noch als wenig relevant einstufen, wird diese durch die mangelnde „Passfähigkeit" des Kindes im sozialen Kontext von Kindergarten und insbesondere der Schule zunehmend relevanter und bedrohli-cher. Die Eltern kommen nun häufiger und deutlicher zu der Einschätzung, dass die Symptomatik das Wohlbefinden der Kinder und ihrer selbst sowie die Ent-wicklungschancen des Kindes bedroht. Gleichzeitig verändert sich gerade im Kontext des Schulbeginns auch ihre Sekundärbewertung, da sie zum Beispiel im Rahmen der Schulanmeldung oder auch der ersten Schulzeit erleben, dass sie die schulische Situation selbst nicht direkt beeinflussen können, sondern von anderen abhängig sind. Dies führt dazu, dass sie die erfolgreiche Bewältigung unsicherer einschätzen, sich selbst als weniger wirkmächtig erleben und insofern Bewältigungsmaßnahmen wie der Beginn einer medikamentösen Behandlung oder die Wahl einer Förderschule notwendig werden.

Während im *Stress-Coping-Modell* somit die individuelle Bewertung als „appraisal" gefasst wird, entscheiden nach Trösters Rahmenmodell der Krankheitsverarbeitung in Familien individuelle Ressourcen (emotionale Kompetenzen, Kontrollüberzeugungen), familiäre Ressourcen (Kohärenz und Kommunikation) und soziale Ressourcen (Unterstützung durch Großeltern, Umfeld) darüber, ob und inwiefern die Krankheit zur Belastung wird. Im Fall von ADHS deuten die empirischen Auswertungen darauf hin, dass die sozialen Ressourcen relativ wenig Bedeutung für die Bewältigungsarbeit haben, familiäre Ressourcen teilweise durch hohen elterlichen Zusammenhalt zum Tragen kommen, vor allem aber die individuellen Ressourcen und hier insbesondere die Kontrollüberzeugen der Eltern hohe Relevanz besitzen.

Das *Konzept Subjektiver Krankheitstheorien* spannt den Rahmen etwas weiter und analysiert, wie Menschen im Umgang mit einer Erkrankung Krankheitsvorstellungen entlang der fünf Dimensionen Identität der Krankheit, Kausalität, Konsequenzen, Dauer bzw. erwarteter zeitlicher Verlauf und Kontrollierbarkeit entwickeln. Mit Bezug auf die empirischen Analysen in dieser Arbeit lässt sich dazu feststellen, dass alle diese Dimensionen im Fall von ADHS von hoher Unsicherheit und Definitionsbedarfen geprägt sind. Ein Hauptproblem für die Befragten liegt darin, dass die Identität von ADHS schwer zu definieren ist, so dass sie immer erneut abzugrenzen versuchen, was noch normal und was krankhaft ist. Die Kausalität der Symptomatik ist eng verbunden mit ihrer Identität und insofern ebenfalls Gegenstand von Definitionsprozessen. Während die soziale Umwelt häufig elterliches Fehlverhalten als kausal für die Symptomatik des Kindes definiert, nehmen die Eltern eher externe Kausalattributionen vor (z. B. durch Verantwortlichmachen von Rahmenbedingungen, Verortung der Erkrankung in der Identität oder genetischen Veranlagung des Kindes). Die Annahmen über die Kontrollierbarkeit und mögliche körperliche oder soziale Konsequenzen sind offenkundig sehr davon abhängig, ob die Eltern auf eigene Vergleichserfahrungen oder Fälle im Umfeld Bezug nehmen können. Sie scheinen relativ direkt bzw. linear die eigenen positiven oder negativen Erfahrungen auf die erwartete Entwicklung des Kindes zu übertragen.

Einfluss sozialer Interaktionsprozesse

Die individuelle Bewältigungsarbeit der Eltern steht jedoch immer auch im Kontext interaktiver Prozesse, die mit beeinflussen, in welche Richtung die Bewältigung verläuft. Hierfür öffnet die im Theorieteil dargestellte interaktionstheoretische Perspektive den Blick, da sie die Bewältigung von Krankheit nicht als rein individuellen, sondern als sozial-interaktiven Prozess begreift (vgl. Kapitel 4.2.2.2). Die Handlungen und Routinen (bzw. die „Arbeit") der Betroffenen sind vor dem Hintergrund dieses theoretischen Konzepts im Rahmen einer konditionellen Matrix in Interaktion mit anderen Akteursgruppen zu verstehen (Corbin et al. 2004). Relevant für ein Verständnis der Bewältigungsprozesse sind somit nicht nur die Handlungsleistungen der Betroffenen selbst, sondern auch die Einflüsse vieler anderer Akteure und Ebenen.

Die empirischen Daten dieser Studie belegen, dass es – wie im interaktionstheoretischen Konzept beschrieben – im Verlauf der Bewältigung der ADHS-Symptomatik zu vielfältigen wechselseitigen Beeinflussungen in den Interaktions- und Aushandlungsprozessen zwischen den befragten Eltern und anderen Akteursgruppen kommt. Zu diesen Gruppen zählen insbesondere Ärzte und anderen Behandelnde, institutionelle Vertreterinnen und Vertreter von Kindergarten und Schule sowie Akteure des sozialen Umfelds[126]. Alle diese Akteure haben Einfluss auf die Art, wie ADHS definiert wird und welche Bewertungen unterschiedlicher Bewältigungsansätze vorgenommen werden. Die Akteursgruppen stehen untereinander meist nicht direkt miteinander in Verbindung, sondern nur mittelbar über die Eltern und die betroffenen Kinder. Sie verfügen über jeweils eigene Wissensbestände, erleben Eltern und Kind in verschiedenen Kontexten und verfolgen unterschiedliche Interessen: Erzieher und Lehrerinnen erleben primär das Kind im institutionellen Alltag, haben weniger Einblick in die Eltern-Kind-Interaktion im Alltag, und sind neben der Sorge für das betroffene Kind für die Situation der Gesamtgruppe verantwortlich. Ihr Wissenskontext ist pädagogisch geprägt. Die konsultierten Ärzte nehmen Eltern und Kind in einer zeitlich sehr begrenzten und auf Diagnostik und Behandlung ausgerichteten Situation wahr und richten ihre Empfehlungen an medizinischen Wissensbeständen aus. Großeltern und Freunde wiederum erleben primär den familiären Alltag und greifen auf ihr Erfahrungswissen zurück. Dies führt dazu, dass es zum Teil zu einander entgegenstehenden Positionen und Rückmeldungen an die Eltern

---

126 Allerdings ist einschränkend festzuhalten, dass das Vorgehen in der vorliegenden Arbeit nicht darauf ausgerichtet war, Interaktionsprozesse zu untersuchen, sondern die subjektiven Wahrnehmungen und Bewältigungsprozesse der Eltern zu analysieren. Zur Untersuchung von Interaktionsprozessen sind Beobachtungsstudien besser geeignet wie z. B. in der Studie von Liebsch et al. (2013) beschrieben. Diese haben zur Interaktion und Arbeit von Betroffenen im Kontext der Diagnostik und Behandlung von ADHS eine Studie durchgeführt, in der sie ärztliche Aufklärungsgespräche beobachtet und durch nachfolgende Interviews mit den beteiligten Akteuren zu Fallstudien ergänzt haben. Auf die Befunde wird im Folgenden noch Bezug genommen.

kommt. Die Position der Handlungen und Routinen der Eltern im Zentrum dieser einander teilweise entgegenstehenden Akteursgruppen wird durch das Bild der konditionellen Matrix treffend widergespiegelt und verdeutlicht die Orientierungsschwierigkeiten der Eltern.

Dabei zeigen die Analysen in dieser Arbeit, dass ein Hauptaspekt, der durch diese Interaktionsbeziehungen beeinflusst wird, der Definitionsprozess von ADHS ist. Diejenigen Eltern, die die Symptomatik selbst als nicht problematisch einstufen, nehmen zunächst eher für sich allein einen Definitionsprozess vor und treten häufig erst später auf Drängen anderer Akteure in einen professionellen Diagnoseprozess ein, während andere Eltern proaktiv den Austausch mit – meist medizinischen – Professionellen suchen. Das Bedürfnis derjenigen Eltern, die versuchen, ihre Wahrnehmung professionell bestätigen zu lassen, beschreibt Liebsch als „normativen Impuls", durch „kognitive Partizipation am Experten-Wissen (…) Orientierung und Entlastung" zu finden (Liebsch et al. 2013, 164). Durch die Inanspruchnahme professioneller Diagnostik wird die von den Eltern empfundene Entwicklungsgefährdung ihres Kindes auf der „Basis von Normen und Durchschnittswerten statistisch lokalisierbar" und somit bearbeitbar (ebd., 158).

Die *interaktionistischen Herstellungsprozesse einer Definition von ADHS* und die Schwierigkeiten, die hierbei entstehen, dokumentieren sich deutlich in den empirischen Analysen: hier zeigt sich, dass die Wahrnehmung der Eltern zumindest in der frühkindlichen Phase von den Ärzten eher bagatellisiert und zurückgewiesen wird. Sie können somit keine Kongruenz ihres Deutungsmuster mit dem der Ärzte oder sozialen Umwelt herstellen und bleiben somit zunächst mit ihrer Wahrnehmung allein. Im späteren Verlauf der Diagnostik wird der normative Impuls der Eltern allerdings häufig normalistisch bestätigt: Durch vielfältige Tests und Untersuchungen wird die subjektive elterliche Wahrnehmung auf Basis medizinisch-psychologischer Wissensbestände validiert und so eine gemeinsame Handlungsbasis erzeugt. Indem die Eltern nach der Diagnose davon sprechen, dass sie jetzt „wissen, was er/sie hat" kommunizieren sie die Untersuchungsergebnisse als objektive Belege und übernehmen diese in ihre Wahrnehmung. Unter den hier befragten Eltern gibt es jedoch auch solche, die nicht selbst proaktiv nach einer Diagnose fahnden, sondern durch andere Akteure hierzu gedrängt und getrieben werden[127]. Die Eltern werden in diesem Zusammenhang vehement mit Formen medizinisch-pädagogischer Normalitätskontrolle konfrontiert, das heißt hier versuchen die Professionellen, ihre Deutungsmuster auf die

---

127　Im Unterschied hierzu bezieht sich die Studie von Liebsch nur auf Fälle, in denen ADHS für die befragten Eltern grundsätzlich ein etabliertes Deutungsmuster darstellte (Liebsch et al. 2013).

Eltern zu übertragen, was zum Beispiel darin zum Ausdruck kommt, dass Kindergärtnerinnen die Eltern zu amtsärztlichen Untersuchungen schicken oder Kinderärzte vertiefende Untersuchungen beim Spezialisten dringend empfehlen, obwohl die Eltern die Symptomatik selbst nicht als problematisch definieren. Hier zeigt sich dann auch die Wirkmächtigkeit des medizinischen Systems und seines Wissensbestands, wenn Eltern ihre eigentlich „normalisierende" Haltung zur ADHS-Symptomatik auf Grund des hohen moralischen Drucks, den Behandelnde in Untersuchungssituationen auf sie ausüben (z. B. indem sie die Weigerung, eine medikamentöse Behandlung zu beginnen, als unterlassene Hilfeleistung darstellen) nicht durchhalten können, sondern von ihren ursprünglich für sinnvoll befundenen Bewältigungsstrategien abweichen.

Umgekehrt interpretieren Eltern, die die Diagnose dringend als Bestätigung der eigenen Wahrnehmung und als Basis für nächste Handlungsschritte benötigen, Aussagen der Ärzte in ihrem Sinne, wenn sie zum Beispiel die vom Arzt als noch vorläufig bezeichnete Diagnose trotzdem in eine definitive normative Bestätigung umdeuten. Diejenigen Eltern, für die die Diagnose ein akzeptiertes Deutungsmuster darstellt, nehmen auf dieser Basis eine Anpassung ihres Erziehungsverhaltens vor und sehen sich eher in der Lage, sich gegen Ausgrenzungen und Stigmatisierungen abzugrenzen. Da die Diagnose ADHS unscharf definiert ist und hohe Stigmatisierungspotenziale birgt, stoßen die Eltern dabei jedoch in ihrem Umfeld zum Teil auf Widerstände. Denn wenn zum Beispiel die Kindergärtnerinnen einer ADHS-Diagnostik skeptisch gegenüber stehen, hilft die Diagnose nicht dabei, die Situation im Kindergarten zu bearbeiten.

Insgesamt ist vor allem der Prozess der Diagnosestellung somit eingebettet in die im interaktionistischen Modell beschriebenen Aushandlungsprozesse zwischen Betroffenen, Behandelnden, sozialem Umfeld und institutionellen Vertretern, durch die es im Verlauf des Prozesses immer wieder zu Um- und Neudeutungen kommt. Ähnliches gilt für die Behandlungsmaßnahmen: Auch über die Notwendigkeit und Angemessenheit einer medikamentösen Behandlung verhandeln die Eltern wiederholt mit den Behandelnden, und im weiteren Verlauf erzeugen einmal gewählte Behandlungsmaßnahmen unter anderem durch die jeweilige Ausprägung und Wahrnehmung von Wirksamkeit und Nebenwirkungen eine eigene Dynamik, die neue Verhandlungen unter den Akteuren erforderlich macht. Hier ist anzumerken, dass die interaktionstheoretischen Konzepte zwar grundsätzlich die vielfältigen Abstimmungs- und Aushandlungsprozesse, die zwischen Erkrankten, Familie, Professionellen und anderen Akteuren im Verlauf der Krankheitsbewältigung erfolgen, beschreiben, sich jedoch nicht explizit auf den Definitionsprozess unklarer Diagnosen beziehen (vgl. hierzu Kapitel 6.2 zum Beitrag der empirischen Ergebnisse zu einer theoretischen Fortentwicklung).

Interaktionserfahrungen, die die Eltern im Kindergarten gemacht haben, beeinflussen zudem, ob sie die Symptomatik in der Schule offenbaren oder verheimlichen. Dies hat dann wiederum Einfluss auf die Interaktion mit der Lehrerin und den Aufbau von Vertrauensverhältnissen. Es kommt somit in den verschiedenen Phasen des Bewältigungsprozesses zu vielfältigen wechselseitig verknüpften Interaktionsprozessen mit unterschiedlichen Akteuren. Dabei stehen die Eltern häufig zwischen den Fronten der Deutungsmuster von ADHS und entsprechenden Anforderungen, die unterschiedliche Akteure ihnen entgegenbringen.

Insgesamt zeigt die Zusammenführung von Theorie und Empirie bis hierhin, dass die Erfahrungen der in dieser Arbeit befragten Eltern generell vor dem Hintergrund übergreifender normativer Konzepte und Stigmatisierungsprozesse einzuordnen sind. Zum anderen wird deutlich, dass die erläuterten Unterschiede in Bezug auf die Anforderungsprofile, die individuelle Bewertung und die sozialen Interaktionsprozesse maßgeblich sind für die sich daraus ergebenden unterschiedlichen Bewältigungsmuster.

6.1.4 *Bewältigungstypen von ADHS im zeitlichen Verlauf*

Da die vorliegende Arbeit längsschnittlich konzipiert ist, um die Veränderung von Belastungen und Bewältigungsmustern im Transitionsprozess vom Kindergarten in die Schule zu untersuchen, werden die Entwicklungsprozesse, die die Eltern in dieser Zeit durchlaufen, im Folgenden vor dem Hintergrund der transitionstheoretischen Perspektive (vgl. Kapitel 4.3) in den Blick genommen.

Dafür werden zunächst die über alle Interviews hinweg festzustellenden allgemeinen bzw. *typenübergreifenden Transitionsprozesse* erläutert und daran anschließend *individuelle Bewältigungstypen* und deren Transitionsprozesse anhand von zwei Beispielen illustriert.

Typenübergreifende Transitionsprozesse

Nach dem Transitionsmodell von Wingenfeld (2009), vgl. Kapitel 4.3.2) lassen sich im Prozess der Bewältigung chronischer Erkrankungen grundsätzlich folgende Phasen unterscheiden:

- Die *Eintrittsphase* von Erkrankungen unterscheidet sich in Bezug auf besondere zeitliche Merkmale (plötzlich auftretende Erkrankung oder langsame Aufschichtung) und die Art bzw. Schwere der Erkrankung. Als Kontextbedingungen, die in dieser Zeit Einfluss auf Muster und Bewältigung der Transition haben, benennt Wingenfeld unter anderem Vorerfahrungen mit der Erkrankung.

- Treten *akute Phasen* ein, können diese nach Wingenfelds Konzept zu großen körperlichen oder psychischen Belastungen, Kontrollverlusten oder auch einem abrupten Rollenwechsel führen.

- Nach Bewältigung der schwierigsten Probleme kommt es meist zu einer *Phase der Orientierung und Manifestation von Bewältigungsansätzen* in der mit Problemlösungen experimentiert wird.

- Der *Abschluss* des Prozesses bleibt häufig unbestimmt, es kann zu einer Abwärtsbewegung, einer erneuten Krise oder zu einer Routinisierung kommen.

Im empirischen Material dieser Arbeit stellen sich die Phasen insgesamt wie folgt dar:

- Die *Eintrittsphase* erfolgt in den meisten Fällen *aufschichtend*, das heißt die Eltern nehmen im Verlauf zunächst erste Auffälligkeiten wahr, die sie sich nicht erklären können. Besonders in der rückblickenden Betrachtung schildern die Befragten eine im Zeitverlauf zunehmende Kumulation von Auffälligkeiten im innerfamiliären und/oder sozialen Kontext. Andere erleben den Eintritt hingegen eher *plötzlich* beim Eintritt in den Kindergarten. Die Art der Erkrankung, die in Wingenfelds Modell einen relevanten Faktor für die Bewältigungsprozesse darstellt, bleibt im Fall von ADHS unklar und die Entwicklung einer Definition stellt für die Interviewten im Grunde eine der wesentlichsten Bewältigungsaufgaben dar. Die jeweilige Definition, die die Eltern entwickeln, ist dann auch ausschlaggebend für die gewählten Bewältigungsmuster.

- Zu einer ersten *akuten Phase* kommt es meist kurz nach Beginn der Kindergartenzeit. Hier werden die Eltern – relativ unabhängig davon, ob sie vorher bereits Auffälligkeiten erlebt haben oder nicht – häufig von den teilweise dramatischen Konsequenzen der Symptomatik ihres Kindes überrascht. Die stetige Konfrontation mit negativen Rückmeldungen zu ihrem Kind, Ausgrenzungs- und Stigmatisierungstendenzen führt bei den Eltern zu hohen, insbesondere psychischen Belastungen und dem Erleben von Kontrollverlusten, weil sie die Situation nicht direkt beeinflussen können. Auf die Stigmatisierungen, die sie und ihr Kind sowohl im Kindergarten als auch im sozialen Kontext erleben, reagieren sie zunächst hauptsächlich mit Rückzugstendenzen. Diese Phase bezeichnen die befragten Eltern zum Zeitpunkt der

Interviews als bislang schlimmste Zeit, was primär daran zu liegen scheint, dass sie mit der Dramatisierung der Situation relativ unvorbereitet konfrontiert werden.

- In der Konsequenz kommt es zu einer ersten Phase der *Orientierung und Manifestation von Bewältigungsansätzen.* Zum einen suchen die Eltern auf der Ebene des Kindergartens nach Lösungen (Kooperationsaufbau, Kindergartenwechsel), zum anderen beginnen jetzt häufig die Nutzung niedrigschwelliger Therapieangebote und/oder ein diagnostischer Prozess.

- Die gewählten Bewältigungsansätze führen meist zu *keinem Abschluss*, sondern lediglich zu *einer zwischenzeitlichen Beruhigung*: Der Wechsel in einen anderen Kindergarten resultiert häufig in einer besseren Passung von Kind und Umgebung, die Therapieangebote tragen zu einer Milderung der Symptomatik bei. Der Diagnoseprozess stellt für Eltern, die ADHS als etabliertes Deutungsmuster akzeptieren, eine Erleichterung durch einen Zugewinn an Klarheit dar. Sie entwickeln auf Basis der Diagnose nun auch eine stärkere Abwehr der Stigmatisierungstendenzen. Für Eltern, die die Diagnose nicht akzeptieren, bedeutet der – häufig von außen aufgezwungene – Diagnoseprozess als solcher und der auf Basis der Diagnose verliehene Krankheitsstatus von ADHS eher eine zusätzliche Belastung.

- Allerdings wirft schon während dieser Beruhigungsphase die *nächste Krise* quasi ihre Schatten voraus. Denn den bevorstehenden Schulanfang antizipieren die Eltern auf Grund ihrer Erfahrungen im Kindergarten extrem ängstlich und besorgt. Hier zeigt sich jetzt, dass die befragten Eltern die normative Transition des Schulanfangs vor dem Hintergrund des bereits seit längerer Zeit erfolgenden Transitionsprozesses der ADHS-Bewältigung erleben und sich an diesem Punkt die verschiedenen Transitionsprozesse überlappen. Die Bewältigung beider Transitionen ist eng und wechselseitig miteinander verknüpft und die Eltern stehen vor der schwierigen Herausforderung, gleichzeitig die neu hinzukommende normative Transition des Schulanfangs und den fortlaufenden gesundheitlich bedingten Transitionsprozess zu bewältigen.

- Dadurch kommt es zu einer weiteren *Phase der Manifestation* von Bewältigungsansätzen. Die Bewältigung gewinnt an dieser Stelle einen präventiven Charakter. Um möglichen Problemen des Kindes in der Schulanfangszeit vorzubeugen, wählen die Eltern gezielt eine medikamentöse Behandlung und/oder eine Förderschule bzw. integrative Schulform.

- Zum Teil münden die gewählten Strategien damit in einen zumindest *vorläufigen Abschluss der Bewältigung*, wenn sich der Schulbeginn des Kindes relativ problemlos gestaltet.

- Zu einer *neuen Krise* kommt es jedoch teilweise mit Beginn der Schulzeit, wenn die Symptomatik des Kindes trotz der gewählten präventiven Strategien zu erneuten Problemen des Kindes führt.
- Daraus entsteht dann wiederum eine *Phase der Orientierung und Anpassung* der Bewältigungsstrategien zum Beispiel bezüglich einer Anpassung der Medikation oder dem Erwägen einer Änderung der schulischen Situation.

Insgesamt folgt der Bewältigungsprozess somit den von Wingenfeld beschriebenen Phasen, wenn auch vielfache Wechsel zwischen akuten Phasen, Orientierungs- und Bewältigungsphasen sowie zwischenzeitlichen Beruhigungen erfolgen. Allerdings wird die bedeutsame Problematik der Definition von ADHS im Modell von Wingenfeld nicht berücksichtigt. Zum Zeitpunkt des zweiten Interviews kann man nur von einem unbestimmten Abschluss oder besser von einer Art Haltepunkt im Transitionsprozess sprechen, an dem die befragten Eltern im Vergleich zum Anfang eine stabilere bzw. emanzipiertere Position zu ADHS und ihren Bewältigungsstrategien entwickelt haben. Dies ermöglicht ihnen unter anderem eine bessere Abwehr von Stigmatisierungstendenzen. Während die Eltern in der frühkindlichen Phase und Kindergartenzeit der Symptomatik und den Schuldzuweisungen ihrer Umwelt relativ hilflos gegenüberstanden und mit Rückzug reagierten, haben sie zum Teil schon in der Kindergartenzeit mit dem Wechsel der Einrichtung, häufig aber spätestens mit dem Eintritt in die Schule eine deutlich selbstbewusstere Haltung entwickelt. Sie wehren Schuldvorwürfe jetzt zunehmend proaktiver ab, wählen ihr Umfeld gezielt aus und versuchen, ihr Kind auf verschiedenen Wegen in die soziale Umwelt zu integrieren.

Die durchlaufene Rollenmodulierung bedeutet aber auch, dass die meisten Eltern von der Hoffnung auf eine vollständige Besserung Abschied genommen haben. Allerdings zeigen sich in den Interviews unterschiedliche Muster zwischen einer positiv-optimistischen Akzeptanz der Einschränkungen, resignierendem Hinnehmen und Verzweifeln an einer weiterhin hoch belastenden Situation. Alle Eltern – auch die, bei denen es zu einer positiven Entwicklung kommt – machen in den Interviews deutlich, dass sie weitere kritische Situationen antizipieren und sich wiederkehrend mit der Unsicherheit konfrontiert sehen, ob ihr Kind tatsächlich ADHS hat und ob die gewählten Bewältigungsstrategien dauerhaft die richtigen sind.

Mit Bezug auf Wingenfeld, der die Beseitigung von Unsicherheit als wesentlichen Faktor für die erfolgreiche Bewältigung einer krankheitsbedingten Transition darstellt, wird damit verständlich, warum die Bewältigung bei ADHS so problematisch ist. Die Undefiniertheit der Art der Erkrankung bzw. das Erfordernis, selbst eine Definition vorzunehmen, bleibt ein dauerhaftes Problem. Die Unsicherheit kann nicht prinzipiell beseitigt werden.

Individuelle Transitionsprozesse

Die folgenden Darstellungen illustrieren anhand von zwei Fallbeispielen unterschiedliche Bewältigungstypen und legen dar, wie sich die im theoretischen Modell beschriebenen Transitionsprozesse in diesen konkreten Fällen im zeitlichen Phasenverlauf vollziehen.

Grundsätzlich liegt das Ziel einer Typenbildung darin, verallgemeinernde Aussagen und „klassifikatorische Grundlagen" für nachfolgende Forschungsvorhaben zu liefern (Kruse 2008, 177). Dazu werden Fälle, die sich in Bezug auf bestimmte Merkmalsausprägungen maximal ähnlich sind, zu einem Typus verdichtet, und mit anderen kontrastiert, die sich in Bezug auf diese Merkmale maximal unterscheiden.

Die Bewältigungsmuster der befragten Eltern liegen insgesamt auf einem Kontinuum, deren Endpunkte sich als medikalisierender und normalisierender Typus beschreiben lassen.

Der *Normalisierungstypus* liegt in den Interviews vor, wenn die Eltern die Auffälligkeiten ihrer Kinder als „normal" oder besonders positiv rahmen und sich von einer Definition als Krankheit klar abgrenzen. Sie streben dann selbst keine Diagnostik an und lehnen diese – wenn es auf äußeren Druck trotzdem zu einem diagnostischen Prozess kommt – ab. Sie möchten, dass ihre Kinder bleiben können, wie sie sind. Dies hängt meist eng damit zusammen, dass sie selbst ähnliche Symptome hatten oder haben und ihre eigene Entwicklung positiv bewerten.

Dieser Typus lässt sich am folgenden Fallbeispiel besonders eindrücklich illustrieren. Betroffen ist in diesem Fall die älteste Tochter.

Die Mutter beschreibt diese in der frühkindliche Zeit als zwar sehr aktiv, was aber im familiären Rahmen ohne größere Probleme zu bewältigen ist. Als Eintrittsphase in die ADHS-bezogene Transition beschreibt sie erst den Beginn der Kindergartenzeit. Hier kommt es für sie unerwartet und relativ abrupt von Anfang an zu Schwierigkeiten und negativen Rückmeldungen: Die Tochter stört die Gruppe und wird als extrem unaufmerksam und schwer zu integrieren beschrieben. Im Alter von drei Jahren drängt der Kindergarten die Eltern zu einer amtsärztlichen Untersuchung, die in einer Frühförderungsmaßnahme resultiert. Die Mutter erlebt die Förderung grundsätzlich als positiv, bewertet aber selbst ihre Tochter weiterhin als normal und „besonders". Sie hebt deren Kreativität, Phantasie und Energie positiv hervor. Die bestehenden Schwierigkeiten führt sie auf externe Bedingungen wie die Gruppengröße zurück.

Als die Tochter vier ist dramatisieren sich die Rückmeldungen und es kommt zu einer akuten Phase, in der die Eltern sich vom Kindergarten unter Druck gesetzt fühlen, weitere diagnostische Schritte einzuleiten.

In der darauf folgenden Phase der Orientierung und Manifestation von Bewältigungsansätzen lassen die Eltern – entgegen ihrer eigenen Überzeugung – eine sehr zeitintensive Diagnostik in einem klinischen Setting vornehmen, die schließlich zur Feststellung von ADHS führt. Sie bereuen dies jedoch im Nachhinein und begründen ihren mangelnden Widerstand mit ihrer eigenen Jugend und Unerfahrenheit. Die Mutter selbst bezeichnet das diagnostische Verfahren als quälerisch für das Kind und wenig aussagekräftig und lehnt die Definition der Symptomatik als ADHS ab. Sie hat sich selbst als Kind ähnlich erlebt und ist jetzt beruflich erfolgreich. Deshalb möchte sie, dass ihr Kind bleiben kann wie es ist und lehnt eine medikamentöse Behandlung kategorisch ab. Trotzdem ist sie erleichtert über die auf Grund der Diagnose bewilligte Integrationshilfe im Kindergarten. Diese Maßnahme führt zu einer fast vollständigen Beruhigung der Situation im Kindergarten.

Nach Auslaufen des Bewilligungszeitraums für die Integrationshilfe kommt es in der Zeit vor Schulbeginn zu einer erneuten akuten Phase. Die Vorwürfe des Kindergartens nehmen zu. Es gibt einen Bruch zwischen Eltern und Kindergartenpersonal, der zu einer „inneren Kündigung" der Eltern führt. Diese wollen jedoch keinen Einrichtungswechsel vornehmen, um der Tochter die wenigen existierenden Freundschaften zu erhalten. Im sozialen Umfeld erlebt die Mutter zudem Stigmatisierungstendenzen, wenn sie zum Beispiel erlebt, dass Kinder mit ADHS grundsätzlich von Kursangeboten ausgeschlossen werden und dass ihre Tochter nicht zu Geburtstagen eingeladen wird und wenige Freundschaften schließt, worauf sie zunächst primär mit Rückzug reagiert. Die Situation spitzt sich zu, als der Einschulungstest zur Aussage der Schulleitung führt, dass die Tochter an der Regelschule nur aufgenommen werden könne, wenn vorher eine medikamentöse Behandlung begonnen werde. Dies lehnt die Mutter kategorisch ab.

Daraufhin kommt es jetzt zu einer aktiveren Phase der Orientierung und Manifestation von Bewältigungsansätzen, in der sich die Eltern vor allem mit der Suche nach einer geeigneten Schule für ihre Tochter auseinandersetzen. Sie weichen schließlich auf Grund der Ablehnung an der Regelschule auf eine Förderschule für Kinder mit Entwicklungsdefiziten in der sozialen und emotionalen Entwicklung aus. Die Mutter betont allerdings, dass die Schule dem normalen Regelschulplan folgt und ein Übergang auf die Regelschule angestrebt wird. Neben dieser Bewältigung der schulischen Situation wählen die Eltern Bewältigungsmaßnahmen wie die Betreuung eines Pflegepferdes oder den Kauf einer Jahreskarte für den Zoo sowie abendliches Geschichtenschreiben mit der als sehr phantasievoll beschriebenen Tochter. Insgesamt verfolgen sie damit das Ziel, ihrer Tochter zu ermöglichen, so zu bleiben wie sie ist und ihren besonderen Bedürfnissen Raum zu verschaffen. Eine medikamentöse Behandlung lehnt die Mutter weiterhin ab, obwohl sie von der Amtsärztin mit dem Vorwurf konfrontiert wird, sie würde dadurch ihrem Kind die Möglichkeit verwehren, überhaupt lernen zu können. Andere Kinder in ihrem sozialen Umfeld, die aufgrund einer ADHS-Diagnose medikamentös behandelt werden, beschreibt die Befragte als ruhiggestellt und in ihrer Besonderheit nicht wahrgenommen.

Der vorläufige Abschluss bzw. die Entwicklung nach Schulbeginn bleibt in diesem Fall offen: Nach der Einschulung beruhigt sich die Lage, die Tochter kommt schulisch gut zurecht und schließt ausreichende Freundschaften. Die Mutter stellt allerdings fest, dass ihre Tochter jetzt mit noch viel stärker beeinträchtigten Kindern in einer Klasse ist. Insofern ist sie mit ihrer Entscheidung für die Förderschule nicht zufrieden und überlegt, ob ein Wechsel noch möglich ist. Sie plant, ihre berufliche Tätigkeit zu reduzieren, um mehr Zeit für die Kinder zu haben.

Durchgängig bleibt die Interviewte bei ihrer Ablehnung der Diagnose ADHS und dem Beginn einer medikamentösen Behandlung. Ihre Ablehnung begründet sie vor allem damit, dass sie als Kind ähnlich war und sich später erfolgreich entwickelt hat.

Mit Blick auf die in diesem Kapitel diskutierten Kernthemen in der Bewältigung von ADHS lässt sich für diesen Fall insgesamt sagen, *dass normative Erwartungen* hier primär von Vertretern der institutionellen Settings des Kindergartens und der Schule *an die Eltern herangetragen* und von ärztlicher Seite verstärkt werden. Die Eltern wenden sich gegen diese normativen Orientierungen und vertreten stattdessen eine Haltung, in der sie das Verhalten ihrer Tochter als normale – und sogar fördernswerte – kindliche Heterogenität definieren. Folgerichtig lehnen sie daher eine Medikation ab. An diesem Beispiel zeigt sich, wie groß der Druck sein kann, dem Eltern ausgesetzt sind, wenn sie dem empfohlenen Behandlungsregime nicht folgen wollen.

Auch die hohe Bedeutung der *eigenen Erfahrung* mit der Symptomatik für die Bewertung bzw. das „appraisal" der Symptomatik des Kindes zeigt sich hier exemplarisch.

Eine „objektive" *Stärke der Symptomausprägung* scheint für den Bewältigungspfad *wenig relevant* bzw. stark vom „appraisal" abhängig zu sein, denn obwohl die Symptomatik von außen als gravierend eingestuft wird, bewertet die Mutter dies vollkommen anders.

Die *Interaktionserfahrungen* in Kindergarten, Schule und mit behandelnden Ärzten verlaufen *durchgängig extrem negativ*. Die Eltern finden keine Unterstützung, sondern müssen sich für ihre Verweigerung der medikamentösen Behandlung fortwährend legitimieren.

Den *Medikalisierungstypus* repräsentieren diejenigen Eltern, die die Auffälligkeiten ihres Kindes quasi von Anfang an als pathologisch beschreiben und zur Bewältigung relativ schnell ärztliche Hilfe suchen. Sie nehmen Abweichungen ihres Kindes von einer erwarteten Normalentwicklung wahr, die sie sich nicht erklären können und die sie somit als Krankheit oder genetische Prädisposition definieren. In der Konsequenz streben sie gezielt eine ärztliche Diagnostik an und betrachten die medikamentöse Behandlung als Maßnahme der Wahl.

Zur Illustration dieses Typus soll das nachfolgende Fallbeispiel dienen. Betroffen ist in diesem Fall der älteste Sohn.

Die Mutter beschreibt retrospektiv eine Eintrittsphase, in der ihr Sohn von Geburt an Auffälligkeiten zum Beispiel in Form von Schlafproblemen und einer verzögerten sprachlichen und motorischen Entwicklung zeigt, die sich im Zeitverlauf aufschichten.

Dies löst relativ bald eine erste Phase der Orientierung und Manifestation von Bewältigungsansätzen aus, in der sie im Rahmen von Kinderarztbesuchen nach Möglichkeiten zum Umgang mit den Auffälligkeiten sucht. Ihr soziales Umfeld reagiert in dieser Phase mit Unverständnis und Skepsis auf ihre Bewältigungsversuche.

Zu einer akuten Phase kommt es in der Kindergartenzeit, obwohl der Sohn im Kindergartensetting selbst wenige Probleme hat. Der Sohn hat zufällig in einer kleinen Einrichtung einen Platz gefunden, in der es durch eine gute Kooperation zwischen Eltern und Erziehern zu einem aus Sicht der Mutter guten Eingehen auf die Bedürfnisse ihres Sohnes kommt. Im familiären Alltag hingegen beschreibt die Mutter eine hohe Belastung, vor allem auf Grund von extrem unruhigem und unkontrolliertem Verhalten des Sohnes, Schwierigkeiten mit alltäglichen Abläufen sowie mangelnder Reaktion auf erzieherische Maßnahmen. Im sozialen Umfeld erlebt die Mutter viele schambesetzte Situationen, weil der Sohn sich hyperaktiv und grenzüberschreitend verhält.

In einer nächsten Phase der Orientierung und Manifestation von Bewältigungsansätzen versuchen die Eltern über Ergo- und Logotherapie der Situation zu begegnen, was zwar als hilfreich, aber nicht hinreichend beschrieben wird. Bei Arztbesuchen erlebt die Befragte, dass die Kinderärztin die von der Mutter erlebte Symptomatik bagatellisiert.

In der Folgezeit kommt es innerfamiliär zu einer krisenhaften Zuspitzung, in der der Sohn zunehmend Tics entwickelt. Die Eltern erleben sich als hilflos und suchen nach weiteren Bewältigungsansätzen.

In der nächsten Phase der Orientierung treibt die Mutter die medizinische Diagnostik aktiv voran, sucht eine Klinik und eine spezialisierte Psychiaterin auf und betont, dass alle übereinstimmend eine schwere Form von ADHS festgestellt haben. Die Entscheidung für die medikamentöse Behandlung beschreibt sie als schwere, aber letztlich einzig richtige Entscheidung. Das Verhalten des Sohnes bessert sich durch die medikamentöse Behandlung aus Sicht der Mutter so deutlich, dass sie sich für eine Anmeldung an einer Regelschule entscheiden. Die Wirkung des Medikaments beschreibt die Mutter als „Stopp im Gehirn", der eine Reizüberflutung verhindert.

Im Rahmen der Schulanmeldung kommt es dann jedoch auch in diesem Fall zu einer erneuten Krise. Die Mutter offenbart die ADHS-Diagnose vorab und eine Aufnahme an der Regelschule scheint trotzdem möglich. Das Verhalten des Sohnes beim Kennenlernnachmittag führt dann jedoch dazu, dass die Schulleiterin seine

Aufnahme ablehnt. Die Mutter ist davon tief getroffen, es gelingt ihr aber schließlich, ihren Sohn an einer Schule mit integrativem Unterrichtskonzept anzumelden.

Der vorläufige Abschluss bzw. die Entwicklung nach Schulbeginn ist in diesem Fall aus Sicht der Eltern sehr positiv. Der Sohn kommt in Schule und Freizeit gut klar und die Mutter ist mit der Schulwahl und der Entscheidung für eine medikamentöse Behandlung sehr zufrieden. Allerdings strebt sie perspektivisch an, die Medikamente wieder abzusetzen, obwohl diese in ihrer Wahrnehmung eine gute Wirkung und wenig Nebenwirkungen zeigen.

Für diesen Fall lässt sich mit Blick auf die in diesem Kapitel diskutieren Kernthemen in der Bewältigung von ADHS im Unterschied zum oben dargestellten Typus sagen, dass sich die Mutter *sehr stark orientiert an normativen Konzepten* zur kindlichen Entwicklung und elterlichen Verantwortung. Sie ordnet die Entwicklung ihres Kindes vielfach als „verspätet" ein und bringt ein hohes Verantwortungsgefühl für die gesundheitliche Situation und schulische Perspektive ihres Kindes zum Ausdruck. Die Diagnose empfindet sie als deutliche Schuldentlastung, weil die Definition von ADHS als Krankheit sie von dem Verdacht befreit, die Symptomatik könne Folge ihres erzieherischen Versagens sein.

Im Unterschied zum oben dargestellten Fall, kann diese Mutter auf *keinerlei eigene Erfahrung* mit der Symptomatik für die Bewertung bzw. das „appraisal" der Symptomatik des Kindes zurückgreifen. Dies führt bei ihr zu hoher Irritation und Befremden, was wiederum zur Suche nach einer medizinischen Erklärung führt.

Auch hier ist die *Stärke der Ausprägung* nicht objektiv festzumachen, denn – umgekehrt zum obigen Fall – wird der Sohn im Kindergarten und auch vom sozialen Umfeld häufig als sehr sympathisch und normal beschrieben, die Eltern selbst erleben den Sohn hingegen vollkommen anders und deuten die Symptomatik als krankhaft.

Die *Interaktionserfahrungen* in Kindergarten, Schule und mit behandelnden Ärzten verlaufen unterschiedlich. Da die Eltern im Kindergarten eine sehr gute Zusammenarbeit mit den Erzieherinnen erlebt haben, offenbaren sie die Symptomatik auch bei der Schulanmeldung, stoßen hier aber unerwartet auf Ablehnung und Stigmatisierung. Bei den Ärzten erfährt die Mutter anfänglich eher eine Bagatellisierung ihrer Wahrnehmung, was dazu führt, dass sie spezialisiertere Ärzte aufsucht, die dann ihre subjektive Wahrnehmung auf Basis medizinisch-psychologischer Wissensbestände validieren und so eine gemeinsame Handlungsbasis erzeugen und die medikamentöse Behandlung legitimieren.

Zwischen diesen beiden dargestellten Bewältigungstypen findet sich in der vorliegenden Studie eine breite Varianz von Fällen. So gibt es Fälle, in denen die Eltern zwar wie im Normalisierungstypus überzeugt davon sind, dass ihr Kind nicht krank ist und so bleiben können soll wie es ist. Trotzdem entscheiden sich diese Eltern für eine medikamentöse Behandlung, weil die Entwicklung so dramatisch ist, dass sie sich anders nicht zu helfen wissen. Umgekehrt gibt es Eltern, die die ADHS-Symptomatik ganz klar als krankhaft wahrnehmen und trotzdem alles versuchen, um eine medikamentöse Behandlung zu vermeiden.

Daher soll an dieser Stelle darauf hingewiesen werden, dass Typenbildungen auch die Gefahr bergen, die Vielfalt der Einzelfälle zu stark zu vereinfachen und eine Art „Schubladendenken" auszulösen. Die hier vorgestellten Typen sind somit als Eckpole eines Kontinuums möglicher Bewältigungsmuster und -prozesse zu verstehen. Gerade in dem dargestellten komplexen Zusammenspiel zahlreicher Einflussfaktoren auf das Bewältigungsverhalten der Eltern liegt die Möglichkeit, in nachfolgenden Studien – ggf. mit anderen Methoden oder Samples – die Wirkfaktoren weiter zu untersuchen und so möglicherweise zu anderen oder differenzierteren Typologien zu gelangen.

Insgesamt ist somit als zentrales Analyseergebnis festzuhalten, dass die Befragten sich auf der einen Seite übergreifend an ähnlichen normativen Vorstellungen orientieren, zum anderen jedoch eine sehr unterschiedliche subjektive Bewertung vornehmen und entsprechend individuelle Bewältigungsmuster und -pfade entwickeln.

6.2 Beiträge der Empirie zu einer theoretischen Fortentwicklung

Die Zusammenführung der empirischen Ergebnisse mit den theoretischen Konzepten zeigt auf, dass die unterschiedlichen theoretischen Perspektiven wichtige Beiträge dazu liefern, die Erzählungen der Befragten in einen größeren Zusammenhang zu stellen und sinnstrukturelle Muster zu erkennen. Gleichzeitig verweist sie aber auch auf Grenzen bzw. Erweiterungsmöglichkeiten der theoretischen Modelle.

Ein wesentlicher Kernpunkt ist dabei die Bedeutung einer klaren Diagnose. Die im Theoriekapitel vorgestellten Perspektiven setzen eigentlich durchgängig klar definierte Krankheitsbilder voraus und wurden meist auch empirisch eher für eindeutige und gravierende Erkrankungen eingesetzt. Die Diagnose ADHS macht deutlich, dass hingegen bei Symptomatiken mit unklarem Krankheitswert der *Umgang mit der diagnostischen Unklarheit eine der Hauptbewältigungsaufgaben* darstellt und *subjektive Deutungen hochrelevant* sind. Auch die Erkenntnis, dass der Diagnoseprozess – je nach eigener Definition und abhängig davon, ob die diagnostische Suche selbst- oder fremdinduziert erfolgt – entweder eine Form der Bewältigung oder aber auch eine zusätzliche Belastung darstellen kann, findet in den existierenden theoretischen Modellen keine Berücksichtigung. Gerade in Zeiten, in denen psychische Problematiken, aber auch Syndrome mit unklarem Krankheitswert zunehmen[128], erscheint es sinnvoll, die genannten Aspekte stärker in theoretischen Modellen zu berücksichtigen.

Zudem berücksichtigen die existierenden theoretischen Konzepte zur Krankheitsbewältigung nicht explizit etwaige *stigmatisierende Effekte* von Erkrankungen, welche sich in dieser Arbeit am Beispiel von ADHS deutlich zeigen ließen. Insbesondere bei der elterlichen Bewältigung kindlicher Erkrankung scheinen die Modelle sehr von „klassischen" Krankheitsbildern auszugehen, bei denen die Eltern mit hoher Belastung zum Beispiel durch Pflegebedarfe, Trauer etc. umgehen müssen, Stigmatisierungstendenzen könnten jedoch zukünftig stärker als mögliche Belastungsfaktoren und das entsprechende Informationsmanagement als Bewältigungsstrategie in den Blick genommen werden.

Im Bereich der Bewältigungsressourcen könnte der *Bedeutung eigener Vorerfahrung* und subjektiven Krankheitskonzepten versorgender bzw. pflegender Angehöriger sowie grundsätzlicher Einstellungen zu medizinischer bzw. medikamentöser Versorgung höhere Bedeutung beigemessen werden und ihr Einfluss auf die Entwicklung individueller Bewältigungsmuster und -pfade weiter ausgelotet werden.

Ebenso wie theoretische Modelle zur Krankheitsbewältigung auf „klassische" Krankheiten ausgerichtet sind, beziehen sich theoretische Modelle zum Schulanfang primär auf „normale" Kinder. Der theoretisierende Blick auf die *Bewältigung des Schulanfangs bei Kindern und Eltern mit problematischen Vorerfahrungen* in der frühkindliche und/oder Kindergartenzeit fehlt weitgehend. Die vorhandenen Modelle setzen dabei voraus, dass Eltern bei diesem Übergang den Erhalt sozialer Kontinuität per se anstreben. Dies versuchen Eltern von Kindern mit ADHS – wie die Daten dieser Erhebung zeigen – manchmal aber gerade zu vermeiden, um dem Kind einen Neustart zu ermöglichen und der Stigmatisierung der Kindergartenzeit zu entkommen. Hier könnte der Blick auf Transitionsprozesse von (in unterschiedlicher Hinsicht) belasteten Kindern und Eltern die theoretische Konzeptentwicklung befruchten. Petriwskyj (2014) verweist darüber hinaus darauf, dass neben den bestehenden Ansätzen kritische Theorie und poststrukturale Perspektiven einen alternativen Referenzrahmen für die schulische Transition liefern und zu einer theoretischen Fundierung inklusiver Transitionsforschung beitragen könnten. Diese Perspektiven richten ihren Blick stärker auf strukturelle Bedingungen und Machtaspekte und würden so wegführen von einer primär individualistischen Sichtweise: „Application of critical theories in

---

128 Als weitere Beispiele könnten hier z. B. Phänomene wie das Restless Leg Syndrom, Reizmagen, Burnout, moderates Übergewicht etc. gelten.

transition research implies attention to participation rights, social rather than medical models of diversity an inclusive educational language." (ebd., 202f).

Und schließlich könnte die *Überlappung von Krankheitsbewältigungsprozessen mit anderen Transitionen* – wie hier dem Schulanfang – oder biografischen Übergängen in den theoretischen Modellen noch stärker berücksichtigt werden. Hier betont Petriwskyj (2014) die bislang geringe Berücksichtigung von Interaktionen, die zwischen der schulischen Transition und „multiple horizontal transitions" (ebd., 207), die Kinder mit Beeinträchtigungen, chronischen Erkrankungen, aber auch Kinder im Migrationsprozessen oder komplexen familiären Rahmenbedingungen durchlaufen, entstehen können.

Insgesamt scheint es wichtig und zielführend, Bewältigungsmuster und -phasen als interaktive Prozesse zu betrachten, in denen viele verschiedene Akteure in unterschiedlichen Phasen Relevanz erlangen. Theorieübergreifende Analysen wie sie in dieser Arbeit durchgeführt wurden, können dazu beitragen, Stärken und Schwächen der einzelnen Modelle weiter auszuloten und die theoretischen Elemente synergetisch miteinander zu verbinden.

7 Schlussbetrachtung

Die folgenden Abschnitte fassen die Ergebnisse der vorliegenden Untersuchung kurz zusammen und ordnen diese in den Forschungsstand ein. Dabei werden die besonderen Vorzüge, aber auch die Grenzen der Studie und sich daraus ergebende mögliche zukünftige Forschungsfelder aufgezeigt. Die daran anschließende Diskussion erörtert die Frage, welche Relevanz die ADHS-Thematik für betroffene Eltern und auf gesamtgesellschaftlicher Ebene hat. Daraus abgeleitet erfolgt abschließend eine Darstellung von Implikationen für die Praxis.

7.1 Zusammenfassung der Kernergebnisse

Die nachfolgende Zusammenfassung schildert die Ergebnisse der empirischen Analysen sowie die Erkenntnisse aus der Zusammenführung von Empirie und Theorie.

Ergebnisse der empirischen Analysen

Die Analysen zeigen, dass die befragten Eltern im Umgang mit einer ADHS-Symptomatik am Übergang vom Kindergarten in die Schule vielfältige Belastungen und wenig Unterstützung erleben. Die Belastungen reichen von familiärem Alltagsstress und einem Kreisen um das betroffene Kind, über Irritation und Orientierungslosigkeit durch die schwer definierbare Symptomatik bis hin zu offener Stigmatisierung und Ausgrenzung von Kind und Eltern in den verschiedenen Kontexten. Im Hinblick auf die Bewältigungsansätze der Eltern ergeben die Auswertungen, dass die Befragten individuelle Definitionen von ADHS zwischen Krankheit und normaler kindlicher Heterogenität entwickeln und dass sich in Abhängigkeit von diesen Definitionen deutlich unterschiedliche Typen von Bewältigungsverhalten herausbilden. Welcher Definition von ADHS die Eltern folgen, hängt nach den Analyseergebnissen dieser Untersuchung eng damit zusammen, ob sie selbst Erfahrungen mit einer vergleichbaren Symptomatik erlebt haben oder nicht. Wenn sie als Kind ähnlich waren und ihre eigene Entwicklung positiv bewerten, tendieren sie zu einer Normalisierung der Symptomatik bzw. einer Einordnung als normale kindliche Heterogenität. Wenn sie das Verhalten ihres Kindes als fremd und irritierend wahrnehmen oder auch, wenn sie – wie bei einer Mutter in dieser Studie – erst spät diagnostiziert wurden und ihrem Kind das selbst durch die Symptomatik erlebte Leid ersparen wollen, definieren sie dieses eher als krankhaft und medikalisieren die Symptomatik. Im Umgang mit den stigmatisierenden Erfahrungen, die sie vor allem im Kontext von Kindergarten und Schule erleben, reagieren die Eltern anfänglich vor allem mit Scham und Rückzug, gewinnen jedoch vor allem durch die Diagnose und den Kontakt zu Selbsthilfegruppen im Laufe der Zeit eine zunehmend selbstbewusstere und abgrenzende Haltung. Dabei zeigen die Eltern insgesamt ein mal mehr, mal weniger erfolgreiches Informationsmanagement zwischen Offenbaren und Verbergen von Symptomatik, Diagnose und Behandlung.

Die detaillierte Analyse entlang der zeitlichen Phasen von der frühkindlichen Zeit bis zur Phase kurz nach Schulbeginn zeigt folgende Ergebnisse:

In der *frühkindlichen Phase* erlebt nur ein Teil der Eltern *erste Auffälligkeiten*, andere beschreiben diese Zeit als weitgehend problemlos. Bereits an dieser Stelle zeichnen sich zwei unterschiedliche Typen der Belastungswahrnehmung und -bewältigung ab: Die eine Gruppe von Eltern beschreibt Phänomene wie exzessives Schreien oder Entwicklungsverzögerungen als potenziell krankhafte Normabweichung und sucht entsprechend schnell nach ärztlicher Hilfe (Medikalisierung des kindlichen Verhaltens). Die andere Gruppe der Befragten normalisiert die wahrgenommenen Auffälligkeiten in Verhalten oder Entwicklung des Kindes hingegen, indem sie sie als Individualität oder (positive oder tragbare) Besonderheit definiert (Normalisierung des kindlichen Verhaltens).

In der *Kindergartenzeit* kommt es insgesamt zu einer *Dramatisierung* der Situation. Als Hauptbelastungen im Kindergartenkontext schildern viele der befragten Eltern die quasi tägliche Konfrontation mit (zum Teil heftigen) Negativrückmeldungen zu auffälligem und die Gruppe störendem Sozialverhalten ihres Kindes, das dessen Verbleib im Kindergarten teilweise in Frage stellt. Sie bewältigen diese Situation vielfach, indem sie Rahmenbedingungen verantwortlich machen und versuchen, Kooperationen mit den Erzieherinnen und Erziehern aufzubauen. Da dies häufig nicht erfolgreich ist, nehmen viele der Eltern einen Wechsel in integrative oder kleinere Einrichtungen vor. Dies führt aus Sicht der meisten Befragten, die diesen Weg gehen, zumindest vorübergehend zu deutlichen Verbesserungen der Situation. Im sozialen Kontext kommt es hingegen weiterhin zu starker Stigmatisierung und Ausgrenzung sowohl von Kindern als auch von Eltern, worauf die Eltern in dieser Phase zunächst mit Rückzug und Isolation reagieren.

Die *Zeit kurz vor Schulbeginn* ist eine *Schlüsselphase* im hier betrachteten Transitionsprozess vom Kindergarten in die Schule. Die negativen Erfahrungen im Kindergarten und die Antizipation weiterer Schwierigkeiten im schulischen Setting, die mit der Befürchtung eines kompletten Scheiterns der schulischen Laufbahn und damit der Lebensperspektive verbunden werden, lösen bei den Interviewten gravierende Ängste aus. Zusätzlich erleben die Eltern teilweise im Rahmen der Schulanmeldung erneute Stigmatisierung und Ausgrenzungstendenzen, zum Beispiel wenn die Schulleitung an Regelschulen die Anmeldung ihres Kindes auf Grund seiner ADHS-Diagnose ablehnt oder den Beginn einer medikamentösen Behandlung zur Voraussetzung für die Aufnahme erklärt. Im Unterschied zum Beginn der Kindergartenzeit, den die Eltern relativ unvorbereitet erlebt und wenig planvoll vorbereitet haben, kommt es im Kontext der ängstlichen Antizipation des Schulbeginns in viel stärkerem Maß zu strategisch-präventiven Maßnahmen. Zum einen versuchen sie, ihrem Kind den Weg durch eine gezielte Schulwahl zu ebnen. Dabei melden sie ihr Kind entweder im Rahmen einer individualisierenden Strategie an einer Förderschule an, so dass es eine möglichst auf seine Bedürfnisse abgestimmte Förderung erhalten kann. Oder sie wählen im Rahmen einer normalisierenden Strategie eine Regelschule, um eine Sonderbehandlung des Kindes zu vermeiden und ihm einen möglichst normalen Weg zu ermöglichen. Zum anderen fällt neben der gezielten Schulwahl im Kontext des nahenden Schulbeginns vielfach auch die Entscheidung über den Beginn einer medikamentösen Behandlung. Viele der befragten Eltern streben gerade in dieser Phase eine fundierte ärztliche Diagnostik und damit die Möglichkeit einer medikamentösen Behandlung an – zum Teil auch gegen professionelle Widerstände. Andere Eltern werden hingegen eher von Kindergärtnerinnen oder behandelnden Professionellen zu einer Diagnostik getrieben, weil diese die medikamentöse Behandlung als Voraussetzung für einen erfolgreichen Schulstart erachten, obwohl die Eltern selbst ADHS nicht als Krankheit verstehen und eine medikamentöse Behandlung prinzipiell ablehnen.

Die *Schulanfangsphase* zeigt schließlich, ob die gewählten Bewältigungsstrategien sich bewährt haben oder *Anpassungen* vorgenommen werden müssen. Insgesamt hat sich die Situation meist nicht so dramatisch entwickelt wie befürchtet, allerdings dauern in den meisten Fällen Belastungen in zumindest einem Kontext (Schule oder Familie) an. Fälle, in denen es zu einer kompletten Entspannung der Situation gekommen ist, sind ebenso die Ausnahme wie sehr dramatische Entwicklungen. Neue Belastungen kommen vor allem durch lernmethodische Probleme, Auffälligkeiten im Sozialverhalten des Kindes im schulischen Kontext sowie durch neue schulbezogene Betreuungsanforderungen (insbesondere die sehr zeitaufwändige Hausaufgabenbetreuung) hinzu. Auch Nebenwirkungen der medikamentösen Behandlung führen teilweise zu zusätzlichen Belastungen, andererseits bewerten die Eltern den Erfolg der medikamentösen Behandlung in einigen Fällen auch als durchschlagend. Weiterhin vertreten die Eltern sehr unterschiedliche Konzepte von ADHS, entwickeln aber durchgängig ein deutlich stärkeres Aufbegehren gegen Stigmatisierungstendenzen des sozialen Umfelds.

Erkenntnisse aus der Zusammenführung von Empirie und Theorie

Zur Einordnung der empirischen Ergebnisse in einen theoretisierenden Gesamtzusammenhang wurden diese durch die unterschiedlichen „Brillen" der vorgestellten theoretischen Konzepte zur Stress-, Krankheits- und Stigmabewältigung sowie zur Transitionsforschung betrachtet. Dabei wird deutlich, dass die elterliche Auseinandersetzung mit ADHS insgesamt geprägt ist von einer *Orientierung an normativen Konzepten* zu einer kindlichen Normalentwicklung und exklusiver elterlicher Verantwortung für die gesundheitliche und schulische Entwicklung ihrer Kinder, an denen sich die Eltern in unterschiedlicher Weise abarbeiten. Sie versuchen, mit Bezug auf gesellschaftlich definierte Vorstellungen zur kindlichen Entwicklung zu einer Einschätzung zu kommen, ob und inwiefern das Verhalten ihres Kindes „normal", „besonders" oder „krankhaft" ist. Der normative Übergang des Schulanfangs ist insofern von besonderer Bedeutung, als er die befragten Eltern angesichts der ADHS-Symptomatik ihrer Kinder mit der Frage konfrontiert, wie sie gleichermaßen ihrer Verantwortung für die kindliche Gesundheit und für die Bildung ihres Kindes gerecht werden können. Die medikamentöse Behandlung wird dabei einerseits als notwendige Voraussetzung für den schulischen Erfolg, andererseits aber aufgrund potenzieller Nebenwirkungen auch als gesundheitliche Gefährdung konzipiert.

Darüber hinaus lässt sich an den erhobenen Daten zeigen, dass das Erleben und die elterliche Bewältigung von ADHS deutliche Kennzeichen des von Goffman beschriebenen *Stigmaphänomens* zeigen. Dies erklärt sich daraus, dass Eltern selbst und die soziale Umwelt erwarten, dass Eltern im Sinne der Gesellschaft produktive, „normale" Kinder erzeugen, und sich dies bei Kindern mit einer ADHS-Symptomatik augenscheinlich nicht erfüllt. Die befragten Eltern zeigen deutlich das von Goffman beschriebene Stigmamanagement, und überlegen sehr gezielt, wem sie wann welche Informationen über die ADHS-Symptomatik ihres Kindes offenbaren.

Die vorliegenden Daten dokumentieren wiederholt, dass zwar alle befragten Eltern die Besonderheiten ihrer Kinder wahrnehmen, diese allerdings sehr unterschiedlich bewerten und entweder medikalisierend oder normalisierend damit umgehen, was im Rahmen der Stresstheorie als ein unterschiedliches *„appraisal"* (Bewertungsprozess) der Symptomatik zu verstehen ist. Für das jeweilige elterliche „appraisal" und die in der Folge eingeschlagenen Bewältigungspfade ist relevant, ob und wenn ja, welche Erfahrungen die Eltern selbst mit einer ADHS-Symptomatik gemacht haben.

Die interaktionstheoretische Perspektive schließlich öffnet den Blick dafür, dass der Prozess der Diagnosestellung und die Entscheidung über geeignete Behandlungsmaßahmen eingebettet sind in *Aushandlungsprozesse* zwischen Betroffenen, Behandelnden, sozialem Umfeld und institutionellen Vertretern. In den verschiedenen Phasen des Bewältigungsprozesses stehen die Eltern in vielfältigen wechselseitig verknüpften Interaktionsprozessen mit unterschiedlichen Akteuren und geraten häufig zwischen die Fronten verschiedener Deutungsmuster von ADHS und sich daraus ableitender Handlungsanforderungen.

Die Zusammenführung der empirischen Ergebnisse mit den theoretischen Modellen liefert darüber hinaus auch Beiträge zu einer möglichen theoretischen Fortentwicklung. Hier sei an dieser Stelle besonders hervorgehoben, dass sich bisherige Modelle zur Krankheitsbewältigung meist auf klar abgegrenzte, definierte Erkrankungen konzentrieren. Eine theoretische Fortentwicklung könnte darin bestehen, auch Symptomatiken wie ADHS zu berücksichtigen, bei denen der Krankheitswert unklar und subjektive Deutungen hochrelevant sind. Ähnliches gilt für theoretische Modelle zum Schulanfang, die primär den Übergang „normaler" Kinder in den Blick nehmen. Auch hier wäre eine Erweiterung oder Spezifizierung für Prozesse bei belasteten Eltern und Kindern anzudenken.

7.2 Einordnung in den Forschungsstand

Die dargestellten Analyseergebnisse liefern einen relevanten Forschungsbeitrag, da bislang im Rahmen der Auseinandersetzung mit der ADHS-Thematik die Situation betroffener Eltern trotz ihrer zentralen Rolle wenig berücksichtigt wurde (vgl. Kapitel 1.2). Insgesamt lässt sich feststellen, dass die in dieser Studie gewonnenen Erkenntnisse grundsätzlich zu den Ergebnissen der wenigen vorausgehenden Untersuchungen passen, an einigen Punkten aber auch abweichende oder ergänzende Erkenntnisse liefern.

In Übereinstimmung mit den vorausgegangenen Untersuchungen zeigen sich erhebliche Belastungen der Eltern durch die ADHS-Symptomatik, ausgrenzende Reaktionen und mangelnde Unterstützung des sozialen Umfelds. Die Beschreibung des elterlichen Bewältigungsverhaltens als „outlasting disruption" (Störungen aushalten/durchstehen) (Kendall 1999, 839) lässt sich auch in der vorliegenden Untersuchung nachvollziehen: Es zeigt sich ein Bewältigungsprozess, der von wiederholten krisenhaften Zuspitzungen und einer Auf-und-Ab-Bewegung gekennzeichnet ist. Auch die in einigen früheren Untersuchungen herausgearbeitete Erkenntnis, dass für die Eltern insbesondere die Frage, ob sie selbst eine Schuld an der Symptomatik tragen und wie ihre soziale Umwelt dies einschätzt, relevant ist (vgl. Singh 2004, Harborne et al. 2004 und Rafalovich 2004), bestätigt sich erneut.

Neue Aspekte liefert die vorliegende Studie vor allem in Bezug auf folgende Aspekte:

- Umsetzung eines qualitativen Längsschnittdesigns,
- Analyse von ADHS im Zusammenhang mit dem Schulanfang,
- Einbezug von Eltern, die sich noch im Prozess der Diagnostik und/oder der Entscheidung über mögliche Therapien befanden,
- Untersuchung einer altershomogenen Gruppe.

Die existierenden Studien zu Belastungen und zur Bewältigung von ADHS erfolgten bislang durchgängig in Form von Querschnittuntersuchungen, so dass auf der Basis lediglich eines Untersuchungszeitpunkts die Darstellung von Entwicklungsprozessen und Phasenverläufen nur bedingt möglich war (vgl. Kapitel 2.8). Durch die *Umsetzung eines qualitativen Längsschnittdesigns* und die Befragung der Eltern zu zwei Zeitpunkten ließen sich in der vorliegenden Arbeit Entwicklungen und Veränderungen elterlicher Belastungswahrnehmung und Bewältigungsansätze dokumentieren. Der Längsschnitt wurde insbesondere dazu genutzt, den *Einfluss des Schulanfangs* auf die Bewältigung der ADHS-Symptomatik zu untersuchen, der – wie die Ausführungen in Kapitel 1.2 zeigen konnten – hoch relevant für die Ausprägung der Symptomatik, den Einstieg in den diagnostischen Prozess und die Entscheidung über den Beginn einer medikamentösen Behandlung ist. Wie die Analysen zeigen, konnte durch dieses Vorgehen herausgearbeitet werden, wie die Eltern bereits in der Antizipation des Schulbeginns präventive Maßnahmen in Form einer gezielten Schulwahl oder des Beginns einer medikamentösen Behandlung ergreifen und diese nach Schulbeginn je nach Erfolg neu bewerten. Auch die Entwicklung der Eltern im Umgang mit Stigmatisierungserfahrungen von anfänglichem sozialem Rückzug hin zu einer nach der Diagnosestellung häufig deutlich emanzipierteren Haltung ließ sich erst durch die Wahl einer längsschnittlichen Methodik nachvollziehen.

Bedingt durch das Studiendesign und die Erstbefragung noch vor Schulbeginn konnten auch Eltern einbezogen werden, die sich *noch im Prozess der Dia-*

gnostik und der Entscheidung über mögliche Therapien befanden. Die bisherigen Studien erfolgten primär mit Eltern, die für ihr Kind bereits eine Diagnose erhalten und sich meist auch bereits für eine medikamentöse Therapie entschieden hatten (vgl. Kapitel 2.8). Wahrscheinlich hierdurch bedingt, sind in diesen Studien vorrangig Eltern vertreten, für die die Bezeichnung der Symptomatik als ADHS ein akzeptiertes Deutungsmuster darstellt und die meist biologistische Kausalitätskonzepte vertreten. Die Haltungen von Eltern, die einer Definition der ADHS-Symptomatik als Krankheit grundsätzlich ablehnend gegenüber stehen, sind in den existierenden Analysen wenig präsent. In der vorliegenden Studie konnte hingegen ein Sample gewonnen werden, in dem sehr heterogene Einstellungen zur Konzeption von ADHS und entsprechenden Behandlungsoptionen vertreten waren.

Während die Gruppe der in dieser Arbeit befragten Eltern bezüglich ihrer Haltungen und Einstellungen eine sehr große Heterogenität aufwies, konnte durch die Einschränkung der Befragung auf Eltern von Kindern, die direkt vor dem Schulbeginn standen, eine *altershomogene Gruppe* dargestellt werden, während in früheren Studien häufig größere Altersspannen eingeschlossen wurden. Dies macht die in der vorliegenden Untersuchung gewonnenen Aussagen dichter und spezifischer.

Ein besonderer Wert der Arbeit liegt darüber hinaus in der Erarbeitung unterschiedlicher elterlicher *Bewältigungstypen zwischen „Normalisierung" und „Medikalisierung"*. Auch Becker (2014) entwickelte auf Basis ihrer Studienergebnisse eine Typologie, die die vier Typen der „Reformer", „Pragmatiker", „Konfliktbewussten" und „Desillusionierten" umfasst (ebd., 242ff). Die von Becker unter der Prämisse einer pädagogischen Forschungsperspektive entwickelte Typologie ist nicht vollständig kongruent mit den Typen, die im Rahmen der vorliegenden Arbeit erarbeitet wurden. Es ließe sich jedoch sagen, dass die „Reformer" und „Pragmatiker" sich tendenziell dem Typus der „Normalisierer" zuordnen lassen, während die „Konfliktbewussten" und „Desillusionierten" eher Züge der „Medikalisierer" zeigen. Da es sich aber um unterschiedliche Stichproben handelt, müssten die in beiden Arbeiten entwickelten Typisierungen in nachfolgenden Studien noch genauer überprüft werden.

Nach den Erkenntnissen der vorliegenden Untersuchung steht die Definition von ADHS in engem Zusammenhang mit eigenen Vorerfahrungen der Eltern mit ADHS-Symptomen. Die in anderen Studien konstatierten grundsätzlichen Unterschiede zwischen Vätern und Müttern und eine stärkere Tendenz zur „Normalisierung" der Verhaltensweisen bei Vätern (vgl. Singh 2003) konnten in der vorliegenden Studie nicht uneingeschränkt bestätigt werden. Zwar verfolgten auch die in dieser Untersuchung befragten Väter eine eher normalisierende Haltung, es gab jedoch gleichermaßen Mütter, die diesem Muster folgten. Hier könnten zukünftige (quantitative) Untersuchungen in repräsentativen Stichproben genauer prüfen, welchen Einfluss das Geschlecht und die eigene Vorerfahrung der Eltern auf die Deutung der Symptomatik haben.

Dezidiert konnte in der vorliegenden Untersuchung auch die *Bedeutung des Stigmapotenzials* von ADHS und der Wandel des elterlichen Umgangs mit Stigmatisierungserfahrungen im Zeitverlauf dokumentiert werden. Zwar hatten bisherige Studien die Bedeutung von Schuld für die Eltern von Kindern mit ADHS aufgegriffen (z. B. Singh 2004; Harborne et al. 2004), die Bewältigungsprozesse wurden jedoch bislang nicht unter der theoretischen Perspektive der Stigmabewältigung analysiert. Hier konnten die Analysen der vorliegenden Arbeit zeigen, dass die ADHS-Symptomatik als solche zu Stigmatisierungstendenzen führt, aber auch Diagnostik und medikamentöse Therapie – die ja eigentlich Bewältigungsansätze darstellen – ihrerseits wiederum Anlass für Stigmatisierungen geben (vgl. auch Otto 2010) und dies bei den Eltern zu einem Informationsmanagement zwischen Offenbaren und Verbergen führt.

7.3 Ansatzpunkte für zukünftige Forschungsvorhaben

Aus der spezifischen methodischen und inhaltlichen Ausrichtung der Arbeit ergeben sich auch Restriktionen, die gleichzeitig Ansatzpunkte für nachfolgende Forschungsbemühungen sein können. Ausgewählte Aspekte werden im Folgenden dargestellt.

Der vorliegenden Arbeit ging – wie in der Einführung dargestellt – eine quantitative Untersuchung voraus, aus deren Grenzen sich das Anliegen für ein qualitatives Forschungsdesign in dieser Studie ergab (vgl. Kapitel 1). Dieses qualitative Vorgehen konnte zu einem vertieften Verständnis der Vielfalt verschiedener Wahrnehmungen, Blickwinkel und Positionen von Eltern bei der Bewältigung von ADHS am Übergang vom Kindergarten in die Schule beitragen, indem Sinnkonstruktionen und Entscheidungslogiken der Befragten erschlossen wurden. Allerdings liefert die qualitative Analyse keine repräsentativen Ergebnisse über die Häufigkeit der ermittelten Bewältigungsmuster. Auch können keine Aussagen zu Zusammenhängen des Bewältigungsverhaltens mit sozialen oder populationsspezifischen Besonderheiten getroffen werden[129]. Es würde sich dar-

---

129 Wie bereits in Abschnitt 1.2 dargestellt, betonen zum Beispiel Razum und Brzoska (2009), dass die besonderen Bedingungen für Bewältigungsprozesse bei Menschen mit Migrationshintergrund bislang wenig berücksichtigt wurden. Sie schlagen daher vor, die „Konstrukte Kultur

um anbieten, in nachfolgenden Forschungsvorhaben die induktiv ermittelten Aussagen in Hypothesen zu überführen und diese in weiteren quantitativen Untersuchungen an repräsentativen Gruppen zu überprüfen und so den Kreis von quantitativer, qualitativer und erneuter quantitativer Analyse zu schließen.

Eine weitere Limitation der aktuellen Studie liegt darin, dass durch die Befragung von deutlich mehr Müttern als Vätern und die damit verbundene Konzentration auf die mütterliche Bewältigungsperspektive ein Trend fortgesetzt wird, der in vielen Studien zur elterlichen Krankheitsbewältigung zu beobachten ist und der den Wahrnehmungs- und Bewältigungsprozessen von Vätern wenig Raum bietet. Der Aussage, dass die vermehrte Befragung von Müttern „aber im gewissem Sinne (…) die soziale Realität ab[bildet]" (Becker 2014, 316), soll an dieser Stelle nicht gefolgt werden. Denn dass Väter weniger Zeit mit ihren Kindern verbringen, heißt nicht, dass sie für die Bewältigung von Krankheiten oder Auffälligkeiten ihrer Kinder weniger bedeutsam sind. Gerade im Fall von ADHS sind Väter von besonderer Relevanz, weil deutlich mehr Jungen, Männer und damit auch Väter von der Symptomatik betroffen sind. Daher sollte sich das Augenmerk künftiger Forschung auch und besonders auf die Bewältigungsprozesse von Vätern richten. In diesem Zusammenhang ist darauf hinzuweisen, dass die Stichprobe der vorliegenden Studie zwar auch Mütter und Väter umfasste, die in ihrer Kindheit selbst von ADHS-Symptomen betroffen waren, allerdings keine, die in ihrer Kindheit bereits medikamentös behandelt wurden. Aktuell müsste es jedoch zunehmend mehr Väter und Mütter geben, die im Kindesalter selbst eine medikamentöse Behandlung ihrer ADHS-Symptomatik erhalten haben. Hier wäre es interessant zu untersuchen, ob diejenigen, die selbst unter den Bedingungen der medikamentösen Behandlung groß geworden sind, andere Einstellungen zur medikamentösen Behandlung ihrer Kinder zeigen als die hier Befragten.

Abschließend ist festzuhalten, dass diese Studie die Wahrnehmung und Darstellung betroffener Eltern repräsentiert. Dass die Eltern selbst schwierige innerfamiliäre Rahmenbedingungen in den Interviews nur am Rande thematisieren, ist vor dem Hintergrund der vielfachen Stigmatisierungserfahrungen nachvollziehbar. Dass Faktoren wie beispielsweise eine depressive Erkrankung eines Elternteils zu einer ADHS-Symptomatik beitragen können, ist unbestritten. Gleichwohl können sie auch Folge der ADHS-Symptomatik sein. Diese Arbeit beansprucht somit nicht, eine Aussage zu Kausalitäten der Symptomatik zu treffen, denn dieses Feld ist – wie die Darstellungen im Grundlagenkapitel (vgl. 2.5) zeigt, höchst umstritten und kann und soll im Kontext dieser Studie nicht geklärt werden.

---

und Ethnie" in einem erweiterten Modell der Transition im Krankheitsverlauf zu berücksichtigen (ebd., 351).

7.4 Diskussion der Gesamtrelevanz der Arbeit

ADHS ist ein hochrelevantes Thema unserer Zeit – für die unmittelbar Betroffenen, aber auch für die Gesellschaft als Ganzes.

Dass ADHS für betroffene Eltern eine hohe Belastung darstellt, haben die Analysen in dieser Arbeit gezeigt. Sie sind durch das auffällige Verhalten ihres Kindes im familiären Alltag gefordert und erleben im sozialen Umfeld sowie im institutionellen Kontext von Kindergarten und Schule vielfache Stigmatisierungen. Bei ihren unterschiedlichen Bewältigungsbemühungen bleiben sie häufig sehr isoliert und finden relativ wenig Unterstützung von Familie und Freunden. Besonders schwierig wird die Bewältigung von ADHS für sie dadurch, dass die Symptomatik – trotz vielfältiger existierender Ursachenkonzepte – undefiniert bleibt und sie selbst (immer wieder neu) definieren müssen, ob sie ADHS als Krankheit, Stigma oder doch (noch) normale kindliche Heterogenität verstehen. Im Umgang mit dieser Frage orientieren sie sich an gesellschaftlich fest verankerten Konzepten kindlicher „Normalentwicklung" und empfinden eine individualisierte elterliche Verantwortung dafür, Kinder zu produktiven, gesunden Gesellschaftsmitgliedern zu machen. Gleichzeitig erleben sie jedoch, dass diese normativen Konzepte nicht mehr allgemeingültig sind, sondern es zu einer Pluralisierung von Normvorstellungen gekommen ist, die hohe Selbststeuerungsanforderungen mit sich bringt. Heterogenität kindlicher Entwicklung wird nicht durchgängig verurteilt, sondern zum Teil gewollt und gefördert, wie sich etwa an Forderungen nach einer freien Entwicklung kindlicher Potenziale und einem Trend zu individualisiertem Lernen und Inklusion zeigt.

Hier zeigt sich auch die Schnittstelle zur gesamtgesellschaftlichen Relevanz der Thematik: Am Beispiel von ADHS lassen sich beispielhaft die Brüchigkeit normativer Erwartungen an kindliche Entwicklungen, die damit verbundenen Definitionsbedarfe von „krank", „heterogen" und „gesund" sowie ein moralischer Diskurs um elterliche Verantwortlichkeit vor dem Hintergrund sich pluralisierender Normen und Wertvorstellungen nachvollziehen.

Die Entstehung und Pluralisierung gesellschaftlicher Normkonzepte ist ein Prozess, der sich auf vielen Ebenen niederschlägt und interaktiv weiterentwickelt. Wie die Betrachtung aus interaktionstheoretischer Perspektive in dieser Arbeit gezeigt hat, wird etwa die Definition von ADHS zwischen Normalität, Krankheit und Heterogenität in einem interaktiven Prozess ausgehandelt und hervorgebracht: an diesem Prozess sind neben den Eltern Professionelle in Kindergärten und Schulen, Behandelnde und das soziale Umfeld beteiligt,. Und nicht nur die betroffenen Eltern, auch diese anderen Akteure sind von ADHS herausgefordert und indirekt betroffen. So müssen andere Eltern unter Umständen damit umgehen, dass Kinder mit ADHS-Symptomatik durch Unterrichtsstörungen die Lern- und Entwicklungschancen ihrer „normalen" Kinder beeinflussen. Sie stehen dann selbst unter dem Druck elterlicher Verantwortung und müssen zwischen der Verantwortung für die Bildungschancen ihres eigenen Kindes einerseits und den mittlerweile lauter werdenden Forderungen an inklusives Verhalten gegenüber „benachteiligten" Kindern andererseits eine Position finden. Auch Erzieher in Kindergärten und Grundschullehrerinnen müssen die Herausforderung bewältigen, den Bedürfnissen von Kindern mit ADHS oder anderen Problemlagen gerecht zu werden und gleichzeitig die Bedürfnisse der Gesamtgruppe im Auge zu behalten. Wären ADHSler eindeutig „krank" oder „behindert", wäre die Situation vergleichsweise einfacher, denn für ein Entgegenkommen bzw. die Inklusion kranker oder behinderter Kindern gelten relativ klare normative Vorgaben. Aber am Beispiel von ADHS zeigt sich quasi prototypisch, dass die Abgrenzung zwischen krank und gesund, normal und abweichend unscharf (geworden) ist.

Dies führt insgesamt zur Frage nach dem zukünftigen Umgang mit psychischen oder unklaren Krankheitsbildern bzw. Abweichungen von einer implizit erwarteten „Normalität". In diesem Zusammenhang ist vor allem der Umgang mit Klassifikationssystemen kritisch unter die Lupe zu nehmen. Der Psychiater Allen Frances warnt in seinem aktuellen Buch „*Normal – Gegen die Inflation psychiatrischer Diagnosen*" (Frances 2013) davor, immer mehr und schneller Symptomatiken als krankhaft und behandlungsbedürftig zu etikettieren. Dies ist insofern bemerkenswert, als Frances lange Jahre an den Arbeiten zum DSM-III und DSM-IV beteiligt war und sich jetzt quasi gegen die eigene Arbeit wendet.

Gesellschaftlich relevant ist ADHS zudem, weil die Symptomatik als *ein* prägnantes Beispiel für Stigmagruppen verstanden werden kann, die durch gesellschaftliche Entwicklungen neu entstanden sind. Kardorff (2009) verweist in diesem Zusammenhang darauf, dass zwar einige der lange Zeit deutlich stigmatisierten Gruppen (z. B. Homosexuelle, AIDS-Kranke) zumindest öffentlich weniger geächtet würden[130]. Dies treffe jedoch weniger auf behinderte und psychisch kranke Menschen zu. Hier hätten zwar „semantische Umcodierungen", vielfältige Integrations- und Inklusionsstrategien und zum Beispiel „Krüppelinitiativen" oder „Irrenoffensiven" dazu beigetragen, dass Behinderung und psychische Krankheit stärker als zuvor als Diversität betrachtet und damit tendenziell normalisiert würden. Dennoch bleiben Kardoff zufolge „diskreditierte und diskreditierbare Merkmale wie chronische Krankheit oder Behinderung (…) gleichwohl weiterhin gesellschaftlich stigmatisiert und es werden beständig neue Merkmale

---

130 Die Frage, ob es sich hier nicht doch nur um eine scheinbare Akzeptanz handelt, kann laut Kardoff jedoch nur empirisch geklärt werden. Als weitere Beispiele für neuerdings stigmatisierte Personengruppen benennt er z. B. Raucher und Übergewichtige (Kardorff 2009, 138).

in den Kreis diskreditierbarer Merkmale aufgenommen. Kurz: Stigmata kommen und gehen, aber Stigmatisierung bleibt bestehen" (ebd., 144).

Die Bewältigung von ADHS kann somit nicht primär über individuelle (medizinische) Maßnahmen gelöst werden, sondern erfordert eine erneute, grundsätzlich Auseinandersetzung mit Möglichkeiten und Grenzen sozialer Akzeptanz und Tragbarkeit von Heterogenität und besonderen Bedürfnissen.

7.5 Implikationen für die Praxis

Basierend auf den Erkenntnissen dieser Untersuchung lassen sich auf verschiedenen Ebenen Implikationen für die Praxis ableiten, die Eltern im Umgang mit der ADHS-Symptomatik ihrer Kinder weiterhelfen könnten. Die entwickelten Implikationen fußen auf der Erkenntnis, dass ADHS eine Problematik darstellt, die zwar aktuell primär auf der handlungspraktischen Ebene von den Eltern und ihren Kindern bewältigt werden muss, die jedoch mit gesellschaftlichen und institutionellen Bedingungen eng verknüpft ist. Daher sind Ansätze erforderlich, die die Thematik nicht allein auf der individuellen Handlungsebene angehen. Im Folgenden werden drei mögliche Ansatzpunkte hervorgehoben, die gesamtgesellschaftliche und institutionelle Aspekte, aber auch Entwicklungsbedarfe von Diagnostik, Therapie und Prävention in den Blick rücken:

- Intensivierung einer öffentlichen Auseinandersetzung mit normativen Konzepten und Stigmatisierungspotenzial von ADHS,
- Verbesserung institutioneller Rahmenbedingungen im Sinne inklusiver Prozesse,
- Weiterentwicklung von Diagnostik, Therapie und Prävention unter Partizipation von Betroffenen.

Intensivierung der öffentlichen Auseinandersetzung mit normativen Konzepten und Stigmatisierungspotenzial von ADHS

Der Umgang mit ADHS wird insgesamt stark von tief verwurzelten und institutionalisierten normativen Vorstellungen zu kindlicher Entwicklung und elterlicher Verantwortung geleitet. Dies führt zu einer Stigmatisierung von Verhaltensweisen, die dem ADHS-Spektrum zugeordnet werden. Daher ist eine Auseinandersetzung mit diesen zu Grunde liegenden normativen Orientierungen erforderlich, denn ohne diese Diskussion verbleibt die Debatte um ADHS weitgehend im

Kontext eines individualisierenden Diskurses vor dem Hintergrund medizinisch-pädagogischer Wissensbestände. Die normativen Referenzrahmen, denen die bestehenden Diskussionen folgen (z. B. eine unhinterfragt positive Bewertung von Eigenschaften wie Fokussierung und Konzentration schon im Grundschulalter), sollten kritisch thematisiert werden (vgl. Haubl und Liebsch 2009a).

Die Ergebnisse dieser Arbeit verdeutlichen, dass der hohe moralische Druck, der dadurch auf den betroffenen Eltern lastet, oft. zu einem schamhaften Verbergen der Probleme mit den frühkindlichen Auffälligkeiten, zu einem Rückzug aus sozialen Kontexten und/oder aber – nach einiger Zeit – zu einer trotzigen Auflehnung gegen stigmatisierende Erfahrungen führt, was eine gemeinsame Arbeit an den Schwierigkeiten verhindert. Eltern suchen dann entweder ärztliche Hilfe, weichen auf Förderschulen aus oder hoffen, dass sie doch noch im „Regelsystem" bestehen können. Was sie hingegen nicht finden, ist ein frühzeitiger Austausch über Schwierigkeiten im Alltag mit dem Kind und adäquate Partner im Prozess der Bewältigung, mit denen sie in Ruhe sprechen, sich austauschen und nach Lösungen suchen können und bei denen sie zum Beispiel Unterstützung bei Gesprächen mit dem Kindergarten oder der Schule finden.

Probleme mit dem eigenen Kind zu haben ist stigmatisierend und gilt in einer individualisierten Gesellschaft – trotz vieler Hilfsangebote, die in den letzten Jahrzehnten entwickelt wurden – immer noch primär als Angelegenheit der Eltern, die diese individuell bewältigen müssen. Damit hier eine Öffnung gelingen kann, ist eine gesellschaftliche Debatte darüber erforderlich, welche normativen Vorstellungen zu kindlichem Verhalten verfolgt werden (sollen), um auf diesem Weg eine Entstigmatisierung von ADHS zu befördern. Dies ist unter anderem beim Thema Depression in langen und vielschichtigen Prozessen – und teilweise auch über die Umetikettierung als „Burnout" – zumindest teilweise gelungen Und im Bereich Autismus hat man sich im Lauf der Zeit von der ursprünglichen Ursachenhypothese „mütterlicher Kälte" entfernt und nutzt heute gezielt die besonderen Potenziale der Betroffenen[131]. Zwar sind auch diese Symptombilder weiterhin Gegenstand von Stigmatisierung, aber an ihnen zeigt sich deutlich der Einfluss gesellschaftlicher Diskussionen und Prozesse auf die Definition und öffentliche Wahrnehmung schwierig abzugrenzender Symptomatiken. Indem ADHS stärker als ein Beispiel für solche Prozesse gesehen wird, könnte eine rein individualisierende Perspektive vermieden und der damit einhergehende Druck auf betroffene Eltern reduziert werden.

---

131 Beispielhaft sei hier die Firma SAP genannt, die Autisten seit einiger Zeit gezielt als Programmierer einstellt (http://www.spiegel.de/wirtschaft/unternehmen/sap-stellt-bis-2020-hunderte-autisten-ein-a-900882.html).

Verbesserung institutioneller Rahmenbedingungen im Sinne inklusiver Prozesse

Die Auswertungen in dieser Arbeit liefern deutliche Hinweise darauf, dass Bedingungen in Kindergärten und Schulen wesentlichen Einfluss auf die ADHS-Symptomatik haben. Damit soll an dieser Stelle nicht behauptet werden, dass das elterliche Verhalten, frühkindliche Beziehungsstörungen oder genetische Faktoren weniger bedeutsam wären. Da diese aber bislang bereits stark im Fokus der Diskussionen standen und dies zu einer Einengung auf primär verhaltensorientierte Maßnahmen beigetragen hat, wäre es wünschenswert, wenn in Zukunft das Augenmerk stärker auf Rahmenbedingungen und verhältnisorientierte Ansätze gerichtet werden würde.

Vor allem im Hinblick auf die bereits in vielen Bundesländern umgesetzten Inklusionsmaßnahmen, scheint eine Anpassung der Rahmenbedingungen dringend erforderlich. Denn dass auf politischer Ebene eine Öffnung für inklusive Strategien beschlossen und Inklusionsprinzipien teilweise auch in die (schulische) Praxis umgesetzt wurden, scheint bislang die faktische Inklusion und tatsächliche Akzeptanz von Kindern, die gängigen Normerwartungen nicht entsprechen, noch nicht ausreichend befördert zu haben (Kelle und Tervooren 2008). In den vorliegenden Interviewdaten manifestiert sich dies unter anderem darin, dass von ADHS betroffene Kinder an einer Regelschule nur unter der Bedingung des Beginns einer medikamentösen Therapie aufgenommen werden. Oder auch, wenn von den befragten Eltern selbstverständlich erwartet wird, dass sie durch intensive Hausaufgabenbetreuung dafür sorgen, dass ihre Kinder im Regelbetrieb mithalten können. Hier scheinen integrative bzw. inklusive Prinzipien in der Praxis nicht zu greifen.

Insofern müssten Kindergarten und Schule passender gemacht werden, um den Bedürfnissen einer Gruppe von Kindern, die den gängigen Normerwartungen nicht entsprechen, gerecht werden zu können – insbesondere, da diese Gruppe noch zu wachsen scheint. Generell wäre hierfür eine Verbesserung des Personalschlüssels in Kindergärten und Schulen, eine verbesserte pädagogisch-didaktische Qualifizierung vor allem von Lehrern sowie der vermehrte Einsatz sozialpädagogischer Fachkräfte oder Integrationshilfen anzustreben. Petriwskyj propagiert zudem das Konzept sogenannter „ready schools". Damit sind Schulen mit einem veränderten Selbstverständnis gemeint, die sich grundsätzlich darauf einstellen, es nicht mit einer homogenen Gruppe zu tun haben, sondern der erwartbaren Diversität z. B. durch organisatorische Veränderungen gerecht werden zu müssen: „schools that are not expecting children to enter as a homogeneous ready group, but address participation rights and the reality of diverse class composition through changed organisation, supportive transition practices, stronger relationships and more inclusive curriculum and pedagogy" (Petriwskyj 2014, 203). „Ready schools" sollten – so Petriwskyj – beispielsweise Lernschwierigkeiten nicht als Defizit, sondern als Bedarfsindikatoren deuten, die zu einer Anpassung der Rahmenbedingungen führen. Die Vielfalt individueller Identitätsmerkmale müsste als Ressource und nicht als Herausforderung begriffen werden. Sprachlich sollten deshalb defizit-orientierte Kategorien wie „Kinder mit besonderen/zusätzliche Bedarfen" vermieden und durch ressourcen-orientierte Begrifflichkeiten wie „Kinder mit individuellen Fähigkeiten" ersetzt werden. Um die Transition vom Kindergarten in die Schule zu verbessern, wäre laut Petriwskyj die Bildung gleichberechtigter Partnerschaften zwischen Erziehern und Lehrerinnen sowie zwischen Lehrern, Eltern und Kommunen ersterbenswert[132]. Dabei gälte es, bestehende Machtdifferenzen zum Beispiel zwischen Lehrern und Eltern offen zu thematisieren, um respektvolle Beziehungen aufbauen zu können. Vor allem die Sichtweisen der Kinder selbst und ihre eigenen Präferenzen in diesem Transitionsprozess sollten zukünftig stärker erforscht und entsprechend berücksichtigt werden (Petriwskyj 2014, 203ff).

Weiterentwicklung von Diagnostik, Therapie und Prävention

Diagnostik, Therapie und Prävention von ADHS sollten erfahrungs- und bedürfnisorientiert weiterentwickelt werden. Hierzu scheint die Öffnung für eine *stärkere partizipative Beteiligung* betroffener Eltern und Kinder grundsätzlich wünschenswert. Im Bereich der Diagnostik könnte zum Beispiel die Neuformulierung oder Anpassung diagnostischer Kriterien im Kontext der geplanten Aktualisierung der ICD-Klassifizierung (International Classification of Diseases der WHO) nicht als „closed-shop" unter Professionellen, sondern mit mehr Partizipation von Betroffenen erfolgen. Darüber hinaus könnte im Bereich der Diagnostik von ADHS – wie auch in vielen anderen Bereichen – den zuständigen Berufsgruppen durch eine Vergütungsanpassung mehr Zeit für Gespräche mit Eltern, Kindern, Schule und Umfeld ermöglicht werden.

Des Weiteren wäre im Bereich von Diagnostik und Therapie die Arbeit in interdisziplinären Teams erstrebenswert. Dies empfiehlt etwa der Sachverständigenrat in seinem aktuellen Gutachten: „Auch mit Blick auf die regional sehr heterogenen Verschreibungsraten von Methylphenidat sind multidisziplinäre Versorgungskonzepte für ADHS-Betroffene mit Kooperationen zwischen pädiatrischen,

---

132 Die Eltern in dieser Schule wünschen sich dies zum Teil nicht, weil sie eine Fortführung bestehender Stigmatisierung befürchten. Diese Erkenntnis müsste bei Konzepten, die auf Kontinuität ausgerichtet sind, mit berücksichtigt werden.

allgemeinmedizinischen und kinderpsychiatrischen bzw. -psychotherapeutischen Praxen zu fördern." (Sachverständigenrat zur Begutachtung der Entwicklung im Gesundheitswesen 2014, 42). Im Bereich der Therapien könnte zukünftig ein größerer Schwerpunkt auf den Einsatz und insbesondere die Evaluation alternativer Behandlungsmethoden gelegt werden. Denn ohne Wirksamkeitsbelege in kontrollierten, randomisierten Studien werden sich möglicherweise sinnvolle alternative Maßnahmen nicht etablieren können.

Zudem sollten Eltern von Kindern mit ADHS mehr praktische Unterstützung und Entlastung durch Kuren oder Hilfen im Alltag erhalten können, wie es z. B. Eltern von Kindern mit Autismus oder einer definierten Behinderung möglich ist.

Viel Aufmerksamkeit wird in letzter Zeit auch Präventionsprogrammen für Verhaltensstörungen im Kindesalter, z. B. in Form von Gruppentrainings für Eltern und/oder betroffene Kinder und Erzieherkurse (vgl. Dörr et al. 2013). Die Programme PEP (Präventionsprogramm für expansives Problemverhalten) und Triple-P (Positive Parenting Program) konnten in einigen Studien ihre Wirksamkeit nachweisen, die Stabilität der Effekte ist jedoch noch nicht nachgewiesen (vgl. Fingerle und Grumm 2012; Dörr et al. 2013). Die positive Wirkung solcher Präventionsmaßnahmen liegt auf der Hand: Schwierigkeiten im elterlichen Umgang mit kindlichen Verhaltensweisen können früh thematisiert werden, und den Kindern Angebote – im Rahmen der Möglichkeiten der Kindergärten – entsprechend ihrer jeweiligen Bedürfnisse gemacht werden. Andererseits liegt auch eine Gefahr in diesen präventiven Maßnahme: denn diese können auch dazu führen, dass frühkindliche Entwicklung noch stärker als bislang analysiert und beobachtet wird und es so zu einer weiter zunehmenden Normierung und Frühmedikalisierung kindlichen Verhaltens kommt. Hier sollte berücksichtigt werden, dass die Entwicklung im Kindergartenalter nicht nur rasant, sondern im Einzelfall auch mit Entwicklungssprüngen verläuft." (Dörr et al. 2013, 838). Die Vor- und Nachteile präventiver Maßnahmen sollten daher sorgfältig gegeneinander abgewogen und nach Möglichkeit eher Maßnahmen durchgeführt werden, die *alle* Kinder und Eltern in ihrer Entwicklung fördern.

Schließen soll diese Arbeit mit dem Zitat einer Interviewpartnerin. Hier kommt exemplarisch zum Ausdruck, wie stark Eltern von Kindern mit einer ADHS-Symptomatik selbst durch dessen stigmatisierendes Potenzial betroffen sind – und wie groß das Bedürfnis nach einem qualifizierten Austausch ist:

Ich hab echt viel erzählt. Aber das liegt auch teilweise daran, dass man / Sie befassen sich jetzt damit und sonst hat man keinen, mit dem man irgendwie darüber redet, weil man schneidet sonst das Thema eigentlich gar nicht / weil man wird dann abgestempelt oder man ist dann KRANK IM KOPF. (135)

8 Literatur

Achermann, N.; Pecorani, C.; Winkler Metzke, C.; Steinhausen, H. (2006): Schulklima und Schulumwelt in ihrer Bedeutung für psychische Störungen bei Kindern und Jugendlichen – Einführung in die Thematik. In: H. Steinhausen und N. Achermann (Hg.): Schule und psychische Störungen. Stuttgart: Kohlhammer, 15–37.

Akinbami, L.; Liu, X.; Pastor, P.; Reuben, C. (2011): Attention Deficit Hyperactivity Disorder among Children Aged 5-17 Years in the United States, 1998-2009. NCHS Data Brief. Number 70. Atlanta.

American Psychiatric Association (1980): DSM-III. Washington, D.C, New York: American Psychiatric Association.

American Psychiatric Association (2013): Diagnostic and statistical manual of mental disorders. DSM-5. Arlington, VA: American Psychiatric Association.

Amft, H. (2006): ADHS: Hirnstoffwechselstörung und/oder Symptom einer kranken Gesellschaft? Psychopharmaka als Mittel einer gelingenden Naturbeherrschung am Menschen. In: M. Leuzinger-Bohleber (Hg.): ADHS - Frühprävention statt Medikalisierung. Theorie, Forschung, Kontroversen. Göttingen: Vandenhoeck & Ruprecht, 70–90.

Amonn, F.; Frölich, J.; Döpfner, M. (2013): Die Wirksamkeit neuropsychologischer Trainingsverfahren bei Kindern und Jugendlichen mit Aufmerksamkeitsdefizit-Hyperaktivitätsstörung (ADHS). In: *Zeitschrift für Kinder- und Jugendpsychiatrie und Psychotherapie* 41 (3), 199–215.

Angermeyer, M.; Matschinger, H. (2005): The stigma of mental illness in Germany: A trend analysis. In: *International Journal of Social Psychiatry* 51 (3), 276–284.

Antshel, K.; Hier, B.; Barkley, R. (2014): Executive Functioning Theory and ADHD. In: S. Goldstein und J. Naglieri (Hg.): Handbook of executive functioning. New York: Springer, 107–120.

Arbeitsgemeinschaft ADHS der Kinder- und Jugendärzte e.V. (2007): Leitlinie ADHS bei Kindern und Jugendlichen. http://www.agadhs.de/uploads/Leitlinie2009.pdf, zuletzt geprüft am 04.07.2014.

Atteslander, P. (2010): Methoden der empirischen Sozialforschung. Berlin: Schmidt.

Auer, P. (2013): Einführung in die Konversationsanalyse. Berlin: de Gruyter.

Babitsch, B.; Ducki, A.; Maschewsky-Schneider, U. (2012): Geschlecht und Gesundheit. In: K. Hurrelmann und O. Razum (Hg.): Handbuch Gesundheitswissenschaften. Weinheim: Beltz, 639–657.

Badinter, E.; Griese, F. (1999): Die Mutterliebe. Geschichte eines Gefühls vom 17. Jahrhundert bis heute. München: Piper.

Banaschewski, T. (2010): Genetik. In: H. Steinhausen, A. Rothenberger und M. Döpfner (Hg.): Handbuch ADHS. Grundlagen, Klinik, Therapie und Verlauf der Aufmerksamkeitsdefizit-Hyperaktivitätsstörung. Stuttgart: Kohlhammer, 113–127.

Barkley, R. (2005): Das große ADHS-Handbuch für Eltern. Verantwortung übernehmen für Kinder mit Aufmerksamkeitsdefizit und Hyperaktivität. Bern: Huber.

Barkmann, C.; Schulte-Markwort, M. (2012): Prevalence of emotional and behavioural disorders in German children and adolescents: a meta-analysis. In: *Journal of Epidemiology and Community Health* 66 (3), 194–203.

Baulig, V. (1987): Übergänge zwischen Elternhaus, Kindergarten und Schule als Elemente sozialer Auslese. In: *Zeitschrift für Heilpädagogik* 38 (8), 563–568.

Becker, N. (2014): „Schwierig oder krank?". ADHS zwischen Pädagogik und Psychiatrie. Bad Heilbrunn: Klinkhardt.

Beck, U. (1986): Risikogesellschaft. Auf dem Weg in eine andere Moderne. Frankfurt am Main: Suhrkamp.

Beck, U.; Beck-Gernsheim, E. (Hg.) (1994): Riskante Freiheiten. Individualisierung in modernen Gesellschaften. Frankfurt am Main: Suhrkamp.

Becvar, D. (2013): Handbook of family resilience. New York: Springer.

Beelmann, W. (2006): Normative Übergänge im Kindesalter. Anpassungsprozesse beim Eintritt in den Kindergarten, in die Grundschule und in die weiterführende Schule. Hamburg: Kovač.

Bethmann, S. (2012): Agency. Die Analyse von Handlungsfähigkeit und Handlungsmacht in qualitativer Sozialforschung und Gesellschaftstheorie. Weinheim: Juventa.

Bethmann, S.; Helfferich, C.; Hoffmann, H.; Niermann, D. (Hg.) (2012): Agency. Qualitative Rekonstruktionen und gesellschaftsthoretische Bezüge von Handlungsmächtigkeit. Weinheim, Basel: Beltz Juventa.

Betz, T.; Bischoff, S. (2013): Risikokind und Risiko Kind. Konstruktionen von Risiken in politischen Berichten. In: H. Kelle und J. Mierendorff (Hg.): Normierung und Normalisierung der Kindheit. Weinheim, Basel: Beltz Juventa, 60–81.

Bilz, L.; Ottova, V.; Ravens-Sieberer, U. (2013): Psychische Auffälligkeiten bei Schülerinnen und Schülern: Prävention und Früherkennung. In: P. Kolip, A. Klocke, W. Melzer und U. Ravens-Sieberer (Hg.): Gesundheit und Gesundheitsverhalten im Geschlechtervergleich. Ergebnisse des WHO-Jugendgesundheitssurveys "Health Behaviour in School-aged Children". Weinheim [u. a.]: Beltz Juventa, 168–189.

Blech, J. (2012): Schwermut ohne Scham. In: *Der Spiegel* (6), 122–131.

Böckmann, K. (2012): Auswirkungen von Methylphenidat auf Größe und Gewicht bei Kindern und Jugendlichen mit ADHS. Dissertation. http://vts.uni-ulm.de/docs/2013/8644/vts_8644_12820.pdf, zuletzt geprüft am 30.06.2014.

Bohnsack, R. (2010): Rekonstruktive Sozialforschung. Einführung in qualitative Methoden. Stuttgart: UTB.

Bohnsack, R.; Marotzki, W.; Meuser, M. (2010): Hauptbegriffe Qualitativer Sozialforschung. Opladen: Budrich.

Bollig, S. (2013): Individuelle Entwicklung' als familiales Projekt. Zur Normativität von Normalisierungspraktiken in kindermedizinischen Vorsorgeuntersuchungen. In: H. Kelle und J. Mierendorff (Hg.): Normierung und Normalisierung der Kindheit. Weinheim, Basel: Beltz Juventa, 99–118.

Borgetto, B. (2009): Sozialer Wandel und die Bewältigung chronischer Erkrankungen aus individualisierungstheoretischer Perspektive. In: D. Schaeffer (Hg.): Bewältigung chronischer Krankheit im Lebenslauf. Bern: Huber, 247–262.

Born, A.; Oehler, C. (2011): „Gemeinsam wachsen" - der Elternratgeber ADHS. Verhaltensprobleme in Familie und Schule erfolgreich meistern. Stuttgart: Kohlhammer.

Brinkmann, W.; Sherman, S.; Zmitrovich, A.; Visscher, M.; Crosby, L.; Phelan, K.; Donovan, E. (2009): Parental Angst Making and Revisiting Decisions About Treatment of Attention-Deficit/Hyperactivity Disorder. In: *Pediatrics* (124), 580–589.

Bronfenbrenner, U. (1981): Die Ökologie der menschlichen Entwicklung. Natürliche und geplante Experimente. Stuttgart: Klett-Cotta.

Brütt, A. (2012): Subjektive Krankheitsvorstellungen von übergewichtigen Jugendlichen und ihren Eltern. Hamburg: Kovač.

Bull, C.; Whelan, T. (2006): Parental Schemata in the Management of Children With Attention Deficit-Hyperactivity Disorder. In: *Qualitative Health Research* 16 (5), 664–678.

Bundesärztekammer (2005): Stellungnahme zur „Aufmerksamkeitsdefizit- / Hyperaktivitätsstörung (ADHS)" – Langfassung. www.bundesaerztekammer.de/downloads/ ADHSLang.pdf, zuletzt geprüft am 03.06.2014.

Bundesbeauftragter für den Datenschutz und die Informationsfreiheit (2010): Bundesdatenschutzgesetz. nicht amtliche Fassung vom 11.06.2010. http://www.bfdi.bund.de/DE/GesetzeUndRechtsprechung/BDSG/BDSG_node.html, zuletzt geprüft am 04.07.2014.

Bundesinstitut für Arzneimittel und Medizinprodukte (2014): Pressemitteilung Nr. 05/14 vom 01.04.2014. http://www.bfarm.de/SharedDocs/Pressemitteilungen/DE/mitteil 2014/pm05-2014.html, zuletzt geprüft am 03.06.2014.

Bundeszentrale für Gesundheitliche Aufklärung (2013): adhs - was bedeutet das? Köln: BZgA.

Bussing, R.; Koro-Ljungeberg, M.; Williamson, P.; Gary, F.; Garvan, C. (2006): What "Dr. Mom" ordered: A community-based exploratory study of parental self-care responses to children's ADHD symptoms. In: *Social Science & Medicine* 63 (4), 871–882.

Chick, N.; Meleis, A. (1986): Transitions: A Nursing Concern. In: *School of Nursing Departmental Papers*, 237–257.

Conners, C. (2008): Conners 3rd Edition: Manual. Toronto: Multi-Health Systems.

Corbin, J.; Hildenbrand, B.; Schaeffer, D. (2009): Das Trajektkonzept. In: D. Schaeffer (Hg.): Bewältigung chronischer Krankheit im Lebenslauf. Bern: Huber, 55–74.

Corbin, J.; Strauss, A. (1988): Unending work and care. San Francisco: Jossey-Bass.

Corbin, J.; Strauss, A.; Hildenbrand, A. (2004): Weiterleben lernen. Verlauf und Bewältigung chronischer Krankheit. Bern: Huber.

Cormier, E. (2012): How Parents make Decisions to Use Medication to Treat Their Child's ADHD: A Grounded Theory Study. In: *Journal of the American Psychiatric Nurses Association* 18, 345–356.

Cowan, P.; Hetherington, E. (Hg.) (1991): Family transitions. Hillsdale, New Jersey: Erlbaum.

Cox, T. (2012): Beyond childhood cancer: Bringing primary carers into focus. http://eprints.utas.edu.au/14749/.

Deppermann, A. (2008): Gespräche analysieren. Eine Einführung. Wiesbaden: VS.

Derleder, P. (1997): Die Mündigkeit der Unmündigen. Kindeswohl – Kinderrechte – Kinderpflichten. In: *Kritische Justiz* 30 (3), 277–291.

Deutsche Gesellschaft für Kinder- und Jugendpsychiatrie und Psychotherapie (2007): Leitlinien zu Diagnostik und Therapie von psychischen Störungen im Säuglings-, Kindes- und Jugendalter. Köln: Deutscher Ärzte-Verlag.

Deutsche Gesellschaft für Psychiatrie und Psychotherapie, Psychosomatik und Nervenheilkunde (2013): Wann wird seelisches Leiden zur Krankheit? Zur Diskussion um das angekündigte Diagnosesystem DSM-V. Berlin: DGPPN.

Diefenbach, M.; Leventhal, H. (1996): The common-sense model of illness representation: Theoretical and practical considerations. In: *Journal of Social Distress and the Homeless* 5 (1), 11–38.

Dilling, H.; Mombour, W.; Schmidt, M. (Hg.) (2011): Internationale Klassifikation psychischer Störungen. ICD-10 Kapitel V(F). Diagnostische Kriterien für Forschung und Praxis. Bern: Huber.

Dittmar, N. (2009): Transkription. Ein Leitfaden mit Aufgaben für Studenten, Forscher und Laien. Wiesbaden: VS.

Döpfner, M.; Banaschewski, T. (2013): Aufmerksamkeitsdefizit-/Hyperaktivitätsstörungen (ADHS). In: F. Petermann (Hg.): Lehrbuch der klinischen Kinderpsychologie. Göttingen: Hogrefe, 271–290.

Döpfner, M.; Frölich, J.; Lehmkuhl, G. (2013a): Aufmerksamkeitsdefizit-, Hyperaktivitätsstörung (ADHS). Göttingen [u. a.]: Hogrefe.

Döpfner, M.; Schürmann, S.; Frölich, J. (2013b): Therapieprogramm für Kinder mit hyperkinetischem und oppositionellem Problemverhalten THOP. Weinheim: Beltz.

Döpfner, M.; Schürmann, S.; Lehmkuhl, G. (2011): Wackelpeter und Trotzkopf. Hilfen für Eltern bei ADHS-Symptomen, hyperkinetischem und oppositionellem Verhalten. Weinheim [u. a.]: Beltz.

Dörr, A.; Hasmann, R.; Daseking, M.; Karpinski, N.; Petermann, F. (2013): Prävention von Verhaltensstörungen bei entwicklungsauffälligen Kindern. In: *Monatsschrift Kinderheilkunde* 161 (9), 833–841.

Dresing, T.; Pehl, T. (2011): Praxisbuch Transkription. Regelsysteme, Software und praktische Anleitungen für qualitative ForscherInnen. Marburg: Eigenverlag.

DuPaul, G.; McGoey, K.; Eckert, T. (2001): Preschool children with attention-deficit/hyperactivity disorder: impairments in behavioral, social, and school functioning. In: *Journal of the American Academy of Child & Adolescent Psychiatry* 40 (5), 508–515.

DuPaul, G.; Power, T. (2008): Improving School Outcomes for Students With ADHD: Using the Right Strategies in the Context of the Right Relationships. In: *Journal of Attention Disorders* 11 (5), 519–521.

Faltermaier, T. (2003): Subjektive Theorien von Gesundheit und Krankheit. In: M. Jerusalem und H. Weber (Hg.): Psychologische Gesundheitsförderung. Diagnostik und Prävention. Göttingen: Hogrefe, 57–77.

Faltermaier, T.; Brütt, A. (2009): Subjektive Krankheitstheorien. In: D. Schaeffer (Hg.): Bewältigung chronischer Krankheit im Lebenslauf. Bern: Huber, 207–221.

Farnkopf, R. (2007): ADS und Schule. Tipps für Unterricht und Hausaufgaben. Weinheim: Beltz.

Filipp, S. (Hg.) (1995): Kritische Lebensereignisse. Weinheim: Beltz.

Fingerle, M.; Grumm, M. (Hg.) (2012): Prävention von Verhaltensauffälligkeiten bei Kindern und Jugendlichen. Programme auf dem Prüfstand. München, Basel: Ernst Reinhardt.

Flick, U. (2012): Qualitative Sozialforschung. Eine Einführung. Reinbek bei Hamburg: Rowohlt.

Foerster, H. (1987): Unruhige Kinder in der deutschen Pädiatrie und Kinderpsychiatrie zwischen 1760 und 1980. Dissertation. Freiburg im Breisgau: Universität Freiburg.

Frances, A. (2013): Normal. Gegen die Inflation psychiatrischer Diagnosen. Köln: DuMont.

Friebertshäuser, B.; Matzner, M.; Rothmüller, N. (2007): Familie. Mütter und Väter. In: J. Ecarius (Hg.): Handbuch Familie. Wiesbaden: VS / GWV, 179–198.

Fthenakis, W. (1999): Transitionspsychologische Grundlagen des Übergangs zur Elternschaft. In: W. Fthenakis, M. Eckert und M. von Block (Hg.): Handbuch Elternbildung. Opladen: Leske + Budrich, 31–68.

Fthenakis, W.; Gisbert, K.; Griebel, W.; Kunze, H.; Niesel, R.; Wustmann, C. (2007): Auf den Anfang kommt es an: Perspektiven für eine Neuorientierung frühkindlicher Bildung. Hg. v. BMBF. http://www.bmbf.de/pub/bildungsreform_band_16.pdf, zuletzt geprüft am 11.09.2013.

Gawrilow, C.; Petermann, F.; Schuchardt, K. (2013): ADHS im Vorschulalter. In: *Kindheit und Entwicklung* 22 (4), 189–192.

Gebhardt, B.; Finne, E.; von Rahden, O.; Kolip, P. unter Mitarbeit von Glaeske, G. und Würdemann, E. (2008): ADHS bei Kindern und Jugendlichen. Befragungsergebnisse und Auswertungen von Daten der Gmünder ErsatzKasse GEK. St. Augustin: Asgard.

Gemeinsamer Bundesausschuss (2013): Beschluss über die Änderung der Arzneimittel-Richtlinie (AM-RL): Anlage III Nummer 44 – Stimulantien (13.06.2013). http://www.g-ba.de/informationen/beschluesse/1677/, zuletzt geprüft 04.03.2014.

Gerhardt, U.; Friedrich, H. (1982): Familie und Gesellschaft: Familie als Gegenstruktur? In: M. Angermeyer und H. Freyberger (Hg.): Chronisch kranke Erwachsene in der Familie. Stuttgart: Enke, 1–26.

Ghanizadeh, A. (2013): Agreement between Diagnostic and Statistical Manual of Mental Disorders and the proposed DSM-V attention deficit hyperactivity disorder diagnostic criteria: an exploratory study. In: *Comprehensive psychiatry* 54 (1), 7-10.

Gimpel, G.; Kuhn, B. (2000): Maternal report of attention deficit hyperactivity disorder symptoms in preschool children. In: *Child: Care, Health and Development* 26 (3), 163–176.

Glaeske, G. (2011): Zu viel, zu wenig oder die falsche Therapie. Kinder mit ADHS. In: *Dr. med Mabuse, Zeitschrift für alle Gesundheitsberufe* 193 (5), 34–36.

Glaeske, G.; Schicktanz, C. (2013): BARMER GEK Arzneimittelreport 2013. Berlin: Asgard.

Glaser, B.; Strauss, A. (1971): Status passage. Chicago, Illinois: Aldine.

Glaser, B.; Strauss, A.; Paul, A. (2008): Grounded theory. Strategien qualitativer Forschung. Bern: Huber.

Gloger-Tippelt, G. (2007): Eltern-Kind- und Geschwisterbeziehung. In: J. Ecarius (Hg.): Handbuch Familie. Wiesbaden: VS / GWV, 157–178.

Goffman, E. (2010): Stigma. Über Techniken der Bewältigung beschädigter Identität. Frankfurt am Main: Suhrkamp.

Goodman, R. (1997): The Strengths and Difficulties Questionnaire: A Research Note. In: *Journal of Child Psychology and Psychiatry* 38 (5), 581–586.

Goodman, R.; Scott, S.; Rothenberger, A. (2007): Kinderpsychiatrie kompakt. Darmstadt: Steinkopff.

Graham, J.; Banaschewski, T.; Buitelaar, J.; Coghill, D.; Danckaerts, M.; Dittmann, R. et al. (2011): European guidelines on managing adverse effects of medication for ADHD. In: *European child & adolescent psychiatry* 20 (1), 17–37.

Griebel, W. (2010): Eltern im Übergang vom Kindergarten zur Schule. In: A. Diller (Hg.): Wie viel Schule verträgt der Kindergarten? Annäherung zweier Lernwelten. München: Deutsches Jugendinstut, 111–129.

Griebel, W. (2012): Übergänge zwischen Familie und Bildungssystem im Lichte des Transitionsansatzes – Übergänge I – III und die Rolle der Eltern. In: W. Stange (Hg.): Erziehungs- und Bildungspartnerschaften. Grundlagen und Strukturen von Elternarbeit. Wiesbaden: VS, 360–364.

Griebel, W.; Niesel, R. (1999): Vom Kindergarten in die Schule: Ein Übergang für die ganze Familie. In: *Bildung, Erziehung, Betreuung von Kindern in Bayern* (2), 8–13.

Griebel, W.; Niesel, R. (2002): Abschied vom Kindergarten - Start in die Schule. Grundlagen und Praxishilfen für Erzieherinnen, Lehrkräfte und Eltern. München: Don-Bosco.

Griebel, W.; Niesel, R. (2005): Die Bewältigung von Übergängen zwischen Familie und Bildungseinrichtungen als Co-Konstruktion aller Beteiligten. In: M. Textor (Hg.): Kindergartenpädagogik - Online-Handbuch.

Griebel, W.; Niesel, R. (2009): A developmental psychology perspective in Germany: co-construction of transitions between family and education system by the child, parents and pedagogues. In: *Early Years: Journal of International Research & Development* 29 (1), 59–68.

Griebel, W.; Niesel, R.; Wörz, T. (2004): Transitionen. Fähigkeit von Kindern in Tageseinrichtungen fördern, Veränderungen erfolgreich zu bewältigen. Weinheim: Beltz.

Griesinger, W. (1845): Die Pathologie und Therapie der psychischen Krankheiten, für Aerzte und Studirende. Stuttgart: Krabbe.

Günter, M. (2014): Attention deficit hyperactivity disorder (ADHD): An affect-processing and thought disorder? In: *The International Journal of Psychoanalysis* 95 (1), 43–66.

Harborne, A.; Wolpert, M.; Clare, L. (2004): Making Sense of ADHD: A Battle for Understanding? Parents' Views of Their Children Being Diagnosed with ADHD. In: *Clinical Child Psychology and Psychiatry* 9 (3), 327–339.

Hatzenbuehler, M.; Phelan, J.; Link, B. (2013): Stigma as a Fundamental Cause of Population Health Inequalities. In: *American Journal of Public Health* 103 (5), 813–821.

Haubl, R.; Liebsch, K. (2009a): 'My Mother Thinks that this is the Case, and so Does My Teacher. I, for My Part, Do Not Notice Any Difference': Methodological Reflections on Intersubjectivity in the Research Process with Children. In: *Journal of Social Work Practice* 23 (2), 229–241.

Haubl, R.; Liebsch, K. (2009b): „Wenn man teufelig und wild ist". Funktion und Bedeutung von Ritalin in der Sicht von Kindern. In: R. Haubl (Hg.): Riskante Kindheit. Psychoanalyse und Bildungsprozesse. Göttingen: Vandenhoeck & Ruprecht, 129–163.

Haubl, R.; Liebsch, K. (2010): Einführung. In: R. Haubl und K. Liebsch (Hg.): Mit Ritalin leben. ADHS-Kindern eine Stimme geben. Göttingen: Vandenhoeck & Ruprecht, 7–15.

Häussler, B.; Höer, A.; Hempel, E. (2013): Arzneimittel-Atlas 2013. Der Arzneimittelverbrauch in der GKV. Berlin, Heidelberg: Springer.

Heilig, L. (2013): Risikokonstellationen in der frühen Kindheit: Auswirkungen biologischer und psychologischer Vulnerabilitäten sowie psychosozialer Stressoren auf kindliche Entwicklungsverläufe. In: K. Maaz, J. Baumert und M. Neumann (Hg.): Herkunft und Bildungserfolg von der Vorschule bis zur Universität. Forschungsstand und Interventionsmöglichkeiten aus interdisziplinärer Sicht. Wiesbaden: Springer Fachmedien, 263–280.

Helfferich, C. (2011): Die Qualität qualitativer Daten. Manual für die Durchführung qualitativer Interviews. Wiesbaden: VS.

Helfferich, C.; Klindworth, H.; Kruse, J. (2006): Männer Leben. Studie zu Lebensläufen und Familienplanung. Köln: BZgA.

Helfferich, C.; Kruse, J. (2007): Hermeneutisches Fremdverstehen als eine sensibilisierende Praxeologie für sozialarbeiterische Beratungskontexte. In: I. Miethe, W. Fischer, C. Giebeler, M. Goblirsch und G. Riemann (Hg.): Rekonstruktion und Intervention. Tagungsband „Rekonstruktion und Intervention" (12. - 14.01.2006). Opladen: Budrich, 175–188.

Hengst, U.; Krowatschek, D.; Krowatschek, G. (2011): Das ADS-Trainingsbuch. Lichtenau: AOL.

Hetherington, E. (1989): Coping with family transitions: Winners, losers, and survivors. In: *Child development* 60 (1), 1–4.

Hetherington, E.; Clingempeel, W. (1992): Coping with marital transitions. A family systems perspective. Chicago: University of Chicago Press for the Society for Research in Child Development.

Hildenbrand, B. (1983): Alltag und Krankheit. Ethnographie einer Familie. Stuttgart: Klett-Cotta.

Hildenbrand, B. (2009): Die „Bewältigung" chronischer Krankheit in der Familie - Resilienz und professionelles Handeln. In: D. Schaeffer (Hg.): Bewältigung chronischer Krankheit im Lebenslauf. Bern: Huber, 133–158.

Hoffmann, C.; Schmelcher, A. (2012): Ritalin gegen ADHS. Wo die wilden Kerle wohnten. http://www.faz.net/aktuell/politik/inland/ritalin-gegen-adhs-wo-die-wilden-kerle-wohnten-11645933.html, zuletzt geprüft am 05.07.2014.

Hoffmann, H. (2007): Der Struwwelpeter oder lustige Geschichten und drollige Bilder. Zürich: Diogenes.

Hölling, H.; Erhart, M.; Ravens-Sieberer, U.: Verhaltensauffälligkeiten bei Kindern und Jugendlichen - Erste Ergebnisse aus dem Kinder- und Jugendgesundheitssurvey (KiGGS). Berlin, Heidelberg: Springer.

Hopf, C. (Hg.) (1993): Qualitative Sozialforschung. Stuttgart: Klett-Cotta.

Hurrelmann, K.; Razum, O. (Hg.) (2012): Handbuch Gesundheitswissenschaften. Weinheim: Beltz.

Hurrelmann, K.; Richter, M. (2013): Gesundheits- und Medizinsoziologie. Eine Einführung in sozialwissenschaftliche Gesundheitsforschung. Weinheim, Basel: Beltz Juventa.

Hüther, G.; Bonney, H. (2012): Neues vom Zappelphilipp. ADS verstehen, vorbeugen und behandeln. Weinheim: Beltz.

Janiak-Baluch, B.; Vries, U.; Petermann, F.; Lehmkuhl, G. (2014): Psychische Auffälligkeiten in der pädiatrischen Praxis. In: *Monatsschrift Kinderheilkunde* 162 (1), 48–55.

Jones, P.; Meleis, A.; Schumacher, K. (1999): Helping Elderly Persons in Transition: A Framework for Research and Practice. In: E. Swanson und T. Tripp-Reimer (Hg.): Life transitions in the older adult: Issues for nurses and other health professionals. New York: Springer, 1–26.

Kardorff, E. von (2009): Goffmans Stigma-Identitätskonzept – neu gelesen. In: H. Willems (Hg.): Theatralisierung der Gesellschaft. Band 1: Soziologische Theorie und Zeitdiagnose. Wiesbaden: VS / GWV, 137–162.

Kazak, A. (2006): An integrative model of pediatric medical traumatic stress. In: *Journal of Pediatric* 31 (4), 343–355.

Kelle, H.; Mierendorff, J. (Hg.) (2013): Normierung und Normalisierung der Kindheit. Weinheim, Basel: Beltz Juventa.

Kelle, H.; Tervooren, A. (Hg.) (2008): Ganz normale Kinder. Heterogenität und Standardisierung kindlicher Entwicklung. Weinheim: Juventa.

Kellermann, I. (2008): Vom Kind zum Schulkind. Die rituellle Gestaltung der Schulanfangsphase. Eine ethnographische Studie. Opladen & Farmington Hills: Budrich.

Kendall, J. (1999): Outlasting Disruption: The Process of Reinvestment in Families with ADHD Children. In: *Qualitative Health Research* 8 (6), 839–856.

Kickbusch, I. (2006): Die Gesundheitsgesellschaft. Megatrends der Gesundheit und deren Konsequenzen für Politik und Gesellschaft. Gamburg: Verlag für Gesundheitsförderung.

Kleining, G. (1982): Umriss zu einer Methodologie qualitativer Sozialforschung.

Knopf, H.; Holling, H.; Huss, M.; Schlack, R. (2012): Prevalence, determinants and spectrum of attention-deficit hyperactivity disorder (ADHD) medication of children and adolescents in Germany: results of the German Health Interview and Examination Survey (KiGGS). In: *BMJ Open* 2 (6), 1–12.

Kohlberg, L. (1974): Zur kognitiven Entwicklung des Kindes. 3 Aufsätze. Frankfurt am Main: Suhrkamp.

Kolip, P.; Lademann, J. (2012): Familie und Gesundheit. In: K. Hurrelmann und O. Razum (Hg.): Handbuch Gesundheitswissenschaften. Weinheim: Beltz, 517–540.

Kowal, S.; O'Connell, D. (2008): Zur Transkription von Gesprächen. In: U. Flick, E. von Kardorff und I. Steinke (Hg.): Qualitative Forschung. Ein Handbuch. Reinbek bei Hamburg: Rowohlt, 437–447.

Krause, J.; Krause, K. (2014): ADHS im Erwachsenenalter. Symptome – Differenzialdiagnose – Therapie. Stuttgart: Schattauer.

Kruse, J. (2008): Reader „Einführung in die Qualitative Interviewforschung". Freiburg: Universität Freiburg, Institut für Soziologie.

Kruse, J. (2014): Qualitative Interviewforschung. Ein integrativer Ansatz. Weinheim: Beltz Juventa.

Kuckartz, U. (2010): Einführung in die computergestützte Analyse qualitativer Daten. Wiesbaden: VS / GWV.

Lazarus, R. (1995): Stress und Stressbewältigung – ein Paradigma. In: S. Filipp (Hg.): Kritische Lebensereignisse. Weinheim: Beltz, 198–232.

Lazarus, R.; Folkman, S. (1984): Stress, appraisal, and coping. New York: Springer Pub. Co.

Lehmkuhl, G.; Döpfner, M. (2006): Die Bedeutung multimodaler Therapieansätze bei Kindern mit Aufmerksamkeitsdefizit-/Hyperaktivitätsstörungen. In: M. Leuzinger-Bohleber (Hg.): ADHS - Frühprävention statt Medikalisierung. Theorie, Forschung, Kontroversen. Göttingen: Vandenhoeck & Ruprecht, 118–133.

Lehmkuhl, G.; Frölich, J.; Sevecke, K.; Döpfner, M. (2009): Aufmerksamkeitsdefizit-/Hyperaktivitätsstörung im Kindes-, Jugend- und Erwachsenenalter. Bremen: UNI-MED Verl.

Lehmkuhl, G.; Poustka, F.; Holtmann, M.; Steiner, H. (Hg.) (2013): Lehrbuch der Kinder- und Jugendpsychiatrie. Grundlagen und Störungsbilder. Göttingen: Hogrefe.

Leuzinger-Bohleber, M. (Hg.) (2006): ADHS - Frühprävention statt Medikalisierung. Theorie, Forschung, Kontroversen. Göttingen: Vandenhoeck & Ruprecht.

Leuzinger-Bohleber, M.; Fischmann, T.; Göppel, G.; Läzer, K.; Waldung, C. (2008): Störungen der frühen Affektregulation: Klinische und extraklinische Annäherungen an ADHS. In: *Psyche* 62 (7), 621–653.

Leuzinger-Bohleber, M.; Staufenberg, A.; Fischmann, T. (2007): ADHS – Indikation für psychoanalytische Behandlungen? In: *Praxis der Kinderpsychologie und Kinderpsychiatrie* 56 (4), 356–385.

Leventhal, H.; Benyamini, Y.; Brownlee, S. (1997): Illness representations: theoretical foundations. In: K. Petrie und J. Weinman (Hg.): Perceptions of health and illness. Current research and applications. Amsterdam: Harwood Academic, 19–45.

Leventhal, H.; Meyer, D.; Nerenz, D. (1977): The common sense representation of illness danger. In: S. Rachman (Hg.): Contributions to medical psychology. Oxford: Pergamon Press, 17–30.

Liebsch, K. (2010): Passung und Anpassung. Zur Herstellung von Zugehörigkeit und Teilhabe durch AD(H)S-Medikation. In: R. Haubl und K. Liebsch (Hg.): Mit Ritalin leben. ADHS-Kindern eine Stimme geben. Göttingen: Vandenhoeck & Ruprecht, 185–203.

Liebsch, K.; Haubl, R.; Brade, J.; Jentsch, S. (2013): Normalität und Normalisierung von AD(H)S. Prozesse und Mechanismen der Entgrenzung von Erziehung und Medizin. In: H. Kelle und J. Mierendorff (Hg.): Normierung und Normalisierung der Kindheit. Weinheim, Basel: Beltz Juventa, 158–175.

Link, B.; Phelan, J. (2001): Conceptualizing Stigma. In: *Annual Review of Sociology* 27 (1), 363–385.

Lohaus, A.; Heinrichs, N. (Hg.) (2013): Chronische Erkrankungen im Kindes- und Jugendalter. Weinheim: Julius Beltz.

Long, K.; Marsland, A. (2010): Family Adjustment to Childhood Cancer: A Systematic Review. In: *Pediatric Blood & Cancer* 55 (5), S. 967-968.

Lucius-Hoene, G.; Deppermann, A. (2004): Rekonstruktion narrativer Identität. Ein Arbeitsbuch zur Analyse narrativer Interviews. Wiesbaden: VS.

Mannheim, K. (2004): Beiträge zur Theorie der Weltanschauungs-Interpretation. In: J. Strübing und B. Schnettler (Hg.): Methodologie interpretativer Sozialforschung: Klassische Grundlagentexte. Konstanz: UVK, 101–154.

Mayring, P. (2008): Qualitative Inhaltsanalyse. Grundlagen und Techniken. Weinheim: Beltz.

McCubbin, H. (Hg.) (1983): Stress and the family. New York: Brunner/Mazel.

Mechanic, D. (1978): Medical sociology. New York: Free Press.

Mierendorff, J. (2013): Normierungsprozesse von Kindheit im Wohlfahrtsstaat. Das Beispiel der Regulierung der Bedingungen der frühen Kindheit. In: H. Kelle und J. Mierendorff (Hg.): Normierung und Normalisierung der Kindheit. Weinheim, Basel: Beltz Juventa, 38–57.

Mitterauer, M. (2004): A "European Family" in the Nineteenth and Twentieth Centuries? In: *The European way: European societies during the nineteenth and twentieth centuries*, 140–160.

Mitterauer, M.; Sieder, R.; Mitterauer-Sieder. (1977): Vom Patriarchat zur Partnerschaft. Zum Strukturwandel der Familie. München: Beck.

MTA Cooperative Group (2004): National Institute of mental Health Multimodal Treatment Study of ADHD Follow-up: 24-month outcomes of treatment strategies for attention-deficit/hyperactivity disorder. In: *Pediatrics* 113 (4), 754–761.

Murphy, S. (1990): Human responses to transitions: a holistic nursing perspective. In: *Holistic Nursing Practice* 4 (3), 1–7.

Muthny, F.; Bengel, J. (2009): Krankheitsverarbeitung. In: J. Bengel und M. Jerusalem (Hg.): Handbuch der Gesundheitspsychologie und medizinischen Psychologie. Göttingen [u. a.]: Hogrefe, 357–367.

Neuhaus, C. (2012): ADHS bei Kindern, Jugendlichen und Erwachsenen: Symptome, Ursachen, Diagnose und Behandlung. Stuttgart: Kohlhammer.

Niesel, R.; Griebel, W.; Netta, B. (2008): Nach der Kita kommt die Schule. Mit Kindern den Übergang schaffen. Freiburg: Herder.

Ohlbrecht, H.; Schönberger, C. (2010): Die Familie im aktuellen Gesundheitsdiskurs – eine Positionsbestimmung. In: H. Ohlbrecht und C. Schönberger (Hg.): Gesundheit als Familienaufgabe. Zum Verhältnis von Autonomie und staatlicher Intervention. Weinheim/München: Juventa, 7–24.

Otto, D. (2010): Vom Zappelphilipp zum Normalo? AD(H)S-Symptomatik, Diagnose und Medikation als Stigma. In: R. Haubl und K. Liebsch (Hg.): Mit Ritalin leben. ADHS-Kindern eine Stimme geben. Göttingen: Vandenhoeck & Ruprecht, 150–158.

Ottova, V.; Hillebrandt, D.; Ravens-Sieberer, U.; HBSC-Team Deutschland (2012): Trends in der subjektiven Gesundheit und des gesundheitlichen Wohlbefindens von Kindern und Jugendlichen in Deutschland: Ergebnisse der Health Behaviour in School-aged Children (HBSC) Studie 2002 bis 2010. In: *Gesundheitswesen* 74 (Suppl. 1), 15–24.

Pelham, W.; Fabiano, G. (2008): Evidence-Based Psychosocial Treatments for Attention-Deficit/Hyperactivity Disorder. In: *Journal of Clinical Child & Adolescent Psychology* 37 (1), 184–214.

Pelham, W.; Wheeler, T.; Chronis, A. (1998): Empirically supported psychosocial treatments for attention deficit hyperactivity disorder. In: *Journal of Clinical Child & Adolescent Psychology* 27 (2), 190–205.

Petermann, F. (2014): Conners Skalen zu Aufmerksamkeit und Verhalten. In: *Zeitschrift für Psychiatrie, Psychologie und Psychotherapie* 62 (1), 73–75.

Petriwskyj, A. (2014): Critical Theory and Inclusive Transitions to School. In: B. Perry, S. Dockett und A. Petriwskyj (Hg.): Transitions to School – International Research, Policy and Practice. Dordrecht: Springer Netherlands, 201–215.

Pfeffer, S. (2010): Krankheit und Biographie. Bewältigung von chronischer Krankheit und Lebensorientierung. Wiesbaden: VS.

Pieper, M. (1993): „Seit Geburt körperbehindert ...". Behinderung als kontinuierliche lebensgeschichtliche Erfahrung aus der Sicht Betroffener und deren Familien. Weinheim: Deutscher Studien-Verlag.

Pinquart, M. (Hg.) (2013): Wenn Kinder und Jugendliche körperlich chronisch krank sind. Psychische und soziale Entwicklung, Prävention, Intervention. Berlin: Springer.

Polanczyk, G.; Willcutt, E.; Salum, G.; Kieling, C.; Rohde, L. (2014): ADHD prevalence estimates across three decades: an updated systematic review and meta-regression analysis. In: *International Journal of Epidemiology* 43 (2), 434–442.

Przyborski, A.; Wohlrab-Sahr, M. (2009): Qualitative Sozialforschung. München: Oldenbourg.

Rafalovich, A. (2004): Framing ADHD children. A critical examination of the history, discourse, and everyday experience of attention deficit/hyperactivity disorder. Lanham, Md: Lexington Books.

Räty, H.; Kasanen, K. (2013): Parents' perceptions of their child's academic competencies construe their educational reality: Findings from a 9-year longitudinal study. In: *Journal of Applied Social Psychology* 43 (5), 1110–1119.

Ravens-Sieberer, U.; Ottova, V.; Hillebrandt, D.; Klasen, F. (2012): Gesundheitsbezogene Lebensqualität und psychische Gesundheit von Kindern und Jugendlichen in Deutschland: Ergebnisse aus der deutschen HBSC-Studie 2006-2010. In: *Gesundheitswesen* 74 (Suppl. 1), 33–41.

Ravens-Sieberer, U.; Wille, N.; Bettge, S.; Erhart, M. (2007): Psychische Gesundheit von Kindern und Jugendlichen in Deutschland. Ergebnisse aus der BELLE-Studie im Kinder- und Jugendgesundheitssurvey (KIGGS). In: *Bundesgesundheitsblatt – Gesundheitsforschung – Gesundheitsschutz* (50), 871–878.

Razum, O.; Brzoska, P. (2009): Chronische Erkrankungen und Migration. In: D. Schaeffer (Hg.): Bewältigung chronischer Krankheit im Lebenslauf. Bern: Huber, 341–355.

Reinhardt, D.; Petermann, F (2010): Neue Morbiditäten in der Pädiatrie. In: *Monatsschrift Kinderheilkunde* 158 (1), 14.

Renneberg, B.; Erken, J.; Kaluza, G. (2009): Stress. In: J. Bengel und M. Jerusalem (Hg.): Handbuch der Gesundheitspsychologie und medizinischen Psychologie. Göttingen [u. a.]: Hogrefe, 139–146.

Ribbens McCarthy, J.; Edwards, R. (2011): Key concepts in family studies. London, Los Angeles: SAGE.

Rice, V. (2005): Stress und Coping. Lehrbuch für Pflegepraxis und -wissenschaft. Bern et al.: Huber.

Riedesser, P. (2006): Einige Argumente zur ADHS-Kontroverse in der Kinder- und Jugendpsychiatrie. In: M. Leuzinger-Bohleber (Hg.): ADHS - Frühprävention statt Medikalisierung. Theorie, Forschung, Kontroversen. Göttingen: Vandenhoeck & Ruprecht, 111–117.

Rind, M. (2011): ADHS im Kindes- und Jugendalter als Familienproblematik. In: U. Sauerbrey und M. Winkler (Hg.): Pädagogische Anmerkungen zur Aufmerksamkeitsdefizit-, Hyperaktivitätsstörung (ADHS). Jena: IKS Garamond, 139–180.

Roggensack, C. (2006): Mythos ADHS. Konstruktion einer Krankheit durch die monodisziplinäre Gesundheitsforschung. Heidelberg: Verlag für Systemische Forschung im Carl-Auer-Systeme-Verlag.

Rothenberger, A.; Neumärker, K. (Hg.) (2005): Wissenschaftsgeschichte der ADHS. Kramer-Pollnow im Spiegel der Zeit. Darmstadt: Steinkopff.

Rotter, J. (1966): Generalized expectancies for internal versus external control of reinforcement. In: *Psychological Monographs* 80 (1), 1–28.

Russell, G.; Rodgers, L.; Ukoumunne, O.; Ford, T. (2014): Prevalence of Parent-Reported ASD and ADHD in the UK: Findings from the Millennium Cohort Study. In: *Journal of Autism and Developmental Disorders* 44 (1), 31–40.

Sachverständigenrat zur Begutachtung der Entwicklung im Gesundheitswesen (2009): Koordination und Integration – Gesundheitsversorgung in einer Gesellschaft des längeren Lebens. Sondergutachten 2009 (Kurzfassung). Baden-Baden: SVR.

Sachverständigenrat zur Begutachtung der Entwicklung im Gesundheitswesen (2014): Bedarfsgerechte Versorgung – Perspektiven für ländliche Regionen und ausgewählte Leistungsbereiche. Kurzfassung. http://www.svr-gesundheit.de/fileadmin/user_upload/Gutachten/2014/SVR-Gutachten_2014_Kurzfassung.pdf.

Salewski, C. (2009): Chronische Krankheit – der Beitrag der Stresstheorien. In: D. Schaeffer (Hg.): Bewältigung chronischer Krankheit im Lebenslauf. Bern: Huber, 159–177.

Schaeffer, D. (Hg.) (2009a): Bewältigung chronischer Krankheit im Lebenslauf. Bern: Huber.

Schaeffer, D. (2009b): Bewältigung chronischer Krankheit im Lebenslauf – Einleitung. In: D. Schaeffer (Hg.): Bewältigung chronischer Krankheit im Lebenslauf. Bern: Huber, 7–12.

Schaeffer, D. (2009c): Bewältigung chronischer Krankheit im Lebenslauf – Status Quo der Theoriediskussion. In: D. Schaeffer (Hg.): Bewältigung chronischer Krankheit im Lebenslauf. Bern: Huber, 15–51.

Schaeffer, D. (2010): Bewältigung chronischer Erkrankungen – zur Theoriediskussion. Chronische Erkrankungen. In: *Public Health Forum* 18 (66), 6–8.

Scharlau, I. (1996): Jean Piaget zur Einführung. Hamburg: Junius.

Schlack, R.; Hölling, H.; Kurth, B.; Huss, M. (2007): Die Prävalenz der Aufmerksamkeitsdefizit-/Hyperaktivitätsstörung (ADHS) bei Kindern und Jugendlichen in Deutschland. In: *Bundesgesundheitsblatt – Gesundheitsforschung – Gesundheitsschutz* 50 (5), 827–835.

Schmidt, C. (2008): Analyse von Leitfadeninterviews. In: U. Flick, E. von Kardorff und I. Steinke (Hg.): Qualitative Forschung. Ein Handbuch. Reinbek bei Hamburg: Rowohlt, 447–456.

Schmidt, M.; Reh, V.; Hirsch, O.; Rief, W.; Christiansen, H. (eingereicht): Assessment of ADHD Symptoms and the Issue of Cultural Variation. In: *Journal of Attention Disorders*.

Schmidt-Semisch, H.; Schorb, F. (2011): „Live and Let Die": Umrisse einer Punitivität im Kontext von Gesundheit und Krankheit. In: B. Dollinger und H. Schmidt-Semisch (Hg.): Gerechte Ausgrenzung? Wohlfahrtsproduktion und die neue Lust am Strafen. Wiesbaden: VS, 245–262.

Schneewind, K. (1999): Familienpsychologie. Stuttgart, Berlin, Köln: Kohlhammer.

Schütz, A. (1974): Der sinnhafte Aufbau der sozialen Welt: Eine Einleitung in die verstehende Soziologie. Frankfurt am Main: Suhrkamp.

Schütz, A.; Luckmann, T. (1994): Strukturen der Lebenswelt. Frankfurt am Main: Suhrkamp.

Schweitzer, J.; von Schlippe, A. (2012): Lehrbuch der systemischen Therapie und Beratung II. Das störungsspezifische Wissen. Göttingen: Vandenhoeck & Ruprecht.

Seidler, E. (2004): Von der Unart zur Krankheit. In: *Deutsches Ärzteblatt* 101 (5), A239-A243.

Seiffge-Krenke, I. (2013): Stressbewältigung und Krankheitsmanagement bei chronischer Krankheit in Kindheit und Adoleszenz. In: M. Pinquart (Hg.): Wenn Kinder und Jugendliche körperlich chronisch krank sind. Psychische und soziale Entwicklung, Prävention, Intervention. Berlin: Springer, 33–48.

Sill, K. (2010): Der Übergang von Kindern aus der Familie in die Schule. Ein sozialpädagogisch begründetes Ganztagsbetreuungskonzept im Kontext der Transitionsforschung. Wiesbaden: VS / GWV.

Singh, I. (2003): Boys will be boys: fathers' perspectives on ADHD symptoms, diagnosis, and drug treatment. In: *Harvard Review of Psychiatry* 11 (6), 308–316.

Singh, I. (2004): Doing their jobs: mothering with Ritalin in a culture of mother-blame. In: *Social Science & Medicine* 59 (6), 1193–1205.

Skogli, E.; Teicher, M.; Andersen, P.; Hovik, K.; Øie, M. (2013): ADHD in girls and boys – gender differences in co-existing symptoms and executive function measures. In: *BMC psychiatry* 13 (1), 298.

Sonuga-Barke, E. (2013): Nonpharmacological Interventions for ADHD: Systematic Review and Meta-Analyses of Randomized Controlled Trials of Dietary and Psychological Treatments. In: *American Journal of Psychiatry* 170 (3), 275–289.

Statistisches Bundesamt (2013): Internationale Bildungsindikatoren im Ländervergleich 2013. Wiesbaden: Statistisches Bundesamt.

Staufenberg, A. (2011): Zur Psychoanalyse der ADHS. Frankfurt am Main: Brandes & Apsel.

Steinhausen, H. (2010a): Epidemiologie. In: H. Steinhausen, A. Rothenberger und M. Döpfner (Hg.): Handbuch ADHS. Grundlagen, Klinik, Therapie und Verlauf der Aufmerksamkeitsdefizit-Hyperaktivitätsstörung. Stuttgart: Kohlhammer, 29–40.

Steinhausen, H. (2010b): Komorbiditäten und assoziierte Probleme. In: H. Steinhausen, A. Rothenberger und M. Döpfner (Hg.): Handbuch ADHS. Grundlagen, Klinik, Therapie und Verlauf der Aufmerksamkeitsdefizit-Hyperaktivitätsstörung. Stuttgart: Kohlhammer, 172–185.

Steinhausen, H.; Rothenberger, A.; Döpfner, M. (Hg.) (2010): Handbuch ADHS. Grundlagen, Klinik, Therapie und Verlauf der Aufmerksamkeitsdefizit-Hyperaktivitätsstörung. Stuttgart: Kohlhammer.

Strauss, A. (1974): Spiegel und Masken. Die Suche nach Identität. Frankfurt am Main: Suhrkamp.

Strauss, A.; Corbin, J. (2010): Grounded theory. Grundlagen qualitativer Sozialforschung. Weinheim: Beltz.

Strümpell, L. (1890): Die Pädagogische Pathologie oder die Lehre von den Fehlern der Kinder. Leipzig. http://www.archive.org/details/diepdagogischep00spitgoog.

Swanson, J.; Lakes, K.; Wigal, T.; Volkow, N. (2013): Multiple Origins of Sex Differences in Attention Deficit Hyperactivity Disorder. In: D. Pfaff und Y. Christen

(Hg.): Multiple origins of sex differences in brain. Neuroendocrine functions and their pathologies. Berlin, New York: Springer, 103–122.

Sydow, K. (2006): Systemische Familientherapie bei Störungen des Kindes- und Jugendalters. Eine Metainhaltsanalyse von 47 randomisierten Primärstudien. In: *Psychotherapeut* 51 (4), 107–143.

Teubert, D.; Pinquart, M. (2013): Belastungen der Eltern chronisch kranker Kinder. In: M. Pinquart (Hg.): Wenn Kinder und Jugendliche körperlich chronisch krank sind. Psychische und soziale Entwicklung, Prävention, Intervention. Berlin: Springer, 84–97.

Thapar, A.; Holmes, J.; Poulton, K.; Harrington, R. (1999): Genetic basis of attention deficit and hyperactivity. In: *The British Journal of Psychiatry* 174 (2), 105–111.

Tränkmann, J. (2009): Bildungsbericht Hamburg 2009. Langfassung. Hamburg: Behörde für Schule und Berufsbildung.

Trautmann-Sponsel, R. (1988): Definition und Abgrenzung des Begriffs Bewältigung. In: L. Brüderl (Hg.): Theorien und Methoden der Bewältigungsforschung. Weinheim: Juventa, 14–24.

Tröster, H. (2005): Chronische Krankheiten. In: *Kindheit und Entwicklung* 14 (2), 63–68.

Tröster, H. (2009a): Früherkennung im Kindes- und Jugendalter. Strategien bei Entwicklungs-, Lern- und Verhaltensstörungen. Göttingen: Hogrefe.

Tröster, H. (2009b): Stigma. In: J. Bengel und M. Jerusalem (Hg.): Handbuch der Gesundheitspsychologie und medizinischen Psychologie. Göttingen [u. a.]: Hogrefe, 147–155.

van Gennep, A.; Schomburg, K.; Schomburg-Scherff, S. (2005): Übergangsriten (Les rites de passage). Frankfurt/Main: Campus.

Wallander, J.; Varni, J. (1998): Effects of Pediatric Chronic Physical Disorders on Child and Family Adjustment. In: *Journal of Child Psychology and Psychiatry* 39 (1), 29–46.

Wankerl, B.; Hauser, J.; Makulska-Gertruda, E.; Reißmann, A.; Sontag, T.; Tucha, O.; Lange, K. (2014): Neurobiologische Grundlagen der Aufmerksamkeitsdefizit-/Hyperaktivitätsstörung. In: *Fortschritte der Neurologie Psychiatrie* 82 (1), 9–29.

Weltgesundheitsorganisation (2014): Internationale statistische Klassifikation der Krankheiten und verwandter Gesundheitsprobleme. 10. Revision German Modification. http://www.dimdi.de/static/de/klassi/icd-10-gm/kodesuche/onlinefassungen/htmlgm2014/index.htm, zuletzt geprüft am 12.06.2014.

Welzer, H. (1993): Transitionen. Zur Sozialpsychologie biographischer Wandlungsprozesse. Tübingen: Edition diskord.

Wichstrøm, L.; Berg-Nielsen, T.; Angold, A.; Egger, H.; Solheim, E.; Sveen, T. (2012): Prevalence of psychiatric disorders in preschoolers. In: *Journal of Child Psychology and Psychiatry* 53 (6), 695–705.

Wiegand-Grefe, S.; Mattejat, F.; Lenz, A. (Hg.) (2011): Kinder mit psychisch kranken Eltern. Göttingen: Vandenhoeck & Ruprecht.

Wiegand-Grefe, S.; Werkmeister, S.; Bullinger, M.; Plass, A.; Petermann, F. (2012): Gesundheitsbezogene Lebensqualität und soziale Unterstützung von Kindern psychisch kranker Eltern. In: *Kindheit und Entwicklung* 21 (1), 64–73.

Wiehe, K. (2006): Zwischen Schicksalsschlag und Lebensaufgabe. Die Rolle subjektiver Krankheitstheorien bei der familiären Bewältigung chronischer Krankheit im Kindesalter. Hamburg: Kovač.

Wingenfeld, K. (2005): Die Entlassung aus dem Krankenhaus. Institutionelle Übergänge und gesundheitlich bedingte Transitionen. Bern: Huber.

Wingenfeld, K. (2009): Transitionen im Krankheitsverlauf. In: D. Schaeffer (Hg.): Bewältigung chronischer Krankheit im Lebenslauf. Bern: Huber, 91–130.

Wissenschaftliches Institut der AOK (2013): Heilmittelbericht 2013. Berlin: WidO.

Wittmann, G. (2013): Möglichkeit und Effekt einer vorschulischen leitlinienbasierten Frühdiagnostik der Aufmerksamkeitsdefizit-/ und Hyperaktivitätsstörung (ADHS). Dissertation.

Wolraich, M.; Wibbelsman, C.; Brown, T.; Evans, S.; Gotlieb, E.; Knight, J. et al. (2005): Attention-deficit/hyperactivity disorder among adolescents: A review of the diagnosis, treatment, and clinical implications. In: *Journal of pediatrics* 115 (6), 1734–1746.